David Perlmutter, MD
com ***Kristin Loberg***

CÉREBRO DE FARINHA

A chocante verdade sobre o trigo, o glúten e o açúcar
– os assassinos silenciosos do seu cérebro

Grain Brain
The surprising truth about wheat, carbs, and sugar: your brain silent killers

Traduzido do inglês por
Ana Pedroso de Lima

Título
Cérebro de Farinha

Título Original
Grain Brain
© 2013, David Perlmutter, MD
Publicado com autorização de Little, Brown,
and Company, New York, New York, USA.
Todos os direitos reservados.

1.ª Edição / Junho de 2014
12.ª Edição / Maio de 2019 (reimpressão)
ISBN: 978-989-23-2760-0
Depósito Legal n.º: 426 338/17

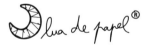

[Uma chancela do grupo LeYa]
Rua Cidade de Córdova, n.º 2
2610-038 Alfragide
Tel. (+351) 21 427 22 00
Fax (+351) 21 427 22 01
luadepapel@leya.pt
www.luadepapel.leya.com
Blogue: obloguedepapel.blogspot.pt

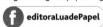

Para o meu pai que, aos noventa e seis anos,
todos os dias se veste para receber os seus doentes,
apesar de se ter reformado há mais de um quarto de século.

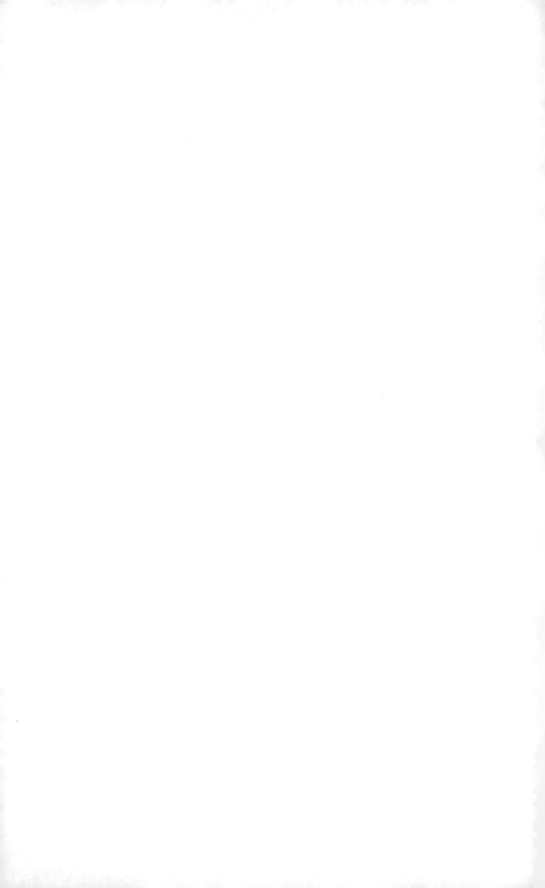

O seu cérebro...
Pesa 1,360 kg e tem 160 935 quilómetros de vasos sanguíneos.
Tem mais ligações do que as estrelas da Via Láctea.
É o órgão mais gordo do seu corpo.
Pode estar a fazer muito mal ao seu cérebro, sem o saber.

CONTEÚDOS

INTRODUÇÃO
Contra os Cereais

Manter a ordem em vez de corrigir a desordem é o princípio fundamental da sabedoria. Curar uma doença depois de esta ter surgido é como cavar um poço quando se tem sede, ou como forjar armas depois de a guerra ter começado.
NEI JING, século II d.C.

Se tivesse oportunidade de perguntar aos seus avós ou bisavós de que morriam as pessoas no tempo deles, provavelmente respondiam-lhe: "de velhice". Ou se calhar contavam-lhe a história de alguém que apanhou um micróbio terrível e morreu prematuramente de tuberculose, cólera ou disenteria. Mas, certamente não iam falar de coisas como diabetes, cancro, doenças cardíacas ou demência. A partir de meados do século XX, passou a ser necessário escrever a causa imediata da morte, ou seja uma doença específica, nas certidões de óbito, em vez de se por o termo "velhice". Hoje em dia, as doenças tendem a ser crónico-degenerativas, com complicações e sintomas que se vão agravando ao longo do tempo. É por isso que normalmente as pessoas de oitenta e noventa anos não morrem de um problema específico. Tal como uma casa velha que se deteriora, em que os materiais sofrem corrosão e enferrujam, a canalização e a instalação elétrica vão-se danificando e as paredes começam a ganhar pequenas fissuras que não se veem. Ao longo da deterioração natural da casa, faz-se a manutenção necessária, embora a casa nunca volte a ser nova, a não ser que se deite abaixo e se construa de novo. Os remendos e arranjos vão-nos fazendo ganhar tempo, mas as áreas que necessitam de uma remodelação integral, ou de serem totalmente substituídas, irão surgir em toda a parte. Como todas as coisas na vida, o corpo humano também se deteriora. Aparece uma doença debilitante que se instala e progride lenta e dolorosamente, até que o corpo acaba por ceder.

Isto é, sem dúvida, o que acontece com as perturbações cerebrais, incluindo aquela que mais receamos: a doença de Alzheimer. É o "papão" das doenças mais apregoado nos dias de hoje. Se existe uma preocupação em relação ao envelhecimento, que parece ocultar todas as outras, é o medo de ficarmos reféns da doença de Alzheimer, ou de outro tipo de demência que nos impossibilite de pensar, raciocinar e lembrar. A investigação dá conta da dimensão deste receio. Em 2011, um estudo realizado pela Harris Interactive, para a MetLife Foundation, demonstrou que 31 por cento das pessoas temem mais a demência do que a morte por cancro.[1] E este receio não afeta apenas as pessoas mais velhas.

Existem muitos mitos acerca das doenças degenerativas, nomeadamente da doença de Alzheimer: que *está nos genes, que é inevitável com a idade* e *certo, se vivermos além dos oitenta.*

Não é bem assim.

Venho dizer-lhe que o destino do seu cérebro não é definido pelos genes. Que não é inevitável. E que, no caso de sofrer de outro tipo de perturbação cerebral como dores de cabeça crónicas, depressão, epilepsia, oscilações de humor, a culpa pode não estar codificada no seu ADN.

A culpa é *daquilo que come.*

Sim, foi mesmo isso que leu: a disfunção cerebral começa por ser ditada pelo pão que come todos os dias. E eu vou provar isso. Vou dizê-lo mais uma vez, pois entendo que pareça absurdo: os cereais de hoje destroem o cérebro silenciosamente. Quando digo "cereais de hoje", não me refiro apenas às farinhas brancas refinadas, às massas e ao arroz, que já foram demonizados pelo grupo dos que lutam contra a obesidade; refiro-me àqueles cereais que muitos de nós consideramos saudáveis: farinha de trigo integral, cereais integrais, multicereais, sete cereais, cereais germinados, cereais moídos em pedra, etc. No fundo, estou a chamar ao muito questionável grupo dos alimentos mais básicos e queridos da nossa alimentação, um bando de terroristas que destrói o nosso órgão mais precioso – o cérebro. Vou demonstrar como a fruta e outros hidratos de carbono podem ser perigosos para a saúde, provocando graves consequências, e que não só destroem o cérebro como aceleram o processo de envelhecimento do nosso corpo, de dentro para fora. Isto não é ficção científica, são factos documentados.

O meu objetivo ao escrever este livro é dar informação sólida, baseada nas perspetivas evolucionistas, científicas e fisiológicas contemporâneas. Este livro sai completamente fora do que é aceite pelas pessoas comuns e distancia-se de interesses corporativos. Propõe uma nova perspetiva para compreender a principal causa das doenças do cérebro e oferece uma mensagem de esperança: As doenças cerebrais podem ser prevenidas, em grande parte, através das escolhas que fazemos na vida. Por isso, se ainda não percebeu, vou ser bastante claro: este livro não é mais um livro de dietas nem um guia para a prevenção da saúde. Este livro vem mudar as regras do jogo.

Todos os dias surgem novos factos no combate às doenças crónicas, sobretudo no que diz respeito a doenças que se podem evitar com um estilo de vida saudável. Era preciso viver completamente isolado para não se saber que estamos cada vez mais gordos, apesar de toda a informação que nos vendem sobre dietas e boa forma. Também será difícil encontrar alguém que não esteja a par dos índices assustadores da diabetes Tipo II ou que não saiba que as doenças cardíacas são a principal causa de morte, seguidas muito de perto pelo cancro.

Coma vegetais. Lave os dentes. Faça exercício com regularidade. Descanse. Não fume. Ria-se mais. Há certos princípios para a saúde que são do senso-comum e todos nós sabemos que os devemos pôr em prática diariamente. Mas, de certa forma, quando se trata de preservar a saúde do cérebro e as nossas faculdades mentais, tendemos a pensar que isso não depende de nós. Que, de algum modo, faz parte do nosso destino desenvolvermos perturbações cerebrais durante a juventude e ficarmos senis na velhice. Ou então que havemos de escapar a tal destino, graças aos nossos bons genes ou às novas descobertas científicas. Claro que seria muito bom continuarmos mentalmente ativos depois da reforma, fazendo palavras cruzadas, continuando a ler e a visitar museus. E, na verdade, não há uma correlação manifestamente óbvia e direta entre as disfunções cerebrais e as escolhas próprias de um estilo de vida, tal como existe, por exemplo, entre fumar-se dois maços de cigarros por dia e o cancro do pulmão, ou abusar das batatas fritas e ficar obeso. Tal como disse, temos tendência para pôr os problemas do cérebro numa categoria à parte das doenças que atribuímos a maus hábitos. Vou alterar esta ideia, demonstrando-lhe a relação que existe entre o modo como vivemos e o risco de desenvolvermos uma série de problemas cerebrais, que se podem manifestar na infância ou numa fase mais tardia da vida. Acredito que as mudanças que a nossa alimentação sofreu, ao longo do último século (uma alimentação que era rica em gorduras e pobre em hidratos de carbono e que passou a ser ao contrário, constituída essencialmente por cereais e outros hidratos de carbono prejudiciais) estão na origem de muitos dos flagelos modernos associados ao nosso cérebro, como as dores de cabeça crónicas, insónia, ansiedade, depressão, epilepsia, perturbações de movimentos, esquizofrenia, Perturbação de Hiperatividade e Défice de Atenção (PHDA) e todos aqueles episódios típicos da terceira idade que prenunciam um declínio cognitivo acentuado e doenças cerebrais irreversíveis e incuráveis. Vou revelar-lhe os danos que os cereais poderão estar a causar no seu cérebro, *neste momento,* sem que disso se aperceba.

A ideia de que o nosso cérebro é sensível ao que comemos tem andado a circular discretamente na literatura médica mais prestigiada. Esta informação implora por ser levada ao conhecimento da população que é, cada vez mais, defraudada por uma indústria que vende alimentos que se pensa serem "nutritivos". Tem levado também médicos e cientistas, como eu, a questionar o que consideramos ser "saudável". Será que podemos atribuir os índices crescentes de doença cardiovascular, obesidade e demência aos hidratos de carbono e aos óleos vegetais poli-insaturados processados como o de colza, milho, sementes de algodão, amendoins, cártamo, rebentos de soja e girassol? Será que uma alimentação à base de gorduras saturadas e de alimentos ricos em colesterol é boa para o coração e para o cérebro? Poderemos alterar o nosso ADN com a alimentação, apesar dos genes que herdámos? É do conhecimento geral que uma pequena percentagem da população tem um sistema digestivo sensível ao glúten – a proteína que se encontra no trigo, na cevada e no centeio. Mas será possível que *praticamente* todos nós tenhamos um cérebro que reage negativamente a esta substância?

Perguntas como estas começaram a incomodar-me há alguns anos, quando começaram a surgir os dados negativos ao mesmo tempo que os meus doentes ficavam cada vez mais doentes. Na qualidade de neurologista que todos os dias procura dar respostas às pessoas que querem ver resolvidos os seus problemas cerebrais, bem como às famílias que têm de lidar com a perda das faculdades mentais de um familiar, sinto-me obrigado a ir ao fundo da questão. Talvez seja porque além de neurologista inscrito na ordem, sou também membro do Sociedade Americana de Ciências da Nutrição – o único médico no país com as duas credenciais. Sou também membro fundador e sócio do Conselho Americano de Medicina Holística e Integradora. Isto permite-me ter uma perspetiva única sobre a relação entre o que comemos e o funcionamento do nosso cérebro. A maior parte das pessoas não compreende bem isto, incluindo alguns médicos que receberam a sua formação muitos anos antes de esta nova ciência ser implementada. Está na altura de lhe prestar atenção. Está na altura de alguém sair de trás do microscópio e dos consultórios e, muito francamente, denunciar o que se passa. Afinal, as estatísticas são impressionantes.

Primeiro, a diabetes e as doenças do cérebro são as doenças mais dispendiosas e prejudiciais; no entanto, podem ser evitadas e estão intimamente relacionadas: a diabetes aumenta para o dobro as possibilidades de risco da doença de Alzheimer. Na verdade, se há uma coisa que este livro mostra é que a maioria das doenças que afetam o nosso cérebro tem denominadores comuns. A diabetes e a demência podem parecer não ter qualquer tipo de ligação, mas vou demostrar-vos a relação próxima que cada uma das possíveis disfunções cerebrais tem com doenças que raramente relacionamos com o cérebro. Vou também estabelecer relações surpreendentes entre as inúmeras doenças cerebrais, tais como a doença de Parkinson e a propensão para comportamentos violentos, que indicam que as causas primárias estão ligadas a uma série de problemas que envolvem o cérebro.

Já sabemos que os alimentos processados e os hidratos de carbono refinados contribuem para a obesidade e as chamadas alergias aos alimentos, mas ainda ninguém explicou qual a relação dos cereais e outros ingredientes com a saúde do nosso cérebro e, numa perspetiva mais abrangente, com o nosso ADN. É muito simples: os nossos genes não só determinam o modo como processamos os alimentos como também, e acima de tudo, a forma como *respondemos* aos alimentos que ingerimos. Não existem muitas dúvidas de que um dos maiores e mais decisivos fatores para o declínio do cérebro, na sociedade moderna, é a introdução do trigo na alimentação humana. A verdade é que os nossos ancestrais neolíticos consumiam quantidades mínimas deste cereal, e aquilo a que hoje chamamos trigo tem pouco que ver com a variedade de espelta selvagem que os nossos antepassados consumiam esporadicamente. Com a hibridização moderna e com a tecnologia de modificação genética, os 60 kg de trigo que a média dos americanos consome todos os anos não têm praticamente nenhuma semelhança genética, estrutural ou química com aquilo que os caçadores-recoletores encontravam. E aqui temos um problema: Cada vez mais, desafiamos a nossa fisiologia com ingredientes para os quais não estamos geneticamente preparados.

Atenção, este livro não é sobre a doença celíaca (uma doença autoimune rara associada ao glúten e que afeta poucas pessoas). Se está neste momento a pensar que não precisa deste livro porque: (1) não lhe foi diagnosticada nenhuma doença ou (2) tanto quanto saiba não é intolerante ao glúten, imploro que continue a ler. O livro trata de *todos* nós. O glúten é aquilo a que chamo um *germe silencioso*. Pode causar danos permanentes sem que se aperceba.

Além da influência das calorias, gorduras, proteínas e dos micronutrientes, sabemos também que os alimentos são um forte modulador epigenético – ou seja, podem alterar o nosso ADN para melhor ou pior. É verdade: além de serem fonte de calorias, proteínas e gorduras, os alimentos regulam a expressão de muitos dos nossos genes. E só agora começamos a perceber as consequências nocivas do consumo de trigo nesta perspetiva.

Muitos acreditam que podem viver conforme lhes apetecer e que, depois, quando surgem problemas de saúde, basta ir ao médico pedir um tratamento rápido, sob a forma do comprimido mais recente e mais eficaz. Este cenário tão confortável revela uma visão das doenças centrada no papel dos médicos, uma vez que são eles que prescrevem os medicamentos. Mas esta abordagem é um fracasso em vários aspetos. Primeiro, está centrada na doença e não no bem-estar. Em segundo lugar, estes tratamentos trazem, muitas vezes e por si só, graves consequências. Por exemplo, um estudo recente, publicado na revista *Archives*

of Internal Medicine, revelou que as mulheres no período pós-
-menopausa que tomavam estaninas para baixar o colesterol
tinham mais 48 por cento de risco de contrair diabetes do que
as mulheres que não as tomavam.[2] Esta situação torna-se ainda
mais grave, se considerarmos que a diabetes duplica o risco de
contrair a doença de Alzheimer.

Hoje em dia, vê-se que existe uma consciencialização pública
cada vez maior dos efeitos que as nossas escolhas têm sobre a
saúde, bem como do risco de contrair doenças. Ouve-se muitas vezes falar numa alimentação para um "coração saudável" e
em recomendações para se aumentar a ingestão de fibra, como
estratégia para reduzir o cancro do cólon. Então, por que razão
existe tão pouca informação disponível sobre a forma de manter
um cérebro saudável e evitar doenças cerebrais? Será porque o
cérebro está relacionado com o conceito etéreo da mente e porque isto faz com que, erroneamente, não tenhamos capacidade
de o controlar? Ou será porque as empresas farmacêuticas estão
empenhadas em desencorajar a ideia de que as opções de vida
têm uma influência profunda na saúde do cérebro? Deixo já um
aviso: não tenho coisas simpáticas a dizer sobre a indústria farmacêutica. Conheço muito mais histórias de pessoas que foram
prejudicadas do que ajudadas por essa indústria. Vai saber destas histórias mais à frente.

Este livro fala das escolhas de vida que pode fazer hoje para
tornar o seu cérebro saudável, cheio de energia e astuto, ao
mesmo tempo que reduz significativamente o risco de contrair
doenças cerebrais debilitantes no futuro. Dedico-me ao estudo
de doenças do cérebro há mais de trinta e cinco anos. Os meus
dias são dedicados à criação de programas integrativos, concebidos para melhorar o funcionamento do cérebro nas pessoas
que sofrem de doenças devastadoras. Recebo famílias diariamente, cujas vidas ficaram devastadas pela doença. Para mim
é também avassalador. Todas as manhãs, antes de começar o
meu dia, faço uma visita ao meu pai, que tem 96 anos. O meu

pai foi um neurocirurgião brilhante, formado pela prestigiada Lahey Clinic. Neste momento, vive num lar em frente ao parque de estacionamento do meu gabinete. Por vezes, não se lembra do meu nome, mas quase nunca se esquece de me dizer para eu fazer a ronda aos seus doentes. Já se reformou há mais de vinte e cinco anos.

A informação que lhe vou dar não é apenas impressionante – é inquestionavelmente conclusiva. Vai alterar de imediato os seus hábitos alimentares. Vai começar a ver-se sob uma nova perspetiva. Neste momento, deverá estar a perguntar-se: *Será que o mal já está feito?* Será que já condenou o seu cérebro com todos os bolos que comeu? Não entre em pânico. Acima de tudo, pretendo que este livro lhe dê as ferramentas necessárias para controlar o seu cérebro de agora em diante.

Com base em décadas de estudos clínicos e laboratoriais (incluindo os meus próprios estudos), bem como nos resultados extraordinários que verifiquei ao longo dos últimos trinta anos, nas clínicas por onde passei, vou dizer-lhe o que sabemos e como tirar proveito deste conhecimento. Vou também dar-lhe um plano de ação exaustivo para transformar a sua saúde cognitiva e ganhar mais anos de vida, uma vida cheia de energia. E os benefícios não se cingem à saúde do cérebro. Asseguro-lhe que este programa o vai também ajudar em relação aos seguintes problemas:

> PHDA
> Ansiedade e stresse crónico
> Dores de cabeça e enxaquecas crónicas
> Depressão
> Diabetes
> Epilepsia
> Problemas de concentração
> Doenças inflamatórias, como a artrite
> Insónia

> Problemas de saúde, como a doença celíaca, a intolerância
ao glúten e a síndrome do intestino irritável
> Problemas de memória e défice cognitivo ligeiro, um
antecessor muito frequente da doença de Alzheimer
> Perturbações do humor
> Excesso de peso e obesidade
> Síndrome de Tourette
> E muitos outros

Mesmo que não sofra de nenhum dos problemas acima indicados, este livro pode ajudá-lo a preservar o seu bem-estar e as suas faculdades mentais. Serve para os mais velhos e para os mais novos, incluindo mulheres que estejam grávidas ou a planear uma gravidez. Enquanto escrevia esta introdução, saiu mais um estudo que revela que os bebés de mulheres intolerantes ao glúten têm um maior risco de, mais tarde, contrair esquizofrenia ou outras perturbações psiquiátricas.[3] Esta é uma descoberta reveladora e arrepiante, que deve ser divulgada junto das mães.

Tenho assistido a alterações de saúde dramáticas, como a de um rapaz de 23 anos, em que os tremores incapacitantes desapareceram depois de ter feito alterações alimentares muito simples, e de inúmeros casos de doentes epiléticos que deixaram de ter convulsões no dia em que substituíram os cereais por mais gorduras e proteína. Ou ainda, o caso de uma mulher com cerca de 30 anos que, depois de sofrer de uma série de problemas de saúde, melhorou de uma forma extraordinária. Antes de vir à minha consulta, sofria não só de enxaquecas terríveis, depressão e infertilidade, o que a destroçava, como também de uma doença rara chamada distonia, que lhe afetava os músculos de tal maneira que a chegava a incapacitar. Graças a pequenas alterações alimentares, conseguiu que o seu corpo e o seu cérebro recuperassem completamente, e conseguiu ter uma gravidez perfeita. Estas histórias falam por si e são representativas de milhões de outras histórias de pessoas que viveram em condições esgotantes, desnecessariamente. Já vi doentes que "tentaram tudo" e que fizeram todos os exames neurológicos possíveis, na esperança de encontrar a cura para a sua doença. Com algumas prescrições simples, que não envolvem medicamentos, cirurgia, nem mesmo terapia, a maior parte deles cura-se e reencontra o caminho da saúde. Encontrará todas estas prescrições neste livro.

Eis uma nota breve acerca da organização do livro: dividi-o em três partes, começando por um questionário exaustivo que pretende mostrar-lhe de que modo os nossos hábitos diários podem afetar, a longo prazo, o funcionamento e a saúde do nosso cérebro.

A Parte I, *Toda a Verdade Sobre os Cereais Integrais*, leva a conhecer os amigos e inimigos do cérebro e como os últimos nos tornam vulneráveis a disfunções e doenças. Vou virar a clássica pirâmide alimentar americana ao contrário e explicar o que acontece quando o nosso cérebro se depara com ingredientes tão comuns como o trigo, a frutose (o açúcar natural que se encontra nas frutas) e determinadas gorduras, comprovando que uma alimentação com muito baixo teor de hidratos de carbono e rica em gorduras é a ideal (falo de menos de 60 gramas de hidratos de carbono por dia – a quantidade que encontramos numa porção de fruta). Isto pode parecer absurdo, mas recomendo que comece a substituir o pão que come diariamente por manteiga e ovos. Em breve, começará a consumir mais gorduras saturadas e colesterol e a dirigir-se a prateleiras diferentes no supermercado. Qualquer pessoa a quem já tenha sido diagnosticado colesterol elevado e a quem já tenham sido receitadas estaninas estará prestes a ter uma desagradável surpresa: vou explicar o que realmente se passa no seu corpo e dizer como poderá tratar estas doenças facilmente, de modo agradável e sem medicamentos. Com pormenores convincentes, sustentados pela ciência, vou alterar o conceito de inflamação, demonstrando que para controlarmos esta reação biomédica potencialmente mortífera, que é a causa das doenças cerebrais (já para não falar de todas as doenças degenerativas, dos pés à cabeça), temos de mudar a alimentação. Vou mostrar como as escolhas alimentares podem controlar as inflamações alterando a expressão dos genes. E não vale de nada consumir antioxidantes. Devemos, em vez disso, consumir ingredientes que estimulem a capacidade antioxidante e desintoxicante do corpo. A Parte I fala da investigação mais recente sobre o modo de alterarmos o rumo da nossa genética e controlarmos os mecanismos do nosso ADN. Esta investigação é tão cativante que vai inspirar até os mais avessos ao desporto e viciados em comida de plástico. A Parte I termina com uma análise mais aprofundada das doenças psicológicas e perturbações mentais mais nocivas, tais como a PHDA e a depressão, e também as dores de cabeça. Vou explicar como se pode curar estes casos sem medicamentos.

Na Parte 2, *Reabilitar o Cérebro de Farinha*, apresento a ciência por detrás dos hábitos que fomentam um cérebro saudável e que inclui três áreas primárias: a nutrição e os suplementos, o exercício e o sono. As lições a retirar desta parte vão ajudar a executar o meu programa de três meses, explicado na Parte 3, chamado *Diga Adeus ao Cérebro de Farinha*. Aqui estão incluídos planos de menus, receitas e objetivos semanais. Para mais informações e atualizações, poderá visitar o meu *site*: www.DrPerlmutter.com. Nele terá acesso aos estudos mais recentes, poderá ler o meu blogue e descarregar materiais que o ajudarão a complementar a informação deste livro, de acordo com as suas preferências pessoais. Por exemplo, poderá encontrar calendários *"day at a glance"* e *"month at a glance"* (diários e mensais) com ideias para refeições e planificar o dia, também com receitas. Algumas das listas deste livro (por exemplo, "A Polícia do Glúten") estarão também acessíveis *on-line*, por isso, será fácil imprimir e colar algures na sua cozinha ou no frigorífico, e tê-las sempre à mão.

Ora bem, então o que significa exatamente "cérebro de farinha"? Creio que já faz uma ideia. Mas há um exemplo que pode ajudar a compreender melhor o que pretendo dizer. Nos anos

80, houve um anúncio nos EUA que fazia parte de uma grande campanha antidroga. No anúncio, aparecia um ovo a fritar numa frigideira e o *slogan* era memorável: *Isto é o seu cérebro sob o efeito de drogas.* Esta imagem tão forte sugeria que o efeito das drogas no cérebro se assemelhava ao que acontecia a um ovo numa frigideira quente: *estalava por todo o lado.*

Isto basicamente resume as minhas alegações sobre o que acontece ao cérebro sob o efeito dos cereais. Deixe-me provar-lhe que é assim. Depois, cabe a si decidir se quer levar a sério o que digo e se quer contar com um futuro melhor, livre de doenças. Todos nós temos imenso a perder se não fizermos caso desta mensagem, e imenso a ganhar se lhe prestarmos a devida atenção.

AUTOAVALIAÇÃO
Quais os Fatores de Risco?

Temos tendência para pensar que as doenças cerebrais surgem a qualquer momento, e que, para que surjam, não precisamos de mais do que uma predisposição genética. Ao contrário das doenças de coração, que progridem ao longo do tempo devido a uma série de fatores genéticos e hábitos de vida, as doenças do cérebro parecem aparecer por acaso. Alguns "escapam" e outros são "apanhados".

Mas é errado pensar assim. As perturbações do cérebro não são diferentes das doenças de coração. Desenvolvem-se ao longo do tempo, com os nossos comportamentos e hábitos. Numa perspetiva positiva, isto significa que podemos evitar as doenças do sistema nervoso de forma consciente e até o declínio cognitivo, da mesma maneira que podemos evitar as doenças de coração: comendo bem e fazendo exercício. Na verdade, hoje em dia, a ciência diz-nos que a maior parte das doenças relacionadas com o cérebro, desde a demência à depressão, está intimamente relacionada com os nossos hábitos nutricionais e as opções de estilo de vida. Contudo, apenas uma em cada cem pessoas levará a vida sem um problema mental, quanto mais sem uma dor de cabeça ou duas.

Antes de me dedicar à ciência que defende que as perturbações cerebrais são muitas vezes o reflexo de uma nutrição pobre, entre outras afirmações controversas, vamos começar por um questionário simples que mostra que os seus hábitos poderão estar a prejudicá-lo, sem que disso se aperceba. O objetivo deste questionário é avaliar os seus fatores de risco relativamente a eventuais problemas neurológicos, que se podem manifestar através de enxaquecas, convulsões, perturbações de humor e de movimento, disfunção sexual e PHDA, bem como evoluir para um declínio mental grave no futuro. Seja o mais honesto possível ao responder a este questionário. Não pense nas relações com as doenças cerebrais implícitas nas minhas afirmações; responda de modo franco. Nos capítulos seguintes, irá perceber por que razão utilizei estas afirmações em particular, e qual a sua situação relativamente ao risco que corre. Se sentir que se encontra entre o verdadeiro e falso, e que responderia "por vezes", então deve optar por "verdadeiro".

1. Como pão (de qualquer tipo).	VERD/FALSO
2. Bebo sumos de fruta (de qualquer tipo).	VERD/FALSO
3. Como mais do que uma peça de fruta por dia .	VERD/FALSO
4. Opto por agave em vez de açúcar.	VERD/FALSO
5. Nas minhas caminhadas diárias sinto falta de ar.	VERD/FALSO
6. O meu colesterol está abaixo dos 150.	VERD/FALSO
7. Tenho diabetes.	VERD/FALSO
8. Tenho excesso de peso.	VERD/FALSO
9. Como arroz e massas (de qualquer tipo).	VERD/FALSO
10. Bebo leite.	VERD/FALSO
11. Não faço exercício com regularidade.	VERD/FALSO
12. Tenho antecedentes de problemas neurológicos na família.	VERD/FALSO
13. Não tomo suplementos de vitamina D.	VERD/FALSO
14. Faço uma alimentação pobre em gorduras.	VERD/FALSO
15. Tomo estaninas.	VERD/FALSO
16. Evito alimentos ricos em colesterol.	VERD/FALSO
17. Bebo refrigerantes (*light* ou normal).	VERD/FALSO
18. Não bebo vinho.	VERD/FALSO
19. Bebo cerveja.	VERD/FALSO
20. Como cereais (de qualquer tipo).	VERD/FALSO

O resultado perfeito para este teste seria zero respostas "verdadeiro". Basta ter respondido "verdadeiro" a uma questão, para saber que o seu cérebro – e todo o seu sistema nervoso – apresenta maior risco de doença ou perturbação. E quanto mais respostas "verdadeiro" tiver, maior é o seu risco. Se tem mais do que dez, então está no nível mais propício a doenças neurológicas graves, que podem ser prevenidas, mas nem sempre curadas, depois de diagnosticadas.

TESTE, TESTE, 1 – 2 – 3

"Quais são os riscos que corro?" Esta é uma pergunta com a qual sou confrontado todos os dias. A boa notícia é que, hoje em dia, já temos meios para traçar o perfil médico das pessoas e determinar o risco que correm de contrair determinadas doenças – desde a doença de Alzheimer à obesidade (que é já um fator de risco comprovado para contrair doenças cerebrais) – e segui-las, assinalando o seu progresso. As análises que apresento em seguida estão já disponíveis hoje em dia, são económicas e estão cobertas pela maioria dos seguros.* Ficará a saber mais sobre estas análises, nos capítulos seguintes, e haverá também ideias para melhorar os seus resultados (ou seja, os seus "valores"). Apresento a lista das análises, pois a maior parte das pessoas quer saber já quais as análises que o médico poderá fazer para avaliar os seus fatores de risco relativamente às doenças cerebrais. Não hesite em levar esta lista quando for à próxima consulta e pedir estas análises.

> **Glicose em jejum:** usada para verificar a pré-diabetes
e a diabetes, mede os níveis de açúcar no sangue (glicose) quando
se está pelo menos durante oito horas sem comer. Os valores

---

* Algumas das análises a que o autor se refere poderão estar disponíveis apenas nos Estados Unidos da América. (N. do E.)

entre 70 e 100 miligramas por decilitro (mg/dL) são considerados normais; acima destes valores, o seu corpo demonstra sinais de resistência à insulina e diabetes e, portanto, maior risco de doença cerebral.

> **Hemoglobina A1C:** ao contrário de uma análise de açúcar no sangue, esta análise apresenta a "média" de açúcar no sangue, num período de noventa dias, e dá uma indicação mais precisa do controlo dos níveis de açúcar no sangue. Uma vez que consegue indicar os danos causados às proteínas do cérebro pelo açúcar no sangue (aquilo a que se chama "hemoglobina glicosilada"), é um dos melhores indicadores da atrofia cerebral.

> **Frutosamina:** semelhante à análise da hemoglobina A1C, a análise da frutosamina é utilizada para medir a média de açúcar no sangue, mas durante um curto período de tempo – as duas ou três semanas que antecedem a análise.

> **Insulina em jejum:** muito antes de os níveis de açúcar no sangue começarem a subir, quando uma pessoa fica diabética, o nível de insulina em jejum aumenta, indicando que o pâncreas está a fazer um esforço extra para enfrentar o excesso de hidratos de carbono. É desde de logo um sistema de alerta muito eficaz da curva da diabetes e, por isso, é muito relevante para prevenir a doença cerebral.

> **Homocisteína:** os níveis elevados deste aminoácido produzido pelo organismo estão associados a muitas doenças, incluindo a aterosclerose (estreitamento e endurecimento das artérias), doenças cardíacas, AVC e demência. Muitas vezes, consegue-se diminuí-los com vitaminas B específicas.

> **Vitamina D:** é agora considerada uma hormona cerebral fundamental (não é uma vitamina).

> **Proteína C-reativa (PCR)**: indicador de inflamação.

> *Cyrex array 3**: este é o indicador de intolerância ao glúten mais exaustivo que existe.

> *Cyrex array 4* (opcional): este teste mede a intolerância a vinte e quatro alimentos de "reatividade cruzada", aos quais os indivíduos com intolerância ao glúten podem também reagir.

Mesmo que decida não fazer estas análises para já, saber que elas existem e o que significam poderá ajudá-lo a adotar os princípios do *Cérebro de Farinha*. Ao longo do livro, vou falar delas e mostrar as suas implicações.

---

* *Cyrex array 3* e *Cyrex array 4* são análises realizadas pelos laboratórios Cyrex. (N. do E.)

PARTE 1

TODA A VERDADE
SOBRE OS CEREAIS INTEGRAIS

Se a ideia de que o seu cérebro pode ser prejudicado com um prato de uma massa apetitosa ou com uma rabanada lhe parece improvável, prepare-se. Provavelmente, já sabia que os açúcares processados e os hidratos de carbono não lhe fazem muito bem, principalmente se ingeridos em excesso, mas que o mesmo se passa com os chamados hidratos de carbono saudáveis, como os cereais integrais e açúcares naturais, não sabia, pois não? Seja bem-vindo a toda a verdade sobre os cereais integrais. Nesta parte, vamos explorar o que acontece quando o cérebro é bombardeado com hidratos de carbono, muitos dos quais estão carregados de ingredientes inflamatórios, como o glúten, que podem irritar o sistema nervoso. Os danos podem começar por se manifestar com sintomas diários, como dores de cabeça e ansiedade inusitada, e progredirem depois para perturbações mais graves, como a depressão e a demência.

Veremos também qual a função de alguns problemas metabólicos usuais, como a resistência à insulina e a diabetes, relativamente à disfunção neurológica e, ainda, veremos como, muito provavelmente, as epidemias da obesidade e da doença de Alzheimer se devem ao nosso amor eterno pelos hidratos de carbono e ao grande desdém pela gordura e pelo colesterol.

No final desta parte do livro, terá uma nova apreciação sobre a gordura alimentar e uma apreensão fundamentada no que diz respeito à maior parte dos hidratos de carbono. Vai também aprender que há certas coisas que pode fazer para estimular o crescimento de novas células cerebrais, conseguir controlar a sua predestinação genética e proteger as suas faculdades mentais.

OS ASPETOS FUNDAMENTAIS DAS DOENÇAS CEREBRAIS
O que desconhece acerca da Inflamação

O principal uso do corpo é carregar o cérebro.
THOMAS A. EDISON

Imagine-se a ser transportado para a era do paleolítico, quando os homens viviam em cavernas e vagueavam pela savana, há milhões de anos. Faça de conta que a língua não é uma barreira e que consegue comunicar com facilidade. Tem a oportunidade de contar a esses homens como é o futuro. Sentado de pernas cruzadas, no chão de terra, em frente a uma fogueira, começa a descrever as maravilhas do nosso mundo moderno, com os seus aviões, comboios e automóveis, arranha-céus, computadores, televisões, *smartphones* e *Internet*. O Homem até já foi à Lua. A certa altura, a conversa muda de rumo para outros aspetos da vida e para o que é, de facto, viver no século XXI. Começa então a descrever a Medicina moderna e a espantosa quantidade de medicamentos que há para tratar problemas e combater doenças e germes. As ameaças à sobrevivência são praticamente inexistentes. Ninguém tem de se preocupar com tigres sorrateiros, com a fome ou com pestes. Explica-lhes o que significa ir às compras a uma mercearia ou a um supermercado, algo que eles desconhecem totalmente.

A comida abunda e fala-lhes de coisas como os hambúrgueres com queijo, batatas fritas, refrigerantes, piza, *bagels*, pão, bolos de canela, panquecas, *waffles, scones*, massa, bolos, bolachas, cereais, gelados e rebuçados. Diz-lhes que comemos fruta o ano todo e que basta clicarmos num botão ou deslocarmo-nos alguns metros para termos a comida que quisermos. A água e os sumos são embalados, para que possam ser transportados. Apesar de não querer falar em marcas, é difícil, porque se tornaram parte da vida – Starbucks, Pillsbury, Subway, McDonald's, Häagen-Dazs, Cheerios, Yoplait, Coca-Cola, Hershey's, Budweiser.

Eles estão perplexos, pois não conseguem imaginar tal cenário no futuro. A maior parte das coisas que descreve é incomensurável; eles não são sequer capazes de visualizar um restaurante de *fast-food*, uma pastelaria ou padaria. O termo "comida de plástico" é impossível de pôr por palavras que estas pessoas percebam. Antes de começar a falar sobre alguns dos maiores feitos da humanidade, ao longo de milénios, tais como a agricultura e o pastoreio e, mais tarde, a confeção de alimentos, eles perguntam-lhe quais são os desafios que as pessoas modernas têm de enfrentar. A primeira coisa que lhe ocorre é a epidemia da obesidade, à qual ultimamente tem sido dada muita atenção por parte dos *media*. Este não é um tema que eles compreendam facilmente, tendo em conta os seus corpos magros e tonificados; nem tão pouco outros temas sobre doenças que flagelam a sociedade – doenças cardíacas, diabetes, depressão, doenças autoimunes, cancro e demência. Esta realidade é para eles muito estranha e não param de questionar. O que é uma "doença autoimune"? O que causa a "diabetes"? O que é a "demência"? Neste momento, está a falar uma linguagem diferente da deles. Na verdade, enquanto faz uma descrição daquilo que mais mata as pessoas no futuro, dando o seu melhor para definir cada uma das doenças, depara-se com olhares de confusão e descrença. Primeiro, pintou um quadro maravilhoso e exótico sobre o futuro, mas depois destrói-o, ao falar das causas de morte que parecem bem mais assustadoras do que morrer de uma infeção ou devorado por um predador. A ideia de vivermos com uma doença crónica que lentamente nos conduz à morte parece horrível. Quando tenta convencê-los de que as doenças prolongadas e degenerativas são a contrapartida de ter uma vida mais longa do que eles têm, os seus ancestrais pré-históricos não se deixam convencer. E, não tarda, consigo acontecerá o mesmo. Há algo de errado neste cenário.

Enquanto espécie, somos genética e fisicamente idênticos a estes humanos que viveram antes do aparecimento da agricultura. E somos o produto de um protótipo perfeito – concebido pela natureza ao longo de milhares de gerações. Hoje em dia já não nos consideramos caçadores-recoletores, mas os nossos organismos continuam a comportar-se segundo essa perspetiva biológica. Agora, vamos supor que, durante a sua viagem de regresso ao tempo atual, começa a ponderar a sua experiência com estes antepassados. De um ponto de vista meramente tecnológico, é muito simples ficarmos maravilhados com as nossas conquistas, mas, ao mesmo tempo, não é difícil reconhecermos as dificuldades pelas quais milhões dos nossos contemporâneos têm de passar sem necessidade. Poderá inclusivamente ficar surpreendido com o facto de as doenças suscetíveis de prevenção e não-transmissíveis constituírem maior causa de morte em todo o mundo do que todas as outras em conjunto. Esta realidade é difícil de aceitar. É verdade que podemos viver mais tempo que os nossos antepassados, mas poderíamos viver muito melhor – usufruindo da vida sem doenças – principalmente durante a segunda fase da nossa vida, em que o risco de contrair doenças aumenta. Embora seja verdade que vivemos mais tempo do que as gerações anteriores, os aspetos mais positivos são sobretudo a diminuição da mortalidade infantil e a melhoria das condições de saúde das crianças. Por outras palavras, tornámo-nos melhores na sobrevivência aos acidentes e às doenças da infância. Infelizmente, ainda não melhorámos na prevenção e no combate às doenças que nos afligem quando somos mais velhos. E, embora possamos afirmar que existem tratamentos muito mais eficazes para muitas doenças, isto não significa que nos esqueçamos de que há ainda milhões de pessoas a sofrer desnecessariamente de certas doenças que poderiam ter sido evitadas. Ao aplaudirmos a esperança média de vida nos Estados Unidos, hoje em dia, não nos deveríamos esquecer da qualidade de vida.

Quando frequentava a faculdade de Medicina, há alguns anos, as aulas consistiam em diagnosticar e tratar doenças ou, por vezes, curar cada uma delas com um medicamento ou outro tipo de terapia. Aprendi a conhecer os sintomas e a solucioná-los. Desde então, muito mudou, pois, hoje em dia, não só é muito menos provável depararmo-nos com doenças fáceis de tratar ou curar como também somos capazes de compreender melhor muitas das doenças crónicas modernas à luz de um denominador comum: a inflamação. Assim, em vez de identificarem as doenças infeciosas e de as tentarem tratar com os agentes habituais, tais como os germes, os vírus ou as bactérias, os médicos deparam-se com uma série de patologias para as quais não têm respostas claras. Não posso prescrever a alguém um medicamento para curar o cancro, acabar com uma dor estranha, eliminar a diabetes ou restaurar um cérebro que foi destruído pela doença de Alzheimer. Claro que posso disfarçar ou atenuar os sintomas e controlar as reações do organismo, mas há uma grande diferença entre tratar uma doença na raiz e manter os sintomas controlados. Agora que um dos meus filhos estuda Medicina, verifico como os tempos e o ensino mudaram. Os estudantes de Medicina aprendem não só a diagnosticar e a tratar doenças mas também a raciocinar de uma nova forma que os ajuda a lidar com as epidemias modernas, muitas das quais provêm do descontrolo das vias inflamatórias.

Antes de chegar à relação entre a inflamação e o cérebro, vamos olhar para o que considero ser, provavelmente, uma das maiores descobertas da nossa era: na maior parte dos casos, as doenças cerebrais devem-se à alimentação. Apesar de existirem vários fatores na génese e progressão das doenças cerebrais, há imensas perturbações neurológicas que refletem principalmente o erro de consumir demasiados hidratos de carbono e poucas gorduras saudáveis. A melhor maneira de compreender esta situação é tomarmos em consideração a doença neurológica mais temida de todas – a doença de Alzheimer – e olharmos para ela como um tipo de diabetes despoletado apenas pela alimentação. Todos nós sabemos que uma má alimentação pode causar obesidade e diabetes, mas também a destruição do cérebro?

DOENÇA DE ALZHEIMER – UMA DIABETES TIPO III?

Volte ao seu momento com os caçadores-recoletores. Os cérebros deles não são muito diferentes do seu. Ambos se desenvolveram para procurar alimentos com elevado teor de gordura e de açúcar. Não passa de um mecanismo de sobrevivência. O problema é que os nossos hábitos de caça acabaram depressa, pois vivemos na era da abundância e temos mais facilidade em encontrar gorduras processadas e açúcares. Os nossos amigos das cavernas passam mais tempo à procura dos alimentos e encontram apenas as gorduras dos animais e os açúcares naturais das plantas e das bagas, nas devidas estações. Por isso, mesmo que os nossos cérebros funcionem de maneira semelhante, as fontes de nutrição não são as mesmas. Veja o gráfico que se segue para perceber as principais diferenças entre a nossa alimentação e a dos nossos antepassados.

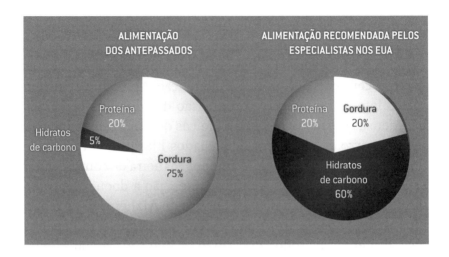

Que relação existe, concretamente, entre uma mudança dos hábitos alimentares e um envelhecimento saudável e a contração, ou não, de uma perturbação ou doença neurológica?

Tudo.

Os estudos que descrevem a doença de Alzheimer como um Tipo III de diabetes surgiram em 2005[1], mas a relação entre uma má alimentação e a doença de Alzheimer aparece com estudos recentes que demonstram esta possibilidade.[2,3] Estes estudos são aterradores e, ao mesmo tempo, convincentes. Pensar que podemos prevenir a doença de Alzheimer apenas mudando a nossa alimentação é, no mínimo, espantoso. Esta medida não se adequa exclusivamente à prevenção da doença de Alzheimer, mas a outras doenças do cérebro, tal como irá observar nos capítulos seguintes. Mas, primeiro, vejamos o que a diabetes e o cérebro têm em comum.

Com a evolução, o nosso organismo desenvolveu uma forma brilhante de transformar o potencial dos alimentos em energia que as nossas células podem utilizar. Durante quase toda a existência da nossa espécie, a glicose – a maior fonte de energia de quase todas a células – tem sido escassa. O que fez com que criássemos outras formas de a armazenar e obter. Se necessário, o organismo pode produzir glicose a partir da gordura e da proteína, através de um processo chamado gliconeogénese. Porém, este processo requer mais energia do que a conversão de amidos e de açúcar em glicose, que é uma reação mais direta.

O processo pelo qual as nossas células aceitam e utilizam a glicose é muito complexo. As células não se limitam a absorver a glicose quando esta passa por elas na corrente sanguínea. Esta molécula vital do açúcar só é aceite pela célula através da hormona insulina, que é produzida pelo pâncreas. Como provavelmente já sabe, a insulina é uma das substâncias biológicas mais importantes do metabolismo celular. A sua função é transportar a glicose da corrente sanguínea para os músculos, tecido adiposo e fígado. Quando lá chega, é utilizada como fonte de energia. As células normais e saudáveis são muito sensíveis à insulina. Mas, como as células estão constantemente expostas a níveis elevados de insulina, pela ingestão persistente de glicose (a maior parte causada pelo consumo excessivo de alimentos altamente processados, com muitos açúcares refinados que elevam os níveis de insulina acima dos limites considerados saudáveis), as nossas células adaptam-se, reduzindo o número de recetores à sua superfície para responder à insulina. Por outras palavras, as nossas células deixam de ser sensíveis à insulina, ganhando-lhe resistência, o que faz com que as células a ignorem e não absorvam a glicose do sangue. O que faz com que o pâncreas responda, libertando mais insulina. Então, os níveis elevados de insulina são necessários para que o açúcar chegue às células. Isto provoca um problema cíclico, que acaba por culminar na diabetes Tipo II. As pessoas com diabetes têm níveis elevados de açúcar no sangue, pois o seu organismo não consegue transportar o açúcar até às células, onde seria adequadamente armazenado como fonte de energia. E este açúcar no sangue origina muitos problemas (demasiados para enumerar). Tal como um fragmento de vidro, o açúcar tóxico provoca demasiados danos, levando a cegueira, infeções, lesões nos nervos, doenças cardíacas e, sim, doença de Alzheimer. Durante esta cadeia de acontecimentos, a inflamação circula desenfreada pelo organismo.

Deveria também salientar que a insulina pode ser vista como cúmplice dos acontecimentos, manifestando-se quando o açúcar no sangue não é bem gerido. Mas, infelizmente, a insulina não se limita a levar a glicose às nossas células. É também uma hormona anabólica, o que significa que estimula o crescimento, promove a formação e retenção de gordura e instiga a inflamação. Quando os níveis de insulina são altos, há outras hormonas que podem ser afetadas desfavoravelmente, sendo os seus níveis aumentados ou diminuídos devido à presença dominante da insulina. Isto faz com que o organismo desenvolva padrões não saudáveis que levam ao caos, o que o impossibilita de recuperar o seu metabolismo normal.[4]

A genética tem também o seu papel no desenvolvimento da diabetes nas pessoas e pode igualmente determinar o momento em que o interruptor da diabetes se liga, quando as células deixam de conseguir tolerar o níveis elevados de açúcar no sangue. Para que se saiba, a diabetes Tipo I é uma doença diferente, considerada uma doença autoimune – que diz respeito a apenas 5 por cento dos casos. As pessoas com diabetes Tipo I tomam pouca insulina, ou nenhuma, pois o seu sistema imunitário ataca e destrói as células do pâncreas que produzem insulina, por isso, são necessárias injeções diárias desta hormona tão importante para manter os níveis de açúcar no sangue equilibrados. Ao contrário da diabetes Tipo II, que por norma é diagnosticada nos adultos em que o organismo vai sofrendo abusos de glicose ao longo do tempo, a diabetes Tipo I é por norma diagnosticada em crianças e adolescentes. E, ao contrário da diabetes Tipo II, que poderá ser revertida mudando a alimentação e o estilo de vida, para a diabetes de Tipo I não há cura. Assim sendo, é importante não esquecer que mesmo que os genes influenciem fortemente o risco de desenvolver diabetes Tipo I, também o ambiente desempenha o seu papel. Há muito que se sabe que o Tipo I resulta de influências genéticas e ambientais, mas o aumento da sua incidência, ao longo das últimas décadas, levou alguns investigadores a concluírem que os fatores ambientais podem ter mais influência no desenvolvimento do Tipo I do que se pensava.

É TRISTE, MAS É VERDADE

Mais de 186 mil pessoas com menos de 20 anos têm diabetes (Tipo I e Tipo II).[5] Há pouco mais de uma década, a diabetes Tipo II era considerada uma doença "com início na idade adulta", mas, com tantos casos de jovens diagnosticados, este pressuposto deixou de ser válido. E a nova ciência mostra que a progressão da doença é mais rápida nas crianças do que nos adultos. Tratar as gerações mais novas é também um grande desafio.

Começamos agora a perceber que a resistência à insulina, no que diz respeito à doença de Alzheimer, precipita a formação daquelas placas que existem nas doenças cerebrais. Estas placas formam uma proteína estranha que assalta o cérebro e ocupa nele o lugar das células normais. O facto de podermos associar os níveis baixos de insulina às doenças cerebrais impulsionou os investigadores a falar numa "diabetes Tipo III". É de referir que as pessoas obesas apresentam maior risco de problemas do funcionamento do cérebro, e que as pessoas com diabetes têm, pelo menos, duas vezes mais probabilidades de desenvolver a doença de Alzheimer.

Esta afirmação não significa que a diabetes causa a doença de Alzheimer, significa apenas que ambas as doenças têm a mesma origem. Ambas provêm de alimentos que forçam o organismo a desenvolver vias biológicas que levam à disfunção e, mais tarde, à doença. É verdade que uma pessoa com diabetes e outra com demência apresentam características diferentes, mas na verdade têm muito mais em comum do que se pensava.

Ao longo da última década, temos assistido a um aumento semelhante do número de casos de diabetes Tipo II e do número de pessoas consideradas obesas. Além disso, hoje em dia, começamos a verificar um padrão entre as pessoas com demência, ao mesmo tempo que a taxa da doença de Alzheimer aumenta a par com a diabetes Tipo II. Não acredito que esta observação seja arbitrária. Trata-se de uma realidade que todos nós temos de enfrentar, uma vez que carregamos o fardo dos custos elevados na saúde e de uma população em envelhecimento. As novas estimativas indicam que, em 2050, a doença de Alzheimer afetará possivelmente 100 milhões de pessoas, um número debilitante para o sistema de saúde e que fará com que a epidemia da obesidade pareça menor.[6] A prevalência da diabetes do Tipo II, que contabiliza 90 a 95 por cento de todos os casos de diabetes Tipo II, nos Estados Unidos, triplicou nos últimos quarenta anos. Não admira que o governo americano esteja ansioso que os investigadores melhorem os prognósticos e evitem esta catástrofe. Nos próximos quarenta anos, estima-se que surjam mais de 115 milhões de novos casos de Alzheimer, a nível global, o que nos custará mais de um bilião de dólares (ao câmbio de hoje).[7,8] Segundo os centros de prevenção e controlo de doenças, 18,8 milhões de americanos foram diagnosticados com diabetes, em 2010, e 7 milhões de casos passaram despercebidos. Entre 1995 e 2010, o número de casos de diabetes diagnosticados subiu pelo menos 50 por cento em 42 estados e pelo menos 100 por cento em 18 estados.[9]

O CÉREBRO QUE SOFRE EM SILÊNCIO

Uma das perguntas mais frequentes que os familiares de pessoas com Alzheimer me fazem no consultório é: "Como é que

isto aconteceu? Que fez a minha mãe (pai, irmão, irmã) de mal?"
Sou muito cuidadoso ao responder perante as circunstâncias tão
delicadas pelas quais a família está a passar. O facto de assistir
ao declínio do meu pai, dia após dia, é um lembrete constante
do turbilhão de emoções pelas quais uma família tem de passar. É um misto de frustração com impotência e de angústia
com tristeza. Mas, se eu tivesse de dizer aos membros de uma
família (eu incluído) toda a verdade, segundo o que já sabemos
hoje em dia, talvez dissesse que os seus familiares haviam feito
uma das seguintes coisas:

> Vivido com níveis elevados de açúcar no sangue crónicos,
mesmo não tendo diabetes
> Ingerido hidratos de carbono em demasia
> Optado por uma alimentação pobre em gorduras
que minimizasse o colesterol
> Tivessem intolerância ao glúten, a proteína do trigo,
do centeio e da cevada, sem ser diagnosticada.

Quando digo às pessoas que a intolerância ao glúten representa o maior perigo e a ameaça mais subestimada pela humanidade, respondem-me quase sempre o mesmo: "Não pode ser.
Nem toda a gente é intolerante ao glúten. Claro que é possível, se sofrer de doença celíaca, mas são poucas as pessoas que
sofrem dessa doença." E quando relembro às pessoas que os
últimos desenvolvimentos da ciência indicam que o glúten é
prejudicial, causando não só demência mas também epilepsia,
dores de cabeça, depressão, esquizofrenia, PHDA e até falta da
libido, há uma tendência generalizada da resposta: "Não per-
cebo." Todas as pessoas dizem isto porque sabem que o glúten
está principalmente relacionado com a saúde intestinal, e não
com o bem-estar neurológico.

Vamos falar intimamente sobre o glúten, no próximo capítulo. O glúten não é só um problema para quem tem a doença

celíaca (uma doença autoimune que atinge uma pequena minoria). Quarenta por cento de nós não processamos adequadamente o glúten e os restantes 60 por cento podem estar em risco. A questão que temos de nos colocar é a seguinte: *E se todos nós formos intolerantes ao glúten do ponto de vista do cérebro?* Infelizmente, o glúten não existe apenas nos produtos que contêm trigo. O glúten existe nos produtos que menos esperamos, desde gelados a creme das mãos. Cada vez mais estudos confirmam a ligação entre a intolerância ao glúten e a disfunção neurológica. Isto acontece até com as pessoas que não têm problemas em digerir o glúten, em que os testes de intolerância ao glúten dão negativo. Verifico esta situação todos os dias na minha clínica. Muitos dos meus doentes vêm ter comigo depois de terem "experimentado tudo" e de terem consultado muitos outros médicos para resolver os seus problemas. Quer se trate de dores de cabeça e enxaquecas, síndrome de Tourette, convulsões, insónia, ansiedade, PHDA, depressão ou apenas de sintomas estranhos não identificados, uma das coisas que prescrevo é a eliminação total de glúten na alimentação. E os resultados continuam a surpreender-me.

Os investigadores sabem, há algum tempo, que a base de todas as doenças degenerativas, incluindo as perturbações do cérebro, é a inflamação. Contudo, ainda não conseguiram determinar os instigadores dessa inflamação; as primeiras falhas que desencadeiam esta reação mortífera. E começam a descobrir que o glúten e, já agora, uma alimentação com elevado teor de hidratos de carbono estão entre os estimulantes mais proeminentes das vias inflamatórias que chegam ao cérebro. Contudo, o mais perturbante desta descoberta é que, muitas vezes, desconhecemos que o nosso cérebro está a ser prejudicado. Os problemas digestivos e as alergias aos alimentos são muito mais fáceis de identificar, pois os sintomas, como os gases, o inchaço, a dor, a obstipação e a diarreia, manifestam-se desde logo. Mas o cérebro é um órgão mais indefinido. Pode sofrer danos ao nível molecular, sem que se aperceba. A não ser que esteja a fazer o tratamento a uma dor de cabeça ou a um problema neurológico evidente, poderá ser difícil aperceber-se do que está a acontecer no seu cérebro até ser tarde demais. No que diz respeito às doenças cerebrais, assim que doenças como a demência são diagnosticadas, é difícil reverter a situação.

Mas tenho uma boa notícia: vou mostrar-lhe como podemos controlar a nossa predestinação genética, mesmo que tenhamos nascido com uma tendência natural para desenvolver um problema neurológico. Para isso, é preciso que se liberte de alguns mitos, aos quais muitas pessoas continuam presas. Os dois maiores são: (1) devemos fazer uma alimentação rica em hidratos de carbono e pobre em gorduras; (2) o colesterol é prejudicial.

A história não acaba com a eliminação do glúten. O glúten é apenas uma peça do *puzzle*. Nos próximos capítulos, irá compreender rapidamente por que razão o colesterol é um dos agentes mais importantes do funcionamento e da saúde do cérebro. Há imensos estudos que demonstram que o colesterol elevado reduz o risco de doenças cerebrais e aumenta a longevidade. Do mesmo modo, níveis elevados de gordura alimentar (da boa, sem ser gorduras *trans*) têm demonstrado ser o segredo para a saúde e o elevado rendimento do cérebro.

Como disse? Pois, eu sei que poderá duvidar destas afirmações, pois são bastante contrárias ao que tem sido levado a acreditar. Um dos estudos mais valorizados e respeitados, realizado nos Estados Unidos, o famoso Framingham Heart Study, acrescentou muita informação para compreendermos certos fatores de risco para doenças como, recentemente, a demência. Este estudo teve início em 1948, com o recrutamento de 5 209 homens e mulheres da cidade de Framingham, Massachusetts, com idades compreendidas entre os 30 e os 62 anos. Nenhum deles tinha sofrido enfartes ou AVC, ou desenvolvido qualquer sintoma de doença cardiovascular.[10] Desde então, o estudo tem acrescentado várias gerações provenientes do grupo original, o que permitiu aos cientistas acompanhar minuciosamente estas populações e reunir provas das suas condições fisiológicas, tendo em conta vários fatores: idade, sexo, condições psicossociais, características físicas e padrões genéticos. Em meados de 2000, investigadores da Universidade de Boston começaram a estudar a relação entre o colesterol total e o desempenho cognitivo, analisando 789 homens e 1105 mulheres que faziam parte do grupo original. Nenhum dos indivíduos sofria de demência ou tinha sofrido um AVC e todos eles foram seguidos durante um período entre 16 e 18 anos. A cada quatro e seis anos, foram realizados testes cognitivos para avaliar fatores como a memória, a aprendizagem, a formação de conceitos, a concentração, a atenção, o raciocínio abstrato e as capacidades organizacionais – todas as características que estão comprometidas em doentes com Alzheimer.

Segundo o relatório deste estudo, publicado em 2005, "houve uma associação positiva e linear entre o colesterol total e os resultados da avaliação da fluência verbal, da concentração, do raciocínio abstrato, e uma classificação complexa para avaliar múltiplos domínios cognitivos."[11] Além disso, "os participantes com níveis *desejados* de colesterol total (menos de 200) obtiveram resultados menos satisfatórios do que os participantes com valores no limite mais elevado (entre 200 e 239), e os participantes com valores elevados (mais de 240)". O estudo concluiu que "os níveis de colesterol total tendencialmente baixos estão associados a um desempenho cognitivo fraco, o que tornava mais difícil o raciocínio abstrato, a concentração, a fluência verbal e a função executiva". Por outras palavras, as pessoas que tinham os níveis *mais elevados* de colesterol obtiveram valores mais altos nos testes cognitivos do que as pessoas com níveis mais baixos. Claro que existe um fator de proteção, relativamente ao colesterol e ao cérebro. Vamos explorá-lo no Capítulo 3.

A investigação continua a ser levada a cabo em vários laboratórios, por todo o mundo, mudando as convicções convencionais do avesso. Acabou de ser publicado um estudo da Universidade

Nacional da Austrália, em Camberra, na revista *Neurology* (a revista de Medicina da Academia Americana de Neurologia), que revela que as pessoas que têm os níveis de açúcar no sangue no máximo do "limite normal" correm maior risco de atrofia do cérebro.[12] Este facto remete-nos de imediato para a história da diabetes Tipo III. Há muito tempo que as perturbações do cérebro e a demência são associadas à atrofia do cérebro. No entanto, o facto de tal atrofia poder ocorrer como resultado de picos de açúcar no sangue dentro dos "níveis normais" tem grandes implicações para as pessoas que consomem alimentos que aumentam os níveis de açúcar no sangue (isto é, os hidratos de carbono). Muitas vezes, os meus doentes dizem-me que estão bem porque os níveis de açúcar no sangue estão normais. Mas o que é normal? As análises clínicas podem indicar que uma pessoa está "normal", segundo padrões preestabelecidos, mas a ciência de hoje tem vindo a obrigar-nos a rever estes padrões. Os seus níveis de açúcar no sangue podem estar "normais", mas se pudesse espreitar o seu pâncreas, ficaria assustado com o esforço que ele faz para produzir insulina suficiente para o manter equilibrado. Por esta razão, as análises em jejum feitas logo de manhã, sem tomar o pequeno-almoço, são muito importantes. Se com esta análise se verificar um nível elevado de insulina no sangue, é mau sinal – é sinal de que há algo de anormal no metabolismo. Poderá estar na iminência de contrair diabetes e a privar o seu cérebro de funcionar bem futuramente.

No estudo australiano participaram 249 pessoas, com idades entre os 60 e os 74 anos, que apresentavam os níveis de açúcar no sangue dentro do tal "normal". Estas pessoas fizeram exames ao cérebro no início do estudo e, depois, ao fim de cerca de quatro anos. As pessoas com níveis de açúcar no sangue dentro dos níveis normais tinham mais probabilidades de revelar uma perda de volume cerebral em regiões relacionadas com a memória e as capacidades cognitivas. Os investigadores conseguiram assinalar outros fatores de influência, tais como a idade, a tensão arterial elevada, o tabaco e o consumo excessivo de álcool. Ainda assim, descobriram que o nível de açúcar no sangue no limite do que é normal contribuía, entre 6 a 10 por cento, para a atrofia do cérebro. O estudo sugere que os níveis de açúcar no sangue poderão ter impacto na saúde do cérebro, mesmo em pessoas que não sofrem de diabetes.[13]

Os desequilíbrios do açúcar no sangue e da insulina são epidémicos. Dentro de dez anos, um em cada dois americanos sofrerá de *diabesidade* – o termo que hoje em dia se utiliza para descrever os vários desequilíbrios metabólicos, desde a resistência ligeira à insulina à pré-diabetes ou à diabetes. O mais difícil de aceitar é que 90 por cento dos casos, uma percentagem esmagadora, não serão diagnosticados. Estas pessoas só ficarão a saber do seu estado de saúde quando for tarde demais. A minha missão é interromper este lamentável destino. Não queremos ter de chamar todos os homens e cavalos do rei, é melhor ajudar o Humpty Dumpty a descer do muro antes que caia. Isto exige algumas alterações aos nossos hábitos diários.

Se a ideia de fazer uma alimentação com poucos hidratos de carbono o aterroriza (se neste momento está a roer as unhas, cheio de nervos, com a ideia de reduzir todos os alimentos que adora), não desista ainda. Prometo que farei com que o processo seja o mais simples possível. Talvez lhe retire o cesto do pão, mas vou substituí-lo por outros alimentos que talvez tenha andado a evitar por ter a ideia errada de que de algum modo lhe faziam mal, tais como a manteiga, a carne, o queijo e os ovos, bem como uma grande quantidade de legumes muito saudáveis. A melhor notícia de todas é que assim que modificar o metabolismo do seu organismo, pondo os hidratos de carbono de lado e comendo mais gordura e proteína, verá que todos os seus objetivos se tornam mais fáceis de alcançar, por exemplo, perder peso sem esforço e permanentemente, ficar com mais energia para enfrentar o dia, dormir melhor, ser mais criativo e produtivo, ter uma memória mais ativa e uma vida sexual mais satisfatória. Tudo isto ao mesmo tempo que protege o seu cérebro, claro.

A INFLAMAÇÃO CHEGA AO CÉREBRO

Vamos voltar a esta ideia de inflamação, que já mencionei várias vezes sem a explicar em pormenor. Todos têm uma ideia muito vaga sobre o significado de "inflamação". Quer se trate da vermelhidão que aparece depois de sermos picados por um inseto, quer do inchaço crónico de uma articulação com artrite, todos nós percebemos que há uma reação do corpo, isto é, que o inchaço e a dor são as respostas naturais do corpo e as marcas do processo inflamatório. No entanto, a inflamação nem sempre é uma reação negativa. Pode ser também um sinal de que o corpo está a tentar defender-se de algo que lhe parece prejudicial. Seja para eliminar as toxinas do inseto, seja para reduzir o movimento de um tornozelo torcido para que se restabeleça totalmente, a inflamação é vital para a nossa sobrevivência.

No entanto, os problemas surgem quando a inflamação se descontrola. Um copo de vinho por dia é saudável, mas mais do que um pode implicar riscos para a saúde. O mesmo acontece com a inflamação. A inflamação deve ser tratada de imediato. Não se deve estender por longos períodos de tempo e não deve durar para sempre. Mas é isto que acontece a milhares de pessoas. Se o organismo estiver constantemente a ser atacado por agentes que o irritam, a resposta inflamatória perdura e vai-se espalhando pela corrente sanguínea. Assim, temos de ter a capacidade de a detetar com análises ao sangue.

Quando a inflamação se descontrola, são produzidos vários químicos que intoxicam diretamente as nossas células. Isto leva à redução do funcionamento celular e, consequentemente, à destruição das células. A inflamação descontrolada é predominante nas culturas ocidentais, e a investigação científica demonstra que essa é a causa fundamental da morbilidade e mortalidade associadas a doenças arteriais coronárias, ao cancro, à diabetes, à doenças de Alzheimer e a quase todas as doenças crónicas que possamos imaginar.

Não é preciso muito para perceber que a inflamação descontrolada pode ser a causa de um problema como a artrite, por exemplo. Afinal, os medicamentos que se utilizam normalmente no seu tratamento, tais como o Ibuprofeno ou a Aspirina, são vendidos como "anti-inflamatórios". Para a asma usam-se anti-histamínicos, para combater a reação inflamatória que ocorre quando alguém está exposto a um irritante que desencadeia uma reação alérgica. Hoje em dia, as pessoas começam a perceber que a doença arterial coronária, que origina enfartes, poderá estar mais relacionada com a inflamação do que com o colesterol elevado. Isto justifica o facto de a Aspirina e as suas propriedades para aumentar a fluidez do sangue serem benéficas não só para a redução da ocorrência de enfartes, mas também de AVC.

Contudo, a relação da inflamação com as doenças cerebrais, apesar de bem descrita na literatura científica, parece difícil de aceitar e é desconhecida pelas pessoas em geral. Uma das razões para que as pessoas não associem a "inflamação cerebral" a doenças como o Parkinson, a esclerose múltipla, a epilepsia, o autismo, a doença de Alzheimer ou a depressão, talvez seja o facto de, ao contrário do que acontece com o resto do corpo, o cérebro não ter recetores de dor, pelo que a inflamação não se sente.

A redução da inflamação, como forma de melhorar a saúde e o funcionamento do cérebro, parece não ser foco de discussão. Mas, neste momento, já se sabe que a inflamação está relacionada com certas doenças como a artrite e a asma e, nos últimos dez anos, a investigação tem desenvolvido provas que apontam para a inflamação quando se trata de doenças neurodegenerativas. Na verdade, há estudos (que datam dos anos 90) que demonstram que as pessoas que tomaram medicamentos não esteroides, anti-inflamatórios, tais como o Advil (Ibuprofeno) e o Aleve (Naproxeno), durante dois ou mais anos, apresentam um risco mais reduzido, em 40 por cento, de contrair a doença de Alzheimer ou de Parkinson.[14,15] Ao mesmo tempo, surgiram outros estudos que demonstraram claramente o aumento dramático das citocinas, os mediadores celulares da inflamação, no cérebro de pessoas que sofriam destas e de outras doenças cerebrais degenerativas.[16] Hoje, a tecnologia de imagem já nos permite observar as células que estão ativamente envolvidas na produção das citocinas inflamatórias no cérebro de doentes com Alzheimer.

Deste modo, somos agora obrigados a olhar para a inflamação de outra maneira. Mais do que ser apenas a causa de um joelho ou de uma articulação que nos dói, a inflamação assinala também o processo da degeneração do cérebro. Em última análise, o expoente máximo da inflamação no cérebro, que é responsável pelos danos, é a ativação de processos químicas que aumentam a produção de radicais livres. No centro da inflamação crónica está o conceito de *stresse oxidativo* – um tipo de "ferrugem" biológica. Esta corrosão gradual ocorre em todos os tecidos. Faz parte da vida; manifesta-se por toda a natureza, incluindo o momento em que os nossos organismos transformam as calorias (energia) dos alimentos e o oxigénio do ar em energia utilizável. Mas, quando se descontrola ou quando o nosso organismo não a consegue controlar, pode ser fatal. Embora a palavra *oxidação* tenha implícito o oxigénio, não se trata daquele que respiramos. O criminoso neste caso é apenas o O, pois não está emparelhado com outra molécula de oxigénio ($O2$).

Vou avançar um pouco na descrição do processo de oxidação. Neste momento, já quase todas as pessoas ouviram falar nos radicais livres: são moléculas que perderam um eletrão. Normalmente, os eletrões apresentam-se em pares, mas forças como o stresse, a poluição, os químicos, os indutores alimentares tóxicos, os raios ultravioletas e outras atividades usuais do organismo podem "libertar" um eletrão de uma molécula. Esta perde a sua condição social e começa a tentar roubar eletrões a outras moléculas. Esta perturbação é o processo de oxidação em si, uma sucessão de acontecimentos que origina mais radicais livres e estimula a inflamação. Uma vez que os tecidos e as células oxidados não funcionam normalmente, o processo pode tornar-nos vulnerável a uma série de alterações do nosso estado de saúde. Isto ajuda a explicar o motivo pelo qual as pessoas com níveis elevados de inflamação têm uma lista extensa de problemas de saúde e de sintomas, que vão desde a fraca resistência às infeções a dores nas articulações, problemas digestivos, ansiedade, dores de cabeça, depressão e alergias.

E, tal como deve imaginar, a oxidação reduzida diminui a inflamação que, por sua vez, ajuda a limitar a oxidação. Os antioxidantes são importantes por esta razão. Os nutrientes, como as vitaminas A, C e E, dão eletrões aos radicais livres, o que interrompe a cadeia de reação e ajuda a prevenir os problemas. Os alimentos ricos em antioxidantes, como as plantas, as bagas e os frutos secos, têm feito parte da nossa alimentação desde sempre, mas, hoje em dia, a indústria alimentar processa uma série de nutrientes que são essenciais para uma saúde de excelência e para dar energia ao nosso metabolismo.

Mais à frente, vou mostrar como podemos alterar o nosso organismo e fazer com que reduza naturalmente os radicais livres, e também proteger o cérebro através da redução do excesso de radicais livres produzidos pela inflamação. Os tratamentos concebidos para reduzir a inflamação através de substâncias naturais, como o açafrão-da-índia, são referidos na literatura há milhares de anos, mas só na última década se começou a compreender este aspeto tão complexo da bioquímica.

Um outro desfecho deste processo biológico é a ativação de genes específicos que codificam a produção de enzimas e de outros químicos que servem para destruir e eliminar as toxinas a que estamos expostos. Pode ser estranho o facto de o nosso ADN conter códigos de produção de químicos de desintoxicação, pois temos tendência para pensar que a verdadeira exposição às toxinas se deu, pela primeira vez, na época da Revolução Industrial. No entanto, os seres humanos (e, na verdade, todos os seres vivos) estão expostos às toxinas, desde que existe vida no planeta. Além das toxinas que existem naturalmente no ambiente externo, tais como o chumbo, o arsénico e o alumínio, bem como outras toxinas fortes criadas como forma de proteção do consumo de variadas plantas e animais, o nosso organismo produz toxinas internas durante os processos metabólicos normais. Assim, estes genes de desintoxicação – dos quais necessitamos agora mais do que nunca – há muito que nos são benéficos. E começamos agora a perceber de que modo as substâncias naturais que se compram na mercearia, tais como o açafrão-da-índia e o ácido docosahexaenóico (DHA) ómega-3, podem atuar como agentes de desintoxicação poderosos, aumentando a expressão genética.

Não é apenas o que comemos que pode alterar a expressão dos nossos genes e, por isso, ajudar-nos a controlar a inflamação. Ficará a conhecer os últimos estudos que demonstram que o exercício e o sono são importantes para regular o nosso ADN (ler: controladores remotos). Para além disso, vai ficar a saber como produzir novas células cerebrais; vou mostrar-lhe como e por que razão a neurogénese – processo de formação de novas células no cérebro – depende de si.

IRONIA CRUEL: ESTANINAS

A alimentação e o exercício podem estimular os métodos naturais do nosso organismo para lidar com a inflamação, mas os medicamentos serão necessários também? Nem pensar. Ironia do destino, as estaninas que baixam o colesterol e que se encontram na maior parte dos medicamentos que se prescreve (por exemplo: Lipitor, Crestor e Zocor*) começam agora a ser indicadas para reduzir os níveis de inflamação. Mas a investigação mais recente revela também que as estaninas *podem prejudicar o funcionamento do cérebro e aumentar o risco de enfarte.* O motivo é simples: o cérebro precisa de colesterol para se desenvolver, algo que já referi, mas que vou repetir para que não se esqueça. O colesterol é um nutriente do cérebro muito importante para o funcionamento dos neurónios e tem um papel fundamental na construção das membranas celulares. O colesterol atua como antioxidante e é um precursor de elementos importantes para o cérebro, como a vitamina D, bem como de outras hormonas esteroides (por exemplo: hormonas sexuais como a testosterona e o estrogénio). Acima de tudo, o colesterol é um combustível essencial para os neurónios. Os neurónios não têm capacidade para gerar colesterol suficiente, por isso, contam com o colesterol existente na corrente sanguínea e que é gerado por uma proteína transportadora. Curiosamente, esta proteína transportadora, o LDL, tem sido chamada de "mau colesterol", na verdade, o LDL não é uma molécula má ou boa. É uma lipoproteína de baixa densidade que não tem nada de prejudicial. O papel fundamental do LDL no cérebro, volto a referir, é apanhar o colesterol e transportá-lo para o neurónio, onde desenvolve funções importantes.

E, neste momento, há provas na literatura científica que demonstram que quando o colesterol é baixo, o cérebro simplesmente não funciona adequadamente. Os indivíduos com colesterol baixo têm um risco muito maior de contrair demência e outros problemas neurológicos. Temos de mudar a nossa atitude em relação ao colesterol e até em relação ao LDL. Estes são nossos amigos, e não nossos inimigos.

---

* Alguns dos medicamentos mencionados neste livro poderão não ser comercializados em Portugal com o mesmo nome. (N. do E.)

Mas e a relação do colesterol com as doenças arteriais coronárias? Vou tratar desse enigma no Capítulo 3. Para já, quero introduzir no seu cérebro a ideia de que o colesterol faz bem. Em breve, verá que temos seguido um caminho errado – culpando o colesterol, e principalmente o LDL, quando a doença arterial coronária está fundamentalmente relacionada com o LDL *oxidado*. E de que maneira o LDL se torna tão prejudicial ao ponto de não ser capaz de dar colesterol ao cérebro? Uma das formas mais comuns é a modificação física causada pela glicose. As moléculas do açúcar aliam-se ao LDL e modificam a forma da molécula, fazendo com que seja menos útil, ao mesmo tempo que aumentam a produção de radicais livres.

Se não reteve o que acabei de descrever, não entre em pânico. Vou ajudá-lo a perceber estes fenómenos biológicos, nos próximos capítulos. Tenho vindo a falar, de modo genérico de vários assuntos, o que irá ajudá-lo a perceber melhor a história do *Cérebro de Farinha*. As questões principais sobre as quais gostaria que se debruçasse são: Será que temos acelerado o declínio do nosso cérebro por fazermos uma alimentação pobre em gorduras e rica em hidratos de carbono, com fruta pelo meio? Será que podemos controlar o destino do nosso cérebro apenas com o nosso estilo de vida, independentemente do ADN que herdámos? Será que há demasiados interesses na indústria farmacêutica para considerar a prevenção, o tratamento e, até, a cura – sem medicamentos – de uma série de doenças do cérebro como PHDA, depressão, ansiedade, insónia, autismo, síndroma de Tourette, dores de cabeça ou doença de Alzheimer? A resposta a estas três perguntas é um retumbante sim. Eu vou ainda mais longe e digo que podemos até prevenir as doenças cardíacas e a diabetes. O modelo atual de "tratamento" para estas maleitas presta demasiada atenção ao fumo, e não ao fogo. Esta abordagem é ineficaz e insustentável. Se algum dia quisermos ultrapassar os limites da longevidade humana, vivendo para além dos cem anos, e ter coisas relevantes para dizer aos nossos antepassados pré-históricos, então temos de alterar totalmente o nosso *modus operandi*.

O objetivo deste capítulo era explicar a história da inflamação e incutir-lhe uma nova maneira de pensar e olhar para o seu cérebro (e organismo). Para nós é garantido que o sol nasce a Este todas as manhãs e se põe a Oeste à noite. O sol tem o mesmo comportamento todos os dias. Mas, e se eu lhe disser que o sol não se move? Somos *nós* que nos movemos e giramos à volta do sol! Acho que já sabia disto, mas o que pretendo com esta analogia é reforçar a nossa tendência para nos basearmos mentalmente em ideias que já estão ultrapassadas. Muitas vezes, depois das aulas, há pessoas que vêm ter comigo para me agradecer por tê-las ajudado a pensar "fora da caixa". Com todo o respeito, a intenção não é essa. Para mim, não é importante ser alguém que "pensa fora da caixa". A minha missão é fazer com que a caixa seja maior, para que estes conceitos possam fazer parte da nossa cultura e da nossa maneira de viver. Só assim poderemos fazer progressos significativos no que diz respeito às doenças atuais.

DA SAÚDE CEREBRAL À SAÚDE TOTAL

O facto inegável é o de que temos evoluído para uma espécie que precisa de gordura para viver e ter saúde. As enormes quantidades de hidratos de carbono que consumimos, hoje em dia, desencadeiam uma tempestade silenciosa no nosso organismo e cérebro. E não falo apenas de coisas produzidas industrialmente e refinadas, que todos nós sabemos serem prejudiciais. Aprecio a forma como o Dr. William Davis expõe este facto no seu trabalho seminal *Sem Trigo, Sem Barriga:*[17]

> Quer se trate de um pão multicereais biológico, com elevado teor de fibra, ou de um dónute, o que estamos a comer ao certo? Todos

sabemos que o dónute não passa de uma guloseima processada e o bom senso convencional diz-nos que a primeira opção é mais saudável. Uma fonte de fibras e vitamina B, rica em hidratos de carbono "complexos".

Porém, há sempre o outro lado da história. Vamos espreitar o interior do conteúdo deste cereal e tentar compreender porque é que – independentemente do formato, da cor, do teor de fibras, de ser biológico, ou não – ele tem potencial para fazer coisas estranhas aos seres humanos.

É exatamente isto que vamos fazer a seguir. No entanto, ao contrário das considerações brilhantes do David acerca dos cereais, e da guerra contra o excesso de peso, vamos mais além para ver de que modo podem prejudicar aquilo que nunca ponderámos: o cérebro.

A PROTEÍNA PEGAJOSA

*O Papel do Glúten na Inflamação Cerebral
(Não se trata só da barriguinha)*

Diz-me o que comes, dir-te-ei quem és.
ANTHELME BRILLAT-SAVARIN (1755-1826)

Quase toda a gente já sentiu a cabeça a latejar ou passou pela agonia de um congestionamento. Na maior parte das vezes, conseguimos identificar uma causa provável quando temos determinados sintomas, por exemplo, um dia inteiro à frente do computador, no caso das dores de cabeça; ou sintomas de constipação, quando nos custa a engolir ou o nosso nariz fica congestionado. Por norma, tomamos medicamentos sem prescrição médica para aliviar os sintomas, até que o nosso corpo volte ao normal. Mas, o que devemos fazer quando os sintomas não desaparecem e a causa é difícil de identificar? E se, como acontece com muitos dos doentes que trato, passar anos numa luta sem fim com dores e mal-estar?

A Fran, por exemplo, passou anos a tentar perceber por que razão tinha a cabeça constantemente a latejar. Quando a vi pela primeira vez, num dia quente de janeiro, a Fran estava tão bem disposta quanto possível para uma pessoa de 63 anos que sofria de enxaquecas diárias. Como era de esperar, já tinha experimentado todos os medicamentos possíveis para a enxaqueca e estava a tomar Imitrex (Sumatriptano), um medicamento fortíssimo para enxaquecas, vários dias por semana. Ao rever a sua história clínica, verifiquei que, aos 20 anos, a Fran tinha sido submetida a uma "cirurgia exploratória ao intestino", pois "sofria muito dos intestinos". Resolvi pedir análises para testar a sua tolerância ao glúten e descobri que oito dos indicadores eram positivos e apresentavam valores elevados, o que não me surpreendeu. Prescrevi-lhe uma dieta sem glúten.

Quatro meses depois, recebi uma carta da Fran que dizia: "Os meus sintomas de enxaqueca, praticamente diários, diminuíram desde que deixei de consumir glúten... Deixei de sentir a cabeça quente à noite e, consequentemente, de ter enxaqueca, e passei a sentir muito mais energia. Estas foram as duas maiores alterações que notei. Hoje, sinto muito mais energia diariamente, o que não se compara com os tempos que antecederam a sua consulta." Concluiu com: "Agradeço-lhe mais uma vez por ter encontrado aquilo que parece ser a solução para muitos anos de sofrimento com as enxaquecas." Gostava imenso de a ter ajudado mais cedo, mas pelo menos consegui aliviá-la das dores no futuro.

Uma outra doente que veio à minha consulta com sintomas completamente diferentes, mas com um longo historial de sofrimento muito semelhante, foi a Lauren. Com apenas 30 anos, disse-me frontalmente que andava com "problemas mentais graves". Lauren descreveu-me com pormenor os seus últimos doze anos, dizendo que tinham sido um declínio completo em termos de saúde. Contou-me que tinha passado por um período muito complicado desde a morte da mãe e da avó, quando era ainda muito nova. Quando entrou para a faculdade foi hospitalizada mais do que uma vez por sofrer de "episódios maníacos". Durante estes períodos, tinha momentos em que falava muito e era excessiva em tudo o que lhe dizia respeito. Comia em demasia, aumentava muito de peso, sentia-se profundamente deprimida e tinha tendências suicidas. Tinha começado a tomar Lítio, um medicamento utilizado para tratar a doença bipolar.

A família dela tinha histórico de doenças mentais: a irmã era esquizofrénica, e o pai bipolar. Excluindo os problemas mentais, a sua história clínica era normal. Nunca tinha tido problemas nos intestinos, alergias a alimentos ou qualquer outro dos sintomas associados à intolerância ao glúten.

Ainda assim, pedi análises de intolerância ao glúten. Descobrimos seis indicadores elevadíssimos importantes para a doença. Na verdade, vários destes indicadores estavam duas vezes acima dos valores normais. Dois meses depois de começar uma dieta sem glúten, a Lauren escreveu-me uma carta que dizia o mesmo que referi acerca de outros doentes que haviam deixado de ingerir glúten e apresentavam resultados extraordinários. Ela dizia o seguinte:

"Desde que deixei de consumir glúten, a minha vida deu uma volta de 180 graus. A primeira alteração que me ocorre, e a mais importante, está relacionada com o meu humor. Quando comia glúten, sentia-me deprimida. Passava a vida a lutar com uma "nuvem negra sobre a minha cabeça". Agora, já não me sinto assim. Uma vez comi glúten sem querer e, no dia seguinte, senti-me novamente deprimida. As outras alterações que verifiquei foram sentir mais energia e maior capacidade de concentração durante mais tempo. Os meus pensamentos estão muito mais assertivos. Consigo tomar decisões e chegar a conclusões lógicas e determinadas, o que não acontecia anteriormente. Também venci grande parte dos meus transtornos obsessivo-compulsivos."

Vou dar-vos mais um exemplo de um caso emblemático de outro conjunto de sintomas relacionados com a mesma causa. O Kurt e a mãe vieram à minha consulta tinha ele 23 anos e andava a fazer movimentos esquisitos. A mãe contou-me que seis meses antes começou a ter qualquer coisa como "tremores". Ao início, estes tremores eram ligeiros, mas foram aumentando com o tempo. Já tinha consultado dois neurologistas e obtivera dois diagnósticos diferentes: a um chamaram "tremor essencial" e ao outro "distonia". Os médicos tinham-lhe receitado medicamentos para a tensão arterial, o Propranolol, que se utiliza no tratamento de perturbações de tremor. A outra recomendação que lhe fizeram foi a aplicação do Botox nos braços e no pescoço, sendo que a toxina botulínica paralisa temporariamente os músculos. Ele e a mãe decidiram não seguir nenhum dos conselhos.

Há dois aspetos a reter com esta história. Primeiro, Kurt foi diagnosticado com dificuldades de aprendizagem no quarto ano; a mãe dizia que ele não tinha "capacidade para lidar com o excesso de estimulação". Em segundo lugar, teve dores de estômago e problemas intestinais durante anos e chegou a ir a um gastroenterologista, que lhe fez uma biopsia ao intestino delgado para verificar a existência de doença celíaca. Os resultados foram negativos.

Quando vi o Kurt, o problema de excesso de movimentos era muito evidente. Não conseguia controlar o tremor dos braços e do pescoço e aparentava grande sofrimento. Revi as análises que não revelavam nada de extraordinário. Tinham despistado a doença de Huntington, uma doença hereditária conhecida por causar movimentos anormais semelhantes em jovens, bem como a doença de Wilson, uma perturbação do metabolismo do cobre que tem associados os problemas de movimentação. Ambas negativas. No entanto, as análises ao sangue, quando testado à intolerância do glúten, revelaram alguns indicadores elevados para certos anticorpos vulneráveis. Expliquei ao Kurt e à mãe que era importante assegurarmo-nos de que a intolerância ao glúten não era a causa deste problema de movimentos, e dei-lhes toda a informação necessária para fazer uma alimentação sem glúten.

Várias semanas depois, recebi um telefonema da mãe do Kurt, dizendo que os movimentos involuntários tinham diminuído significativamente. Uma vez que tinha melhorado, optou por dar seguimento a uma alimentação sem glúten e, aproximadamente seis meses depois, os movimentos anormais desapareceram por completo. As alterações que este rapaz verificou são de cortar a respiração, principalmente se pensarmos que uma simples alteração alimentar pode ter um impacto tão significativo.

Hoje em dia, começamos a ter literatura médica que documenta esta ligação entre perturbações de movimento e a intolerância ao glúten e alguns médicos, como eu, já conseguiram identificar e tratar uma série de indivíduos em que as perturbações de movimento desapareceram devido a uma alteração da alimentação, da qual se excluiu o glúten. Mas, infelizmente, a maior parte dos médicos não se baseia nas causas alimentares para este tipo de sintomas e não está a par dos estudos mais recentes.

Estes não são casos isolados. Refletem padrões que já verifiquei em muitos outros doentes. Todos eles podem vir à minha consulta com sintomas muito diferentes, mas têm um fator em comum: a intolerância ao glúten. Eu acredito que o glúten é um veneno dos tempos modernos e que a sua investigação está a levar muitos médicos, como eu, a reavaliar tudo o que sabem sobre doenças cerebrais. A grande vantagem agora é que, sabendo que existe este denominador comum, podemos tratar e, eventualmente, curar uma série de problemas com uma só prescrição: uma alimentação sem glúten.

Se entrar numa loja de produtos saudáveis, e até nos supermercados normais, vai ficar espantado com a variedade de produtos "sem glúten" que encontra. Nos últimos dois anos, o volume de vendas de produtos "sem glúten" disparou. Segundo os últimos dados, este setor atingiu os 6,3 mil milhões de dólares, em 2011, e continua a subir.[1] As empresas subsidiárias que comercializam, desde cereais de pequeno-almoço a molhos de saladas, posicionam-se agora para tirar partido do número crescente de indivíduos que opta por produtos sem glúten. Qual a razão deste entusiasmo todo?

Sem dúvida que o papel dos *media* tem influência. Um artigo da *Yahoo! Sports*, que saiu em 2011, que no título perguntava: "Será que a nova dieta sem glúten de Novak Djokovic o levou à vitória?" E depois afirmava: "Um simples teste de alergias poderá ter impulsionado um dos maiores sucessos da história do ténis."[2]

Mas, para além da revelação de um atleta, o que diz a comunidade científica em relação à intolerância ao glúten? O que significa "ser intolerante ao glúten"? O que a diferencia da doença celíaca? Que tem o glúten de tão prejudicial? O glúten sempre existiu, não é? E o que pretendo eu dizer quando falo em "cereais da modernidade"? Vamos ver.

A COLA DO GLÚTEN

O glúten – que em latim quer dizer "cola" – é um composto de proteínas que atua como um agente adesivo que liga a mistura da farinha para fazer massa para pão, bolachas, bolos, pizas. Quando dá uma dentada num queque fofinho ou estica a massa de uma piza antes de a pôr no forno, tem de agradecer ao glúten. Na verdade, a maioria dos produtos de padaria ou pastelaria mais fofos e mais fáceis de mastigar deve a sua suavidade ao glúten. O glúten tem um papel fundamental no processo de fermentação, fazendo com que a massa "cresça" quando o trigo se mistura com o fermento. Para fazer uma bola de glúten, basta juntar água e farinha de trigo, amassá-la com as mãos, criando uma massa e, depois, passá-la por água a correr para eliminar os amidos e as fibras. Obterá assim uma mistura glutinosa de proteínas.

A maior parte dos americanos consome glúten através do trigo, mas o glúten faz parte de variados cereais como o centeio, a cevada, a espelta, o *kamut* e o *bulgur*. É um dos aditivos alimentares mais comuns do planeta, e não só é utilizado em alimentos processados mas também em produtos de cuidados pessoais. Enquanto agente estabilizador, faz com que os queijos-creme e as margarinas tenham uma textura macia, e faz com que os molhos não coalhem. Os amaciadores de cabelo e as máscaras de volume também contêm glúten. As pessoas podem ser tão alérgicas ao glúten como a qualquer outra proteína. Mas vamos olhar melhor para o problema.

O glúten não é uma molécula isolada; na verdade, é constituído por dois grupos principais de proteínas: as *gluteninas* e as *gliadinas*. Uma pessoa pode ser intolerante a qualquer uma destas proteínas, ou apenas a uma das doze unidades mais pequenas que compõem a gliadina. Qualquer uma delas pode originar uma reação de intolerância que leva à inflamação.

Quando falo sobre a intolerância ao glúten com os meus doentes, uma das primeiras coisas que dizem é algo como: "Bom, eu não sofro da doença celíaca. Já fiz análises!" Eu tento explicar, da melhor maneira possível, que há uma grande diferença entre a doença celíaca e a intolerância ao glúten. O meu objetivo é conseguir passar a ideia de que a doença celíaca, também conhecida por *sprue* celíaco, é uma manifestação extrema da intolerância ao glúten. A doença celíaca ocorre quando há uma reação alérgica ao glúten que atinge o intestino delgado. Apesar de os especialistas estimarem que uma em cada 200 pessoas sofre de doença celíaca, este cálculo é comedido. Provavelmente, o número mais correto será de um caso em cada 30 pessoas, uma vez que há muitos indivíduos a quem a doença não foi diagnosticada. Só pelas condicionantes genéticas, uma em cada quatro pessoas é vulnerável à doença; os descendentes de nórdicos são particularmente sensíveis. Além do mais, as pessoas podem ter predisposição genética apenas para uma ligeira alergia ao glúten, aumentando assim o círculo da intolerância ao glúten. A doença celíaca não afeta apenas o intestino. Quando os genes desta doença se manifestam, a intolerância ao glúten traduz-se numa doença para toda a vida, que pode afetar a pele e as membranas mucosas, bem como causar feridas na boca.[3]

Colocando de parte as reações extremas que desencadeiam uma doença autoimune, como a doença celíaca, é importante perceber que a intolerância ao glúten pode afetar *qualquer* órgão, mesmo que não afete o intestino delgado. Por isso, mesmo que uma pessoa não sofra de doença celíaca, o resto do corpo – incluindo o cérebro – está em risco se houver sensibilidade ao glúten.

Tudo se esclarece ao percebermos que a intolerância aos alimentos em geral é, por norma, uma resposta do sistema imunitário. A intolerância pode também ocorrer se o organismo tiver falta das enzimas necessárias para digerir os ingredientes dos alimentos. No caso do glúten, a sua característica "pegajosa" interfere com a dissolução e absorção dos nutrientes. Como poderá imaginar, os alimentos mal digeridos originam um resíduo pastoso no intestino que dá um alerta ao sistema imunitário para que este entre em ação, o que resulta num ataque às mucosas do intestino delgado. As pessoas que têm sintomas queixam-se de dores abdominais, náuseas, diarreia, obstipação e dores intestinais. Contudo, há muitas pessoas que não têm sinais manifestos de problemas gastrointestinais, mas que podem estar a sofrer um ataque silencioso em qualquer outra parte do corpo, tal como no sistema nervoso. Lembre-se de que, quando um organismo reage negativamente aos alimentos, tenta controlar os danos, enviando as moléculas inflamatórias para assinalar as partículas dos alimentos como inimigas. Isto faz com que o sistema imunitário continue a libertar químicos inflamatórios, entre os quais células assassinas, na tentativa de acabar com o inimigo. Este processo danifica muitas vezes os tecidos, deixando as paredes do intestino vulneráveis – uma doença conhecida pelo nome de "síndrome do intestino permeável". Quando se sofre desta síndrome, fica-se muito suscetível a novas intolerâncias alimentares. E o ataque da inflamação pode também colocar-nos em risco de desenvolver uma doença autoimune.[4]

A inflamação, como agora já sabe, é responsável por muitas doenças cerebrais. Pode ter início quando o sistema imunitário reage a uma substância presente no organismo. Quando anticorpos do sistema imunitário entram em contacto com uma proteína ou um antigénio, os quais uma pessoa é alérgica, a inflamação desencadeia-se, libertando uma série de químicos prejudiciais chamados citocinas. A intolerância ao glúten, concretamente, é causada por níveis elevados de anticorpos contra a gliadina – um componente do glúten. Quando o anticorpo se junta a esta proteína (criando um anticorpo antigliadina), existem determinados genes que se desencadeiam num tipo especial de células imunitárias, dentro do organismo. Quando estes genes são ativados, os químicos da citocina inflamatória reúnem-se e podem agredir o cérebro. As citocinas são bastante hostis para o cérebro, danificando tecidos e fazendo com que o cérebro fique vulnerável às disfunções e à doença – principalmente se a agressão se prolongar. O outro problema dos anticorpos antigliadina é o facto de estes se poderem juntar diretamente a proteínas específicas presentes no cérebro, que se assemelham à proteína gliadina que se encontra nos alimentos que contêm glúten, mas que os anticorpos antigliadina não sabem distinguir. Já se fala nisto há anos, e sabe-se que origina a formação de mais citocinas inflamatórias.[5]

Perante isto, não admira que se verifique citocinas em excesso na doença de Parkinson, esclerose múltipla, e até no autismo.[6] (A investigação tem demonstrado que há algumas pessoas a quem a esclerose lateral amiotrófica (ELA) ou a doença de Lou Gehrig são diagnosticadas erroneamente, sendo que têm apenas intolerância ao glúten. Quando retiram o glúten da alimentação, perdem os sintomas.[7]) Tal como afirmou o Professor Marios Hadjivassiliou, um dos investigadores mais reconhecidos nas área da intolerância ao glúten e o grande cérebro do Royal Hallamshire Hospital, em Sheffield, num artigo publicado na revista *Lancet*, em 1996, "os nossos resultados sugerem que a intolerância ao glúten é comum em doentes com doenças neurológicas de causa desconhecida, o que é significativo do ponto de vista etiológico".[8]

Para alguém como eu que lida diariamente com doenças cerebrais de "causa desconhecida", a afirmação do Dr. Hadjivassiliou é muito sensata, se tivermos em conta que cerca de 99 por cento das pessoas, com um sistema imunitário que reage negativamente ao glúten, nem sequer sabem. O Dr. Hadjivassiliou afirma ainda que a "intolerância ao glúten pode ser, acima de tudo e por vezes exclusivamente, uma doença neurológica". Por outras palavras, *as pessoas com intolerância ao glúten podem ter problemas a nível cerebral sem terem qualquer tipo de problemas gastrointestinais.* Por este motivo, faz testes de intolerância ao glúten a todos os doentes que sofrem de problemas neurológicos de causa desconhecida. Gosto bastante da maneira como o Dr. Hadjivassiliou e os colegas apresentaram estes factos, num editorial do *Journal of Neurology, Neurosurgery, and Psychiatry*, em 2002, intitulado "A Intolerância ao Glúten – Doença Neurológica":

> Foram necessários quase dois mil anos para perceber que uma proteína alimentar comum, introduzida na alimentação do ser humano numa fase relativamente tardia em termos evolutivos (há cerca de 10 mil anos), pode causar doenças não só a nível intestinal como na pele e no sistema nervoso. As várias manifestações neurológicas da intolerância ao glúten podem ocorrer sem que se manifestem no intestino, e os neurologistas devem estar familiarizados com as manifestações neurológicas e os meios de diagnóstico desta doença.[9]

Além disto, o editorial reunia de forma brilhante os resultados na conclusão, que reiteravam afirmações feitas em artigos anteriores: "A intolerância ao glúten define-se com mais precisão como sendo um estado de resposta imunológica elevada das pessoas geneticamente suscetíveis. Esta definição não implica o envolvimento do intestino. É errado pensar que a intolerância ao glúten afeta apenas o intestino delgado."

A DOENÇA CELÍACA AO LONGO DOS TEMPOS

Embora a relação entre a intolerância ao glúten e as doenças neurológicas tenha vindo a merecer pouca atenção na literatura médica, é possível encontrar informações proeminentes, acumulandas ao longo do tempo, e que datam de há milhares de anos, numa altura em que o glúten nem sequer fazia parte do nosso vocabulário. Ao que parece, já havia várias evidências, só que não nos foi possível documentá-las a não ser neste século. O facto de conseguirmos finalmente estabelecer uma relação entre a doença celíaca, que, volto a referir, é a maior reação ao glúten, e os problemas neurológicos tem implicações para todos nós, incluindo todas as pessoas que não sofrem de doença celíaca. O estudo de doentes celíacos permitiu-nos ampliar os verdadeiros perigos do glúten que estiveram escondidos e em silêncio durante tanto tempo.

A doença celíaca pode parecer uma "doença nova", mas as primeiras descrições deste distúrbio datam do primeiro século d.C., quando Areteu da Capadócia, um dos médicos mais distintos da Grécia Antiga, escreveu sobre ela num livro de Medicina que falava de várias doenças, incluindo distúrbios neurológicos como a epilepsia, as dores de cabeça, as vertigens e a paralisia. Areteus foi também o primeiro a usar a palavra *celíaco*, que em grego significa "abdominal". Ao descrever esta doença, disse: "Sendo o estômago o órgão digestivo, faz a digestão com esforço adicional quando o doente fica com diarreia... e se, além disso, o organismo do doente ficar debilitado por atrofia do corpo, forma-se uma doença celíaca de natureza crónica."[10]

No século XVII, o termo *sprue* foi introduzido na língua inglesa a partir da palavra holandesa *sprouw*, que significa diarreia crónica

– um dos sintomas clássicos da doença celíaca. O pediatra inglês Dr. Samuel J. Gee foi um dos primeiros a reconhecer a importância da alimentação no tratamento de doentes com doença celíaca; foi o autor da primeira descrição da doença nas crianças, numa palestra que apresentou num hospital de Londres, em 1887, onde referiu: "se o doente tiver cura, a cura passa pela alimentação".

No entanto, naquela altura, ninguém sabia dizer qual seria o ingrediente responsável, por isso, as recomendações de alteração da alimentação como forma de cura estavam longe de ser esclarecedoras. O Dr. Gee, por exemplo, era a favor de eliminar as frutas e os vegetais, o que não causaria problemas, mas permitia o consumo de fatias finas de pão torrado. O médico ficou particularmente impressionado com a cura de uma criança "que foi alimentada com 250 g de mexilhão por dia", mas em quem a doença reincidiu quando a época do mexilhão acabou (talvez a criança tenha voltado a comer o pão torrado). Nos Estados Unidos, a primeira argumentação sobre a doença foi publicada em 1908, quando o Dr. Christian Herter escreveu um livro sobre crianças com doença celíaca, a que chamou "infantilismo intestinal". Tal como outros haviam referido anteriormente, este médico afirmou que estas crianças apresentavam problemas de desenvolvimento e acrescentou que toleravam melhor a gordura do que os hidratos de carbono. Depois, em 1924, o Dr. Sidney V. Haas, pediatra americano, apresentou os efeitos positivos de uma alimentação à base de bananas (como é óbvio, as bananas não eram a causa das melhorias, mas o que acontecia era que a banana excluía o glúten).

É difícil imaginar que uma alimentação deste género se consiga fazer durante muito tempo, mas foi um método popular até se conseguir determinar e confirmar a causa exata da doença celíaca. Isto só aconteceu duas décadas depois, em 1940, quando o pediatra holandês Dr. Willem Karel Dicke relacionou a doença com a farinha de trigo. Nesta altura, já havia suspeitas em relação aos hidratos de carbono em geral, mas só quando se observou uma relação de causa e efeito com o trigo, em particular, é que se estabeleceu a conexão direta. E como foi que se chegou a esta conclusão? Durante a Fome Holandesa de 1944, em que faltava o pão e a farinha, o Dr. Dicke verificou que havia uma redução considerável da taxa de mortalidade das crianças que sofriam de doença celíaca – que passou de mais de 35 por cento para quase zero. O Dr. Dicke percebeu que, assim que o trigo voltou a estar disponível, a taxa de mortalidade voltou aos valores anteriores. Por fim, em 1952, uma equipa de médicos de Birmingham, em Inglaterra, que incluía o Dr. Dicke, estabeleceu a relação entre as proteínas do trigo e a doença celíaca, quando analisaram amostras de mucosa intestinal de doentes que tinham sido submetidos a cirurgia. A introdução da biopsia intestinal, nos anos 50 e 60, confirmou que o intestino era um órgão alvo. (Para ser franco, devo dizer que os especialistas mais antigos discutiam a precisão e objetividade das afirmações de Dicke sobre o caso holandês, já que diziam ser muito difícil, senão impossível, registar a reincidência da doença quando o trigo voltou a estar disponível. Ainda assim, isto não quer dizer que estes especialistas ponham de parte a importância da identificação do trigo como responsável – querem apenas salientar que o trigo não é o *único* responsável.)

Vejamos então quando começámos a relacionar a doença celíaca e os problemas neurológicos. Também esta relação é mais antiga do que julgamos. Os primeiros registos subjetivos começaram a surgir há mais de um século. E, ao longo do século XX, houve vários médicos que documentaram doenças neurológicas em doentes celíacos. Mas antes de se perceber que os problemas neurológicos estavam relacionados com a doença celíaca, pensava-se que eram uma manifestação de carências nutricionais, devido aos problemas de intestinos. Por outras palavras, os médicos não consideravam que um certo ingrediente causasse danos ao sistema nervoso; pensavam apenas que a doença celíaca, por si só, impedia a absorção de nutrientes e vitaminas pelo intestino, causando deficiências que despoletavam problemas neurológicos, como lesões nos nervos e até défices cognitivos. Além disto, estavam longe de perceber o papel da inflamação em todo o problema, que só mais tarde viria a fazer parte do nosso conhecimento médico. Em 1937, a revista *Archives of Internal Medicine* publicou o primeiro artigo da Clínica Mayo sobre os fatores neurológicos nos doentes celíacos. Ainda assim, a investigação da altura não descrevia com precisão esta situação. Atribuíam o envolvimento do cérebro à "destruição dos eletrólitos", justificando-a principalmente com o insucesso do intestino na digestão e absorção dos nutrientes adequadamente.[11]

Para chegarmos ao ponto de compreender e explicar totalmente a associação entre a intolerância ao glúten e o cérebro, precisámos de muitos avanços tecnológicos, já para não falar da nossa perceção quanto ao papel das circunstâncias inflamatórias. Mas a reviravolta da nossa perspetiva tem sido sensacional, e é relativamente recente. Em 2006, a Clínica Mayo voltou a publicar um estudo, na revista *Archives of Neurology*, sobre a doença celíaca e o défice cognitivo, mas desta vez as conclusões a que chegaram foram decisivas[12]: "Existe uma possível associação entre o défice cognitivo progressivo e a doença celíaca, dada a relação temporal e a frequência relativamente elevada de ataxia e neuropatia periférica, normalmente associadas à doença celíaca." A ataxia consiste na incapacidade de controlar movimentos musculares involuntários e manter o equilíbrio, que muitas vezes resultam de problemas cerebrais; a neuropatia periférica é uma maneira elaborada de falar em lesões nos nervos. Inclui uma série de problemas em que os nervos exteriores ao cérebro e à medula espinal – nervos periféricos – causam dormência, enfraquecimento ou dores.

Neste estudo específico, os investigadores analisaram treze doentes que apresentavam sinais de declínio cognitivo progressivo, dois anos após o início dos sintomas de doença celíaca, ou agravamento da doença. (Os principais motivos pelos quais estes doentes procuravam ajuda médica eram a amnésia, a confusão e as alterações de humor. Os médicos confirmaram tratar-se de doença celíaca em todos os doentes, através da biopsia ao intestino delgado; todos aqueles em que o declínio cognitivo podia ser atribuído a outra doença foram excluídos.) houve algo que se tornou bem claro durante este estudo que invalidou de imediato ideias anteriores: o declínio cognitivo não podia ser justificado com carências nutricionais. Além disso, os médicos verificaram que os doentes eram demasiado novos para sofrer de demência (a média de idades, quando os sinais de problemas cognitivos surgiram, era 64 anos, sendo que variava entre os 45 e os 79 anos). Tal como foi transmitido aos *media*, segundo o Dr. Joseph Murray, gastroenterologista e investigador da Clínica Mayo, "Existem muitos estudos publicados sobre a doença celíaca e os problemas neurológicos, como a neuropatia periférica... ou problemas de equilíbrio, mas este grau de problema cerebral – o declínio cognitivo que aqui encontramos – nunca tinha sido identificado. Não esperava que houvesse tantos doentes celíacos com declínio cognitivo".

Murray afirmou ainda que é improvável que os problemas destes doentes fossem "de associação casual". Dada a associação entre o início ou agravamento dos sintomas celíacos e o declínio cognitivo, em apenas dois anos, a probabilidade de se tratar de uma coincidência era muito reduzida. Uma das descobertas mais impressionantes deste estudo talvez tenha sido o facto de todos os doentes a quem foi prescrita uma alimentação sem glúten terem apresentado "melhorias significativas" em relação ao declínio cognitivo. Quando deixaram completamente de consumir glúten, as faculdades mentais de três dos doentes aumentaram e estabilizaram, o que levou os investigadores a chamar a atenção para o facto de terem eventualmente descoberto uma forma reversível de deficiência cognitiva. Esta é uma descoberta ímpar. Porquê? Na verdade, não há muitos casos de demência que possam ser tratados, por isso, se conseguirmos impedir e, em alguns casos, *inverter* as causas da demência, devemos identificar a doença celíaca e a presença de declínio cognitivo para o efeito. Além disso, esse resultado contraria a tese da casualidade como explicação para a associação entre a doença celíaca e o declínio cognitivo. Quando foi interrogado quanto à justificação científica desta associação, o Dr. Murray mencionou o impacto potencial das citocinas inflamatórias – os tais químicos mensageiros da inflamação que contribuem para problemas no cérebro.

Um outro aspeto deste estudo que gostaria de salientar: quando os investigadores fizeram TAC ao cérebro destes doentes, encontraram alterações significativas na matéria branca, que pode ser facilmente confundida com a esclerose múltipla ou até com pequenos derrames. É por este motivo que verifico sempre a intolerância ao glúten dos doentes que me chegam com o diagnóstico de esclerose múltipla; houve muitos casos em que as alterações do cérebro dos doentes não estavam relacionadas com a esclerose múltipla, mas provavelmente estariam relacionadas com a intolerância ao glúten. Felizmente, o facto de fazerem uma alimentação sem glúten inverteu a doença.

O PANORAMA GERAL

Voltemos ao caso do rapaz de que falei no início do capítulo, a quem tinha sido diagnosticado um distúrbio de movimento chamada distonia. Ele não conseguia controlar a tonicidade dos músculos, o que lhe provocava espasmos intensos e descontrolados em todo o corpo e o impedia de fazer uma vida normal. Apesar de a doença neurológica ou os efeitos secundários de medicamentos serem muitas vezes os responsáveis por este distúrbio, eu acredito que a maior parte das distonias e de outras perturbações de movimento pode ser simplesmente uma causa da intolerância ao glúten. No caso do meu doente, os seus tremores e tiques pararam de imediato, assim que retirou o glúten da alimentação. Em muitos casos, certas perturbações de movimento – a ataxia, que descrevi anteriormente, ou a atetose, outra perturbação caracterizada por contrações musculares espasmódicas involuntárias, e determinados tipos de epilepsia – são mal diagnosticadas, encaradas como problemas neurológicos desconhecidos, e não algo tão simples como uma causa da intolerância ao glúten. Tenho vários doentes epiléticos que rejeitaram uma cirurgia arriscada e a rotina de medicamentos diários para controlar as suas convulsões e optaram por fazer apenas alterações na alimentação. Acabaram por deixar de ter convulsões.

O Dr. Hadjivassiliou tinha também analisado as TAC de doentes que sofriam de dores de cabeça e registou anomalias evidentes, causadas pela intolerância ao glúten. Até um leigo, que não seja especialista na matéria, consegue ver facilmente o impacto. Vejam o seguinte exemplo:

IMAGENS DAS RESSONÂNCIAS MAGNÉTICAS QUE MOSTRAM ALTERAÇÕES GRAVES NA MATÉRIA BRANCA (SETAS), RELACIONADA COM A INTOLERÂNCIA AO GLÚTEN E DORES DE CABEÇA (ESQUERDA), EM COMPARAÇÃO COM UM EXAME NORMAL (DIREITA).

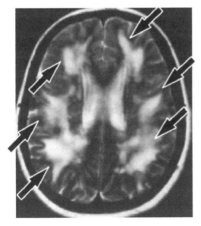 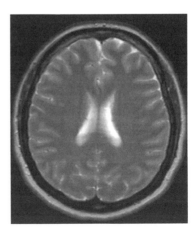

Intolerância ao Glúten   Normal

Ao longo de mais de uma década, o Dr. Hadjivassiliou demonstrou repetidamente que uma alimentação sem glúten pode curar definitivamente as dores de cabeça de doentes intolerantes ao glúten. Num artigo que escreveu para a revista *Lancet Neurology*, em 2010, o Dr. Hadjivassiliou faz um apelo veemente para que mudemos a nossa perceção da intolerância ao glúten.[13] Para ele e os seus colegas, o mais importante é transmitir a ideia da associação, considerada improvável, entre a intolerância ao glúten e a disfunção cerebral. Eu concordo. O relato do Dr. Hadjivassiliou, acerca de doentes com sinais manifestos de défices cognitivos e o registo de intolerância ao glúten, bem como a sua recuperação, é impossível de negar.

Tal como já referimos, um dos ensinamentos mais importantes de toda a informação mais recente acerca da doença celíaca é o facto de esta não se limitar ao intestino. Eu vou ainda mais longe. E diria que a intolerância ao glúten afeta *sempre* o cérebro. O neurobiólogo Dr. Aristo Vojdani, um colega que tem publicado muita informação sobre a intolerância ao glúten, afirma que a incidência desta doença ascende aos 30 por cento nas populações ocidentais.[14] Como a maior parte dos casos celíacos é silenciosa, estima-se que a prevalência da própria doença seja vinte vezes mais elevada do que há vinte anos. Vou partilhar convosco o que o Dr. Rodney Ford, da Children's Gastroenterology and Allergy Clinic, na Nova Zelândia, propôs, em 2009, num artigo que publicou, convenientemente intitulado "A Síndrome do Glúten: uma Doença Neurológica"[15]: O problema crucial do glúten é a sua "interferência nas redes neurais do organismo... O glúten está associado a danos neurológicos nos doentes que sofram, ou não, de doença celíaca". O médico acrescentou ainda que "todos os indícios apontam para que o sistema nervoso seja o principal afetado pelo glúten", e concluiu que "as implicações do glúten são imensas, quando se trata da danificação das redes neurológicas. Estimando-se que pelo menos uma pessoa em cada dez seja intolerante ao glúten. O seu impacto na saúde é enorme. A compreensão da síndrome do glúten é importante para a saúde da comunidade em geral".

Embora a sua intolerância ao glúten possa não ser igual à de um indivíduo com doença celíaca, partilhei toda esta informação por um bom motivo: vai mostrar-lhe que todos nós podemos ser intolerantes ao glúten, do ponto de vista neurológico. O que acontece é que não temos consciência, pois não há sinais visíveis de um problema que ataca as profundezas dos limites tranquilos do nosso sistema nervoso e do nosso cérebro. Lembre-se: no centro de quase todas as perturbações e doenças está a inflamação. Quando introduzimos o que quer que seja no organismo, que possa desencadear uma resposta inflamatória, predispomo-nos a assumir mais riscos de uma série de desafios para a saúde, desde incómodos diários crónicos, como as dores de cabeça e os problemas de concentração, a doenças mais graves, como a depressão e a doença de Alzheimer. Podemos até falar de casos que têm falhado aos médicos durante milénios, como a esquizofrenia, a epilepsia, a depressão, a doença bipolar e, mais recentemente, o autismo e a PHDA, que hoje associamos à intolerância ao glúten.

Falarei sobre estas associações mais à frente. Para já, quero que fique com uma ideia geral do problema, e que compreenda claramente que o glúten pode ter efeitos não só num cérebro normal mas também nos cérebros vulneráveis. É também importante não esquecer que cada um de nós é único, no que diz respeito ao nosso genótipo (ADN) e fenótipo (expressão dos genes face ao ambiente). Em mim, uma inflamação não detetada pode resultar em obesidade, ou numa doença cardíaca, enquanto em si pode resultar numa doença autoimune.

Volto a referir que é útil basearmo-nos na literatura sobre a doença celíaca, uma vez que esta doença reflete um caso extremo. Isto permite-nos identificar padrões do desenvolvimento da doença que podem ter implicações para qualquer pessoa que consuma glúten, independentemente de ser celíaca, ou não. Vários estudos, por exemplo, que demonstraram que as pessoas com doença celíaca aumentaram significativamente a produção de radicais livres, e que manifestam danos à sua gordura, proteína e até ao seu ADN.[16] Além disso, perdem também a capacidade de produzir substâncias antioxidantes no organismo, como resposta do sistema imunitário ao glúten. Mais especificamente, apresentam níveis de glutationa reduzidos, um antioxidante muito importante para o cérebro, bem como de vitamina E, retinol e vitamina C no sangue – todos fatores determinantes para controlar os radicais livres. É como se a presença do glúten incapacitasse o sistema imunitário a tal nível que este não fosse capaz de suportar as defesas naturais do corpo. A minha pergunta é: Se a intolerância ao glúten pode comprometer o nosso sistema imunitário, a que mais poderá dar azo?

A investigação tem também demonstrado que a reação do sistema imunitário ao glúten leva à ativação de moléculas sinalizadoras que, basicamente, desencadeiam a inflamação e induzem a chamada enzima COX-2, que leva ao aumento da produção de químicos inflamatórios.[17] Se conhece medicamentos como o Celebraz, o Ibuprufeno ou até a Aspirina, então já conhece a enzima COX-2, que é responsável pela inflamação e pelas dores no corpo. Estes medicamentos bloqueiam a ação desta enzima, reduzindo assim a inflamação. Os níveis elevados de uma outra enzima, chamada TNF alfa, têm sido também observados em doentes celíacos. Os níveis elevados desta citocina encontram-se entre as características da doença de Alzheimer e de quase todas as outras doenças neurodegenerativas. Conclusão: *a intolerância ao glúten – na presença, ou não, da doença celíaca – aumenta a produção de citocinas inflamatórias, e estas citocinas inflamatórias são agentes fundamentais das doenças neurodegenerativas.* Além disso, não há órgão mais suscetível aos efeitos prejudiciais da inflamação do que o cérebro. Este é um dos órgãos mais ativos do corpo, no entanto faltam-lhe fatores blindados para sua proteção. Embora a barreira hematoencefálica atue como uma ótima guardiã para impedir determinadas moléculas de atravessar pela corrente sanguínea para o nosso cérebro, este sistema não é blindado. Há muitas substâncias que se conseguem esgueirar por este portão e causar efeitos indesejados. (Mais à frente, vou dar mais pormenores acerca destas moléculas inflamatórias, e de que maneira podemos utilizar o poder dos alimentos para combatê-las.)

Está na altura de criarmos novos padrões de significado para a "intolerância ao glúten". O problema do glúten é bem mais grave do que alguém imaginava. E o seu impacto sobre a sociedade é maior do que alguma vez estimámos.

O EXCESSO DE GLÚTEN NOS ALIMENTOS MODERNOS

Se o glúten é assim tão prejudicial, como temos sobrevivido, ao longo deste tempo, se o ingerimos? A resposta imediata é: nós não temos comido o mesmo tipo de glúten, desde o tempo em que os nossos ancestrais aprenderam a cultivar e a moer o trigo. Os cerais que comemos hoje em dia têm pouca semelhança com os cereais que passaram a fazer parte da nossa alimentação, há cerca de 10 mil anos. Desde o século XVII, quando Gregor Mendel descrevia os seus famosos estudos em que cruzava plantas para conseguir novas espécies, tornamo-nos especialistas em misturas para criar progenituras loucas na área dos cereais. E, enquanto a nossa constituição genética não mudou significativamente, a nossa cadeia alimentar sofreu mudanças significativas nos últimos cinquenta anos. A produção alimentar atual, incluindo a Bioengenharia e a Genética, permitiu-nos cultivar cereais que contêm cerca de *quarenta* vezes mais glúten do que os cereais que se cultivavam há poucas décadas.[18] Se foi intencional para aumentar a produção, apelar ao paladar, ou se ambos, não sabemos. Mas de uma coisa sabemos: os cereais da atualidade que contêm glúten são mais viciantes.

Se alguma vez experienciou um ataque de euforia e prazer – depois de comer um *bagel*, um *scone*, um dónute ou um *croissant* –, não pense que foi imaginação, nem que é o único. Sabemos que, desde finais dos anos 70, o glúten se divide no estômago e se torna uma mistura de polipeptídeos que conseguem atravessar a barreira hematoencefálica. Ao atravessá-la, ligam-se ao recetor de morfina do cérebro, produzindo um aumento sensorial. Este é o mesmo recetor ao qual os narcóticos se ligam, criando um efeito que, embora de prazer, é viciante. Os primeiros investigadores a descobrir esta atividade, a Dr.ª Christine Zioudrou e os colegas, do National Institutes of Health, chamaram exorfinas a estes polipeptídeos que atacam o cérebro. Esta é uma abreviatura para os compostos exógenos semelhantes à morfina, distinguindo-os das endorfinas, os analgésicos produzidos naturalmente pelo organismo.[19] O mais interessante acerca destas exorfinas, e que confirma o seu impacto no cérebro, é o facto de sabermos que podem ser detidas por bloqueadores de opiáceos, como a Naloxona e a Naltrexona – os medicamentos utilizados para reverter a ação drogas opiáceas como a heroína, morfina e oxicodona. O Dr. William Davis descreve muito bem este fenómeno no seu livro *Sem Trigo, Sem Barriga*: "Assim, o seu cérebro com trigo comporta-se da seguinte forma: a digestão produz compostos semelhantes a morfina, que se ligam aos recetores opiáceos do cérebro. Isto provoca uma forma de recompensa, uma leve euforia. Quando o efeito é bloqueado, ou não são ingeridos alimentos produtores de exorfinas, algumas pessoas sentem uma privação claramente desagradável."[20]

Perante o que acabei de explicar, será de estranhar que os produtores da indústria alimentar tentem adicionar a maior quantidade possível de glúten aos seus alimentos? E será de surpreender que, hoje em dia, haja tantas pessoas viciadas em alimentos com glúten, deitando achas para a fogueira não só das epidemias da inflamação mas também da obesidade? Acho que não. A maior parte de nós sabe e já aceitou a ideia de que o açúcar e o álcool têm propriedades que nos dão uma sensação de bem-estar e de dependência. Mas que o mesmo acontece com os alimentos que contêm glúten? Com o nosso pão integral e com as nossas papas de aveia? A ideia de que o glúten pode alterar a nossa bioquímica, ao ponto de chegar ao centro de prazer e vício do nosso cérebro é fascinante. E assustador. Isto significa que temos de repensar a forma como categorizamos estes alimentos se, de facto, eles são agentes de alteração do nosso cérebro, tal como a ciência demonstra.

Quando vejo pessoas a devorar hidratos de carbono carregados de glúten, é como se os estivesse a ver a entrar num tanque de gasolina. O glúten é o tabaco da nossa geração. A intolerância ao glúten tem mais prevalência do que imaginamos – prejudicando-nos a um nível do qual não temos consciência – e está escondido onde menos esperamos. O glúten existe nos nossos temperos, condimentos, *cocktails* e até nos cosméticos, no creme de mãos e nos gelados. Está disfarçado nas sopas, nos adoçantes e nos produtos de soja. Está enfiado nos nossos suplementos nutricionais e nos produtos farmacêuticos de renome. A denominação "sem glúten" está a tornar-se tão vaga e frágil como os termos "biológico" ou "100% natural". Para mim não existem dúvidas quanto ao facto de uma alimentação sem glúten ter um impacto tão positivo no nosso organismo.

Durante grande parte dos últimos 2,6 milhões de anos, a alimentação dos nossos antepassados consistiu em carne de caça, plantas e vegetais da época e, ocasionalmente, frutos silvestres. Como vimos no capítulo anterior, hoje em dia a alimentação das pessoas consiste fundamentalmente em cereais e hidratos de carbono – muitos dos quais contêm glúten. Mas, mesmo colocando o fator glúten de parte, devo salientar que uma das principais razões para que o consumo de tantos cereais e hidratos de carbono seja tão prejudicial é o facto de estes elevarem muito mais os níveis de açúcar no sangue do que outros alimentos, tais como a carne, o peixe, as aves e os vegetais.

Como sabe, os níveis elevados de açúcar produzem níveis elevados de insulina, libertada pelo pâncreas para levar o açúcar às células. Quanto mais elevados são os níveis de açúcar no sangue, mais insulina o pâncreas tem de produzir para enfrentar o açúcar. E à medida que a insulina aumenta, as células tornam-se cada vez mais insensíveis aos sinais da insulina. No fundo, as células não são capazes de receber a mensagem da insulina. Então, o pâncreas, tal como uma pessoa que não se consegue fazer ouvir, começa a falar mais alto, ou seja, aumenta a produção de insulina desencadeando um processo que não para e põe a vida em risco. Os níveis elevados de insulina fazem com que as células tenham menos resposta ao sinal da insulina, e para conseguir baixar os níveis de açúcar no sangue, o pâncreas faz um esforço adicional, libertando mais insulina para regular os níveis de açúcar. Mesmo que o nível de açúcar volte ao normal, o nível de insulina aumenta.

Uma vez que as células resistem ao sinal da insulina, utilizamos o termo "resistência à insulina" para caracterizar este problema. À medida que a situação vai progredindo, o pâncreas maximiza a sua libertação de insulina, mas que ainda assim não é suficiente. Nessa altura, as células perdem a capacidade de resposta ao sinal da insulina e o açúcar no sangue acaba por aumentar, dando origem à diabetes Tipo II. Basicamente, o sistema fracassa e vai precisar de uma fonte exterior (medicamentos para a diabetes) para manter os níveis de açúcar equilibrados. Porém, não se esqueça de que não precisa de ser diabético para sofrer de níveis elevados crónicos de açúcar no sangue.

Quando dou palestras a membros da comunidade médica, um dos meus diapositivos favoritos é um em que tenho fotografias de alguns alimentos comuns: (1) uma fatia de pão integral; (2) um *Snickers*; (3) uma colher de açúcar branco e (4) uma banana. Costumo perguntar-lhes qual é que acham que faz aumentar mais os níveis de açúcar no sangue – ou qual deles tem o maior índice glicémico (IG), um parâmetro numérico que mede a rapidez com que os alimentos aumentam os níveis de açúcar no sangue. O índice glicémico é representado por uma escala de zero a cem, sendo que os valores mais elevados correspondem aos alimentos que originam um aumento dos níveis de açúcar no sangue mais rápido. O ponto de referência é a glicose pura, que tem um IG de cem.

Por norma, as pessoas escolhem o alimento errado. Não, não é o açúcar (IG=68), não é o chocolate (IG=55) e não é a banana (IG=54). É a fatia de pão integral que apresenta um impressionante IG de 71, o que a coloca ao nível de um pão branco (lá se vai a teoria de que o pão escuro é melhor do que o pão branco). Há mais de trinta anos que sabemos que o trigo faz subir o nível de açúcar no sangue mais do que o açúcar de mesa, mas é algo que parece impossível. Parece um contrassenso, mas o facto é que há poucos alimentos que provocam uma explosão tão elevada da glicose do sangue como aqueles que são feitos à base de trigo.

Importa referir que o aumento da intolerância ao glúten não é apenas o resultado de uma hiperexposição ao glúten devido aos alimentos processados. É também o resultado do consumo excessivo de açúcar e de alimentos pró-inflamatórios. Podemos também referir o impacto das toxinas ambientais, que conseguem modificar a expressão dos nossos genes e desencadear ou não sinais autoimunes. Estes fatores – glúten, açúcar, alimentos pró-inflamatórios e toxinas – unem-se para criar uma perfeita tempestade no nosso organismo, principalmente no cérebro.

Se um alimento que fomenta uma tempestade biológica – independentemente de conter glúten ou não – é perigoso para a nossa saúde, então temos de encarar uma outra questão muito importante em termos da saúde do nosso cérebro: *Será que os hidratos de carbono – mesmo os "bons" – nos andam a matar?* No fim de contas, os hidratos de carbono são muitas vezes a fonte principal destes fatores hostis. Qualquer conversa acerca do equilíbrio do açúcar no sangue, intolerância ao glúten e inflamação anda à volta do impacto que os hidratos de carbono têm no nosso organismo e no cérebro. No próximo capítulo, vamos ver de que modo os hidratos de carbono em geral constituem fatores de risco para perturbações neurológicas, muitas vezes à custa da verdadeira amante do nosso cérebro: a gordura. Quando consumimos demasiados hidratos de carbono, ingerimos menos gordura – o ingrediente fundamental para a saúde do nosso cérebro.

SINTOMAS DA INTOLERÂNCIA AO GLÚTEN

A melhor maneira de saber se é intolerante ao glúten é fazendo análises. Infelizmente, as análises tradicionais e as biopsias ao intestino delgado não são tão precisos como os testes mais recentes que conseguem identificar os anticorpos do glúten, tal como os testes genéticos. Abaixo, encontra uma lista de sintomas e doenças associados à intolerância ao glúten. Mesmo que não sofra de nenhum deles, aconselho-o a fazer os testes com a tecnologia mais moderna (ver página 27).

> PHDA
> Alcoolismo
> ELA
> Ansiedade
> Ataxia, perda de equilíbrio
> Autismo
> Doenças autoimunes (diabetes, tiroidite de Hashimoto, artrite reumatoide, por exemplo)
> Dores nos ossos / osteopenia / osteoporose
> Dificuldades de concentração
> Cancro
> Dor torácica
> Estado enfermo constante
> Intolerância a laticínios
> Atraso no crescimento
> Depressão

> Perturbações digestivas (gases, inchaço, diarreia, obstipação, contrações, etc.)
> Doenças cardíacas
> Comichões / irritações
> Infertilidade
> Síndrome do intestino irritável
> Má absorção dos alimentos
> Enxaquecas
> Abortos
> Náuseas ou vómitos
> Doenças neurológicas (demência, Alzheimer, esquizofrenia, etc.)
> Doença de Parkinson
> Convulsões ou epilepsia
> Apetites de açúcar

A POLÍCIA DO GLÚTEN[21]

Os cereais que se seguem contêm glúten:

> cevada
> *bulgur*
> cuscuz
> sêmola de trigo
> farinha de *Graham*
> *kamut*
> *matzo*

> centeio
> semolina
> espelta
> triticale
> trigo
> gérmen de trigo

Os cereais abaixo não contêm glúten:

> amaranto
> araruta
> trigo mourisco
> milho
> milho-miúdo
> batata

> quinoa
> arroz
> sorgo
> soja
> tapioca
> milho painço

Os seguintes alimentos quase sempre contêm glúten:

> feijão cozido (enlatado)
> cerveja
> queijo azul
> caldos (artificiais)
> alimentos panados
> cereais
> leite achocolatado (artificial)
> carnes frias
> bolachas
> substituto de ovo
> barritas energéticas
> cafés e chás aromatizados

> marinadas
> maionese
> almôndegas / rolo de carne
> creme culinário não-lácteo
> sêmea de aveia (a não ser que seja sem glúten)
> papas de aveia (a não ser que seja sem glúten)
> queijo processado (por exemplo: *velveeta*)
> frutos secos torrados
> cerveja-de-raiz

> batatas fritas (por vezes, polvilhadas com farinha antes de congelar)
> verduras fritas / tempura
> recheio de fruta / pudins
> caldos de carne
> cachorros
> gelado
> carne de caranguejo de imitação, bacon, etc.
> bebidas quentes instantâneas
> *ketchup*
> malte / aroma de malte
> vinagre de malte
> molhos de saladas
> salsichas
> *seitan*
> sopas
> molho de soja e *teriyaki*
> molhos
> xaropes (melaços)
> *tabbouleh*
> mistura de frutos secos
> hambúrgueres vegetarianos
> vodca
> folhas de trigo
> sangrias

Os seguintes produtos contêm variadas fontes de glúten:

> cosméticos
> batom / bálsamo labial
> medicamentos
> envelopes e selos sem ser autoadesivos
> plasticina
> champôs e amaciadores
> vitaminas e suplementos (ver rótulo)

Os seguintes ingredientes são muitas vezes indicadores de glúten:

> Complexo amino-peptídeo
> avena sativa
> xarope de arroz integral
> corante de caramelo (normalmente feito de cevada)
> ciclodextrina
> dextrina
> extrato de cereais fermentados
> *hordeum distichon*
> *hordeum vulgare*
> hidrolisados
> extrato de malte hidrolisado
> proteína de vegetais hidrolisada
> maltodextrina
> amido alimentar modificado
> aromatizante natural
> extrato de fitoesfingosina
> *secale cereale*
> proteína de soja
> tocoferol / vitamina E
> *triticum aestivum*
> *triticum vulgare*
> proteína vegetal (HVP)
> extrato de levedura

ATENÇÃO VICIADOS EM HIDRATOS DE CARBONO E FÓBICOS À GORDURA

Verdades Surpreendentes Acerca dos Verdadeiros Amigo e Inimigos do seu Cérebro

Não há dieta que elimine a sua gordura corporal, porque o seu cérebro é feito de gordura. Sem cérebro, poderia até ficar bonito, mas não teria grandes miolos.

GEORGE BERNARD SHAW

Alguns dos meus casos de estudo mais surpreendentes são pessoas que transformam a sua vida e saúde ao eliminarem totalmente o glúten das suas dietas, e passaram a preferir a gordura aos hidratos de carbono. Já verifiquei que, em muitos casos, esta pequena alteração cura depressões, alivia o cansaço crónico, reverte a diabetes Tipo II, acaba com comportamentos obsessivo--compulsivos e cura muitas perturbações neurológicas, desde problemas de concentração à doença bipolar.

Mas, além do glúten, há muito mais a dizer relativamente à história dos hidratos de carbono em geral e o seu impacto na saúde do cérebro. O glúten não é o único vilão. Para alterar a bioquímica do seu organismo, e fazer com que ela seja do tipo de queimar gordura (incluindo aquela que "nunca desaparece"), reduzir a inflamação e prevenir doenças e disfunções cerebrais, precisa de ter em atenção um outro fator importante: os hidratos de carbono *versus* a gordura. Neste capítulo, vou explicar-lhe por que razão uma alimentação com baixo teor de hidratos de carbono e elevado teor de gordura é aquilo de que o seu corpo precisa. Vou também explicar por que é que o consumo excessivo de hidratos de carbono – mesmo os que não contêm glúten – pode ser tão prejudicial como uma alimentação carregada de glúten.

É curioso que, desde que "cienciicámos" a nutrição, o nosso estado de saúde começou a deteriorar-se. As decisões acerca do que comer e beber deixaram de ser baseadas na nossa cultura e costumes e passaram a ser calculadas em função de teorias nutricionais limitadas que não têm em consideração o que, acima de tudo, conduziu o ser humano à modernidade. E não nos podemos esquecer de que existem por aí interesses comerciais. Julga que os fabricantes dos cereais carregados de hidratos de carbono que come ao pequeno-almoço (ou seja, todas as prateleiras de cereais, sem exceção, do seu supermercado) se importam com a sua saúde?

> Um dos negócios mais rentáveis para um produtor alimentar é o dos cereais. Este é um segmento que consegue fazer com que um ingrediente acessível (cereais processados) se transforme num produto caro. O departamento de investigação e desenvolvimento da General Mills, que se chama Institute for Cereal Technology, de Minneapolis, reúne centenas de cientistas com o objetivo de desenvolverem novos cereais, que têm um preço elevado e vão ficar muito tempo nas prateleiras.[1]

Pense no que foi acontecendo ao longo das últimas décadas. Tem vindo a testemunhar uma série de teorias sobre o que deve consumir para alimentar o seu metabolismo, e depois chega à conclusão de que se fizesse tudo ao contrário poderia ser melhor. Vejamos os ovos, por exemplo. Dizia-se que os ovos faziam bem. Depois começou a dizer-se que fazem mal por conterem muita gordura saturada. Acabou por ficar ainda mais confuso quando começou a ouvir coisas como: "é preciso apurar o efeito saudável dos ovos". Pois, é injusto, bem sei. Com todas estas ideias antagónicas, não admira que as pessoas se sintam frustradas.

Este capítulo irá alegrá-lo. Vou salvá-lo da vida que tem levado a tentar não comer gordura e colesterol, e provar-lhe que estes ingredientes deliciosos podem ajudá-lo a preservar o bom funcionamento do seu cérebro. Desenvolvemos o gosto pela gordura por uma boa razão: ela é a amante secreta do nosso cérebro. O que acontece é que, nos últimos anos, tem sido considerada uma fonte nutricional não saudável e, infelizmente, começámos a tornar-nos fóbicos à gordura e viciados em hidratos de carbono (e não nos faz nada bem reduzir o consumo de gordura saudável e aumentar o consumo de hidratos de carbono). A publicidade, as empresas que prometem perda de peso, os supermercados e tantos livros famosos insistem na ideia de que devemos fazer, o mais possível, uma alimentação com baixo teor de gordura, ou mesmo sem gordura. É verdade que há determinados tipos de gordura associados a problemas de saúde, e não se pode negar a ameaça que as gorduras e os óleos transformados representam para a nossa saúde. Há provas científicas evidentes de que as "gorduras *trans*" são tóxicas e estão claramente associadas a uma série de doenças crónicas. Mas a mensagem que não está a ser transmitida é muito simples: os nossos organismos são bem-sucedidos quando recebem "gorduras saudáveis" – e o colesterol é uma delas. Não nos faz assim tão bem consumir quantidades enormes de hidratos de carbono, mesmo que não tenham glúten, sejam integrais, ou tenham elevado teor de fibra.

Curiosamente, a necessidade que os humanos têm de consumir hidratos de carbono é quase nula. Basta-nos uma pequena quantidade de hidratos de carbono, que pode ser fornecida pelo fígado sempre que necessário. Mas sem gordura não podemos sobreviver. Infelizmente, a maior parte das pessoas associa o consumo de gordura à ideia de *ser gordo*, quando, na realidade, a obesidade – e as suas consequências metabólicas – não estão praticamente relacionadas com o consumo de gordura alimentar, mas sim com o nosso vício dos hidratos de carbono. O mesmo acontece com o colesterol: consumir alimentos com elevado teor de colesterol não tem influência sobre os nossos níveis de colesterol. E a alegada correlação entre o colesterol elevado e o risco elevado de problemas cardíacos é também ilusória.

OS GENES DA GORDURA E A CIÊNCIA DO QUE É BOM

De todos os ensinamentos deste livro, existe um que pretendo que leve em consideração: respeitem o vosso genoma. A gordura – e não os hidratos de carbono – é o alimento adequado para o metabolismo humano e é aquele que sempre fez parte de toda a evolução humana. Ao longo dos últimos dois milhões de anos, o ser humano tem feito uma alimentação com elevado teor de gordura, e só depois do início da agricultura, há cerca de dez mil anos, é que os hidratos de carbono passaram a fazer parte abundante da nossa alimentação. Continuamos a ter o genoma caçador-recoletor; este é frugal no sentido em que está programado para nos fazer engordar em tempos de abundância. A hipótese do gene económico foi apresentada pela primeira vez em 1962, por James Neel, para reforçar a explicação da forte base genética da diabetes Tipo II, que tem efeitos tão negativos. Segundo esta teoria, os genes que predispõem alguém à diabetes – "genes económicos" – historicamente foram vantajosos. Ajudavam as pessoas a engordar rapidamente em épocas de abundância, uma vez que os longos períodos de escassez eram inevitáveis. No entanto, assim que a sociedade moderna alterou o nosso acesso aos alimentos, os genes económicos deixaram de ser necessários, mas continuaram ativos – basicamente, preparando-nos para momentos de escassez que não acontecem. Acredita-se que os nossos genes económicos são também responsáveis pela epidemia da obesidade, que está intimamente ligada ao problema da diabetes.

Infelizmente, são precisos entre 40 a 70 mil anos para que haja alterações significativas no genoma que nos permitirá adaptar a alterações tão drásticas da nossa alimentação. E para que os nossos genes económicos não pensem sequer em ignorar as instruções que dizem "armazenem a gordura". Ao passo que alguns de nós preferem acreditar que estamos empestados de genes que promovem o crescimento e a acumulação de gordura, fazendo com que a perda e manutenção de peso sejam difíceis, a verdade é que todos nós temos o "gene da gordura". Faz parte da nossa constituição e é o que nos tem ajudado a sobreviver durante a maior parte da nossa existência no planeta.

Os nossos antepassados podem não ter tido uma exposição significativa aos hidratos de carbono, exceto talvez nas épocas de fim do verão, em que a fruta amadurecia. Curiosamente, este tipo de hidrato de carbono teria tendência para aumentar a produção e o depósito de gordura para que pudéssemos enfrentar o inverno, altura em que os alimentos e as calorias eram mais escassos. No entanto, agora enviamos sinais ao nosso organismo para armazenar a gordura 365 dias por ano. E com a ciência começamos a perceber as consequências.

O Framingham Heart Study, que referi no primeiro capítulo, e que identificou uma ligação estreita entre o colesterol total e o funcionamento cognitivo, é apenas a ponta do icebergue. No inverno de 2012, um artigo do *Journal of Alzheimer's Disease* falou sobre uma investigação levada a cabo na clínica Mayo, revelando que as pessoas mais velhas que enchem os pratos com hidratos de carbono têm quase *quatro vezes* mais probabilidades de desenvolver défice cognitivo ligeiro (DCL), por norma considerado o precursor da doença de Alzheimer. Os sintomas de DCL incluem problemas de memória, problemas de fala, raciocínio e poder de decisão. Este estudo descobriu que as pessoas que faziam uma alimentação com alto teor de gorduras saudáveis tinham 42 por cento menos probabilidades de sofrer de défice cognitivo; as pessoas que faziam uma ingestão mais elevada de proteína, proveniente de alimentos saudáveis como a carne de aves, as carnes vermelha e o peixe, viam o seu risco reduzido em 21 por cento.[2]

Os estudos anteriores que analisaram os padrões da alimentação e o risco de demência revelaram resultados semelhantes. Um dos primeiros estudos que se dedicou à comparação entre um cérebro com Alzheimer (e o seu conteúdo de gordura) e um cérebro saudável foi realizado em 1998.[3] Este foi um estudo *post-mortem* em que os investigadores holandeses descobriram que os doentes de Alzheimer tinham quantidades reduzidas de gordura significativas no fluido cerebrospinal, especialmente colesterol e ácidos gordos livres, em relação aos casos-controlo. Isto acontecia independentemente de os doentes de Alzheimer terem o gene defeituoso – chamado apoE ε4 – que predispõe as pessoas à doença.

Em 2007, a revista *Neurology* publicou um estudo que analisou mais de 8 mil participantes, com idades a partir dos 65 anos, que tinham um funcionamento normal do cérebro. Foram seguidos durante quatro anos, dos quais 280 participantes desenvolveram uma variação de demência (na maior parte dos casos foi diagnosticada a doença de Alzheimer).[4] Os investigadores queriam identificar os padrões dos hábitos alimentares, com incidência no consumo de peixe, que contém variadas gorduras ómega-3 saudáveis para o cérebro e coração. O risco de contrair demência e doença de Alzheimer era 37 por cento mais elevado nas pessoas que nunca consumiram peixe ao longo dos quatro anos de acompanhamento. Nos indivíduos que consumiam peixe diariamente, o risco de contrair estas doenças reduziu em 44 por cento. As pessoas que consumiam manteiga regularmente não sofreram alterações significativas no risco de contrair demência ou Alzheimer. Contudo, as que consumiam óleos ricos em ómega-3, como azeite, óleo de linhaça ou de noz, apresentavam menos 60 por cento de probabilidades de contrair demência do que aquelas que não consumiam com regularidade. Os investigadores perceberam ainda que as pessoas que consumiam óleos ricos em ómega-6 – comuns na alimentação norte-americana –, mas que não consumiam óleos ricos em ómega-3 ou peixe, tinham o dobro das probabilidades de desenvolver demência, em relação aos que não consumiam óleos ricos em ómega-6. (Ver quadro seguinte que contém uma explicação mais pormenorizada destas gorduras.)

Curiosamente, o estudo revelou que, na verdade, o consumo de óleos ómega-3 contrabalançava o efeito prejudicial dos óleos ómega-6, e advertiu para que estes não sejam consumidos na ausência dos óleos ómega-3. Considero estes resultados espantosos e bastante esclarecedores.

TANTOS ÓMEGAS!
AFINAL, QUAIS SÃO OS BENÉFICOS?

Hoje em dia, ouve-se falar tanto em gorduras ómega-3 e ómega-6. Geralmente, as gorduras ómega-6 são categorizadas como "gorduras más"; de certo modo, favorecem a inflamação e existem indícios de que um consumo elevado está relacionado com perturbações cerebrais. Infelizmente, os norte-americanos fazem um consumo bastante elevado de gorduras ómega-6, que se encontram em muitos óleos vegetais, por exemplo, óleo de cártamo, óleo de milho, óleo de canola, óleo de girassol e óleo de soja. O óleo vegetal é a principal fonte de gordura da alimentação dos norte-americanos. De acordo com a investigação antropológica, os nossos antepassados caçadores-recoletores consumiam gorduras ómega-3 e ómega-6 num rácio de aproximadamente 1:1.[5] Hoje em dia, consumimos entre dez a vinte vezes mais gorduras ómega-6 do que na norma evolucionista, e reduzimos drasticamente o consumo de gorduras ómega-3 saudáveis e estimulantes para o cérebro (alguns especialistas acreditam que o aumento do consumo de gorduras ómega-3 saudáveis para o cérebro é o responsável pelo aumento do tamanho do nosso cérebro para o triplo). O quadro seguinte indica a percentagem de ómega-6 e ómega-3 de vários óleos vegetais.

ÓLEO	PERCENTAGEM DE ÓMEGA-6	PERCENTAGEM DE ÓMEGA-3
Canola	20%	9%
Milho	54%	0%
Semente de algodão	50%	0%
Peixe	0%	100%
Linhaça	14%	57%
Amendoim	32%	0%
Cártamo	75%	0%
Sésamo	42%	0%
Soja	51%	7%
Girassol	65%	0%
Noz	52%	10%

O marisco é uma ótima fonte de ácidos gordos ómega-3, e até as carnes, como a de vaca, borrego, veado e búfalo, contêm esta gordura maravilhosa. Mas deixo uma advertência: se os animais forem alimentados com cereais (por norma milho e soja), significa que não ingerem a quantidade adequada de gorduras ómega-3, logo, a sua carne terá insuficiência destes nutrientes vitais. Daí o apelo ao consumo de carne de animais alimentados em regime de pastoreio e de peixe selvagem.

Para além da demência, há outros problemas neurológicos que têm sido associados especificamente a um baixo consumo de gordura e aos níveis de colesterol. Num artigo recentemente publicado pelo National Institutes of Health, os investigadores estabeleceram uma comparação entre o funcionamento da memória em idosos e os níveis de colesterol. Descobriram que a função memória das pessoas que não sofriam de demência era muito melhor quando apresentavam níveis de colesterol elevados. As conclusões do relatório foram assertivas: "O colesterol alto está associado a um melhor funcionamento da memória." Na discussão que se seguiu à publicação, os investigadores referiram: "É possível que os indivíduos que vivem para além dos oitenta e cinco, principalmente os que têm colesterol elevado, sejam mais robustos."[6]

A doença de Parkinson está também fortemente relacionada com níveis baixos de colesterol. Os investigadores holandeses, que escrevem no *American Journal of Epidemiology*, publicaram um relatório, em 2006, que revela que "a elevada concentração sérica de colesterol total foi associada a um risco significativamente reduzido de contrair a doença de Parkinson, com base na relação dose-efeito".[7] Acontece que, um estudo de investigação mais recente, publicado em 2008, na revista *Movement Disorders*, revelou que as pessoas com o colesterol LDL mais baixo (o chamado mau colesterol) tinham maior risco de contrair a doença de Parkinson, que podia ascender aos 350 por cento![8]

Para melhor compreender a veracidade destas afirmações, relembremo-nos do que referi no primeiro capítulo, acerca do LDL, quando disse que esta é uma proteína de transporte não necessariamente prejudicial. O papel fundamental do LDL no cérebro é pegar no colesterol bom e transportá-lo para o neurónio onde desempenha funções muito importantes. Tal como já vimos, quando os níveis de colesterol estão baixos, o cérebro deixa simplesmente de funcionar em pleno e, consequentemente, as pessoas têm maior risco de contrair problemas neurológicos. Mais uma advertência: quando os radicais livres danificam a molécula de LDL, esta tem muito mais dificuldade em fazer a distribuição do colesterol no cérebro. Além da oxidação que destrói a função do LDL, o açúcar pode também contribuir para a sua disfunção ao associar-se e acelerar a oxidação. E quando isto acontece, o LDL deixa de ter capacidade para entrar nos astrócitos, células carregadas de neurónios nutritivos. Nos últimos dez anos, a investigação revelou que o LDL oxidado é um fator-chave do desenvolvimento da aterosclerose. Assim sendo, devemos fazer tudo o que nos for possível para reduzir o risco de oxidação – e não necessariamente os níveis do próprio LDL. Um dos principais agentes do risco de oxidação é o nível elevado de glicose no sangue; o LDL tem muito mais probabilidades de oxidar na presença de moléculas de açúcar, que se irão associar a ele e deformá-lo. As proteínas glicosiladas, que resultam destas reações entre proteínas e moléculas de açúcar, estão associadas a um aumento 50 vezes superior da formação de radicais livres em comparação com as proteínas não-glicosiladas. O inimigo não é o LDL. Os problemas ocorrem quando uma alimentação feita à base de hidratos de carbono produz LDL oxidado e origina um maior risco de aterosclerose. Além disso, no caso de o LDL se transformar numa molécula glicosilada, quando isso acontece não pode veicular o colesterol ao cérebro e o funcionamento do cérebro ressente-se com isso.

Não compreendo como temos sido levados a acreditar que a gordura alimentar aumenta os nossos valores de colesterol, que, por sua vez, aumenta o risco de sofrermos enfartes e AVC. Esta ideia continua a prevalecer, apesar dos dados de investigação revelados há 19 anos que comprovavam o contrário. Em 1994, o *Journal of the American Medical Association* publicou um ensaio que compara adultos de idade mais avançada com colesterol elevado (valores acima dos 240 mg/dl) com outros que apresentavam valores normais.[9] Houve também investigadores, da Universidade de

Yale, que, ao longo de quatro anos, mediram o colesterol total e a lipoproteína de alta densidade (HDL) de cerca de 1 000 participantes; analisaram também o número de hospitalizações por enfarte e angina instável e as taxas de mortalidade por enfarte e outras causas. Não viram diferenças entre os dois grupos. O número de enfartes e de mortes era o mesmo entre as pessoas com colesterol total baixo e colesterol total elevado. A análise de vários estudos de grande dimensão tem falhado sistematicamente ao demonstrar a correlação entre os níveis de colesterol e as doenças cardíacas.[10] A crescente investigação neste campo levou o Dr. George Mann, investigador do Framingham Heart Study, a declarar publicamente que:

> A hipótese da relação entre a alimentação e o coração, que sugere que o consumo elevado de gordura ou colesterol dá origem a enfartes, tem demonstrado repetidamente ser falsa.
> No entanto, por motivos complexos, que se prendem com orgulho, proveito e preconceito, esta hipótese continua a ser explorada pelos cientistas, projetos de angariação de fundos, pela indústria alimentar e até mesmo pelas agências governamentais. O público está a sofrer a maior fraude do século, no que diz respeito à saúde.[11]

Nada poderia andar mais longe da verdade do que o mito de que, se baixarmos os níveis de colesterol, teremos mais hipóteses de viver mais tempo e de ter uma vida mais saudável. Num artigo publicado na prestigiada revista *Lancet*, os investigadores holandeses divulgam o estudo realizado a 724 idosos, com uma média de idade de 89 anos, que seguiram durante dez anos.[12] As suas conclusões foram absolutamente extraordinárias. Durante o estudo, 642 doentes morreram. A cada 39 pontos de aumento do colesterol total correspondia 15 por cento de redução do risco de mortalidade. O estudo revelou que não havia qualquer diferença entre o risco de morrer de doença arterial coronária por colesterol baixo ou por colesterol elevado, o que é inacreditável, se tivermos em conta o número de idosos que tomam medicamentos para baixar o colesterol. Revelaram-se também outras causas de morte comuns associadas a níveis baixos de colesterol. Os autores do estudo afirmaram: "A taxa de mortalidade por cancro e infeção foi significativamente mais baixa entre os participantes na categoria dos que tinham o colesterol mais elevado do que nas outras categorias, o que explica claramente as taxas inferiores de mortalidade nesta categoria." Por outras palavras, as pessoas com o colesterol total mais elevado tinham menos tendência para morrer de cancro e infeção – doenças fatais comuns nos idosos – do que aquelas que apresentavam níveis de colesterol mais baixos. De facto, ao compararmos os grupos de colesterol baixo e elevado, verificamos que o risco de morte durante o estudo decresceu de modo impressionante – 48 por cento – nos indivíduos com o colesterol mais elevado. O colesterol elevado pode aumentar a longevidade.

Um dos estudos mais extraordinários sobre o impacto positivo do colesterol em todo o sistema neurológico talvez seja um que foi realizado em 2008, e publicado na revista *Neurology*. Este estudo descreveu o colesterol elevado como um fator protetor da esclerose lateral amiotrófica (ELA, também conhecida por Doença de Lou Gehrig).[13] Não existe um tratamento eficaz para a ELA, uma doença com a qual me deparo diariamente no meu consultório. A ELA é uma doença degenerativa crónica dos neurónios motores do organismo, que leva à morte nos dois a cinco anos subsequentes ao início da doença. A FDA aprovou um medicamento, o Rilutek, que dá uma esperança de vida de mais três meses, no máximo. No entanto, este é um medicamento muito caro e muito prejudicial para o fígado. A maior parte dos doentes recusa-se a tomá-lo. Ainda assim, há um estudo efetuado por investigadores franceses que revelou que os indivíduos com rácios consideravelmente elevados viviam, em média, mais um ano do que os doentes com níveis mais baixos, quando comparados com casos-controlo. Tal como afirmaram os autores: "A hiperlipidemia (níveis elevados de colesterol) é um sinal significativo de sobrevivência de doentes com esclerose lateral amiotrófica. Estes resultados salientam a importância de estratégias de intervenção na progressão da doença, e chamam a nossa atenção para o tratamento destes doentes com medicamentos para reduzir os níveis de lípidos."

Tal como a publicidade diz – "Esperem, não ficamos por aqui!" –, não podemos limitar-nos a relacionar a gordura apenas com a saúde do cérebro. Há volumes e volumes de literatura também sobre a gordura e o coração – mas não sobre o que acho que estão a pensar. Em 2010, o *American Journal of Clinical Nutrition* publicou um estudo impressionante que revelou a verdade por detrás dos mitos urbanos acerca da gordura, principalmente sobre as gorduras saturadas, e do coração.[14] O estudo fazia uma avaliação retrospetiva a vinte e um relatórios médicos anteriores, que envolveram mais de 340 mil participantes seguidos por períodos entre 5 a 23 anos. A conclusão foi que "o consumo de gordura saturada não está associado ao aumento do número de casos de doença coronária arterial, AVC ou doenças cardiovasculares." Comparando os consumos mais elevados e mais baixos de gordura saturada, o risco efetivo de doença coronária arterial era 19 por cento menor no grupo que consumia mais gordura saturada. Os autores revelaram também: "Os nossos resultados sugerem uma parcialidade na sua publicação, já que os estudos com associações mais significativas têm sido recebidos mais favoravelmente para publicação." O que os autores querem dizer é que os outros estudos que apresentam conclusões mais aproximadas daquilo que é a tendência (ou seja, a gordura causa enfarte), já para não dizer que são mais atraentes para a indústria farmacêutica, teriam mais hipóteses de ser publicados. A verdade é que nos desenvolvemos com gorduras saturadas. Tal como afirma o Doutor Michael Gurr, autor do livro *Lipid Biochemistry: An introduction*, "qualquer que seja a principal causa da doença arterial não é com certeza o elevado consumo de ácidos gordos saturados".[15]

Num estudo posterior, publicado no *American Journal of Clinical Nutrition*, um grupo de investigadores de todo o mundo, especialistas em nutrição, afirmou claramente: "Neste momento não existe uma relação evidente entre a ingestão de ácidos gordos saturados e estes resultados [da obesidade, doenças cardiovasculares, incidência de cancro e osteoporose]." Estes investigadores foram ainda mais além e afirmaram que a investigação deveria estar direcionada "para as interações biológicas entre a resistência à insulina, refletida pela obesidade e inatividade física, e a qualidade e quantidade de hidratos de carbono."[16]

Antes de analisarmos outros estudos que demonstram os benefícios da gordura, principalmente os alimentos ricos em colesterol, vamos ver como chegámos ao ponto de rejeitar os alimentos que contribuem verdadeiramente para um cérebro saudável, munindo-nos para uma vida longa e ativa. Para isso temos de nos desviar um pouco da relação entre a gordura alimentar e a saúde do coração, mas a história vai diretamente à saúde do cérebro.

UMA HISTÓRIA BREVE

Se for como a maioria dos norte-americanos, a determinada altura da sua vida terá consumido mais margarina do que manteiga, ter-se-á sentido um alarve quando limpou um prato de carne vermelha, ovos e queijo, e logo a seguir se sentiu atraído por produtos com os rótulos "baixo teor de gordura", "sem gordura" ou "sem colesterol". Não censuro as suas escolhas. Todos nós fazemos parte da mesma sociedade que confia nos "especialistas" que nos dizem o que é bom e o que é mau. Ao longo das últimas gerações, temos sofrido acontecimentos que determinam a nossa compreensão da saúde humana, bem como assistido a revelações acerca do que nos põe doentes e nos expõe à doença. Na verdade, a viragem para o século XX marcou o início de uma nova era na vida dos norte-americanos, devido aos avanços da tecnologia e da Medicina. Em poucas décadas, começámos a ter fácil acesso a antibióticos, vacinas e serviços de saúde pública. As doenças da infância, que outrora reduziam a esperança média de vida, começaram a desaparecer, ou pelo menos a ser controladas com mais facilidade. As pessoas começaram a mudar-se para a cidade e a abandonar os estilos de vida agrária. O acesso à escolaridade melhorou, ficámos mais informados e até mais sofisticados. Mas também nos tornámos mais facilmente atormentados e enganados com informação que não estava ainda devidamente comprovada. Talvez não se lembre da época em que os médicos recomendavam fumar, por exemplo, mas este tipo de ignorância aconteceu também de modo muito mais subtil no mundo da alimentação. E, infelizmente, é o que ainda hoje acontece.

Em 1900, o habitante típico da cidade consumia cerca de 2 900 calorias por dia, sendo 40 por cento destas calorias provenientes de partes iguais de gorduras saturadas e não-saturadas. (As famílias rurais e as que trabalhavam em quintas provavelmente consumiam mais calorias.) A alimentação consistia em muita manteiga, ovos, carnes, cereais, frutas da época e vegetais. Havia poucos norte-americanos com excesso de peso, e as três causas principais de morte eram a pneumonia, a tuberculose e a diarreia e enterites.

Foi também por volta da viragem do século que o Departamento de Agricultura começou a registar as tendências alimentares, verificando uma alteração no consumo de gorduras pelos norte-americanos. As pessoas começavam a usar óleos vegetais, em vez da manteiga, o que levou os produtores alimentares a produzir óleos hidrogenados através de um processo que os assemelhava à manteiga. Nos anos 50, tínhamos passado de 8 kg de manteiga e pouco menos de 1,5 l de óleo vegetal, por ano, para pouco mais de 4,5 kg de manteiga e mais de 4,8 l de óleo vegetal. A margarina começou também a ganhar terreno rapidamente na nossa alimentação; na viragem do século, as pessoas consumiam apenas 1 kg por pessoa, por ano, mas a meio do século consumiam cerca de 3,6 kg.

Apesar de a famosa hipótese dos lípidos já existir, desde meados do século XIX, só em meados do século XX é que os cientistas começaram a tentar relacionar uma alimentação gorda com artérias gordas, quando as mortes por doença arterial coronária começaram a aumentar. Segundo esta hipótese, a gordura animal saturada aumenta os níveis de colesterol no sangue e leva ao depósito de placas de colesterol e de outras placas de gordura nas artérias. Para reforçar esta ideia, um investigador, da Universidade do Minnesota, chamado Ancel Keys, revelou uma relação quase direta entre as calorias da gordura alimentar e as mortes por doença cardíaca em populações de sete países. (Ignorou países que não apresentavam este padrão, e muitos outros onde as pessoas consumiam muitas gorduras, mas não apresentam doenças cardíacas, e outros onde a alimentação tinha baixo teor de gordura, mas em que as populações tinham uma incidência elevada de enfartes.) Os japoneses, que retêm apenas 10 por cento de calorias provenientes da gordura alimentar, revelaram a taxa de mortalidade mais baixa por doença arterial coronária – menos de um em cada mil. Por outro lado, os norte-americanos apresentavam a taxa mais elevada de mortalidade por doença arterial coronária – sete em cada mil – sendo 40 por cento das suas calorias provenientes da gordura.[17] À primeira vista, poderia parecer que estes padrões apontam diretamente para a ideia de que a gordura é má e de que a gordura causa enfartes. Na altura, mal os cientistas sabiam que estes números não revelavam toda a história.

Contudo, esta falsa ideia persistiu durante décadas, enquanto os cientistas procuravam mais provas através, por exemplo, do Framingham Heart Study que revelou que as pessoas com colesterol mais elevado tinham mais probabilidades de vir a sofrer de doença arterial coronária e morrer disso. Em 1956, a Associação Americana do Coração começou a publicar a "alimentação prudente" que apelava à substituição de manteiga, banha, ovos e carne vermelha por margarina, óleo de milho, carnes de aves e cereais frios. Por volta dos anos 70, a hipótese dos lípidos já estava bem instituída. No centro desta hipótese estava a forte alegação de que o colesterol causava doença arterial coronária.

Naturalmente, esta hipótese motivou o Governo a tomar uma atitude, sendo assim publicado o documento "Objetivos Alimentares nos Estados Unidos da América", pela Comissão do Senado dos EUA para a Nutrição e Necessidades Humanas, em 1977. Como poderá imaginar, estes objetivos passavam pela redução do consumo de gordura e por evitar alimentos com elevado teor de colesterol. As gorduras saturadas que provocam "obstrução das artérias" foram especialmente consideradas como prejudiciais. Deste modo, eliminavam-se as carnes, o leite, os ovos, a manteiga, o queijo e os óleos tropicais como o óleo de coco e de palma. Esta perspetiva permitiu que as empresas farmacêuticas multimilionárias se concentrassem no fabrico de medicamentos para baixar os níveis de lípidos. Ao mesmo tempo, as autoridades para a saúde começaram a advertir as pessoas para substituir estas gorduras, agora consideradas prejudiciais, por hidratos de carbono e óleos vegetais poli-insaturados processados, incluindo os óleos de soja, de milho, algodão, canola, amendoim, cártamo e girassol. Os restaurantes de *fast-food* também seguiram a tendência, em meados dos anos 80, deixando de usar matérias gordas bovinas e óleo de palma e passando a utilizar óleos vegetais, parcialmente hidrogenados (gorduras *trans*), para fritar os seus alimentos. Embora o Ministério da Agricultura dos Estados Unidos tenha desde então alterado a imagem do guia alimentar de uma pirâmide para um prato, continua a transmitir a ideia de que a gordura é prejudicial e os hidratos de carbono são saudáveis. Na verdade, a nova imagem "MyPlate" não contempla as gorduras, fazendo com que os consumidores não saibam onde encaixar as gorduras e qual o tipo de gorduras que devem consumir para uma alimentação saudável.[18]

O Dr. Donald W. Miller, cirurgião cardíaco e professor de cirurgia na Universidade de Washington, apresentou claramente a sua ideia num ensaio publicado em 2010, intitulado "Benefícios de uma alimentação pobre em hidratos de carbono e rica em gorduras saturadas":[19] "O reinado de sessenta anos da alimentação pobre em gorduras e rica em hidratos de carbono vai acabar. Isto acontecerá quando os efeitos prejudiciais do excesso de hidratos de carbono na alimentação se tornarem mais conhecidos e os benefícios das gorduras saturadas mais apreciados." A teoria dos lípidos tem sido dominante no círculo das Ciências Cardiovasculares, apesar de o número de estudos desfavoráveis excederem aqueles que lhe são favoráveis. Nos últimos trinta anos, não foi publicado qualquer estudo que ateste inequivocamente que a redução do colesterol sérico, devido a uma alimentação "pobre em gorduras e pobre em colesterol", previna ou reduza o número de enfartes e a taxa de mortalidade. E, tal como o Dr. Miller salienta, os estudos populacionais a nível mundial não sustentam a hipótese dos lípidos. Podemos mesmo encontrar estudos, realizados em 1968, que afastam completamente a ideia de que uma alimentação pobre em gorduras é a ideal. Nesse ano, o Projeto Internacional de Aterosclerose analisou 22 mil corpos provenientes de catorze países, e concluiu que – independentemente de as pessoas consumirem grandes quantidades de produtos com matérias gordas de origem animal, ou fazerem uma alimentação vegetariana – a prevalência da placa nas artérias era igual para todos os países, quer nos que apresentavam taxas mais elevadas de doenças cardíacas quer nas populações que apresentavam pouca ou nenhuma incidência destas doenças.[20] Isto significa que o espessamento da parede arterial poderia fazer apenas parte de um processo de envelhecimento inevitável que não está necessariamente correlacionado com as doenças cardíacas clínicas.

Assim sendo, se o facto de consumirmos gorduras saturadas não provoca doenças cardíacas, então quais são as suas causas? Vamos olhar para isto na perspetiva do cérebro e, depois, voltar às questões do coração. Em breve, vai perceber a origem quer da obesidade quer das doenças cerebrais.

HIDRATOS DE CARBONO, DIABETES E DOENÇAS CEREBRAIS

Tal como já referi em pormenor, uma das formas como os cereais e os hidratos de carbono inflamam o cérebro é com os picos de açúcar no sangue; isto tem efeitos negativos diretamente no cérebro que, por sua vez, dão início à sucessão de inflamações. Cientificamente, tudo se resume aos neurotransmissores do organismo. Os neurotransmissores são os reguladores principais da nossa disposição e do nosso cérebro, e quando o açúcar no sangue aumenta, há uma redução imediata dos neurotransmissores serotonina, epinefrina, noradrenalina, GABA e dopamina. Ao mesmo tempo, as vitaminas do complexo B, que são necessárias para produzir esses neurotransmissores (e centenas de outras coisas) esgotam-se. Os níveis de magnésio diminuem também, e estes fatores incapacitam quer o nosso sistema nervoso quer o nosso fígado. Além disso, os níveis de açúcar elevados despoletam uma reação chamada "glicação", que iremos ver pormenorizadamente, no próximo capítulo. De modo muito simples, a glicação é o processo biológico em que a glicose, as proteínas e determinadas gorduras se associam, fazendo com que os tecidos e as células enrijeçam e se tornem inflexíveis, incluindo as do cérebro. Mais especificamente, as moléculas de açúcar e as proteínas do cérebro juntam-se para criar novas estruturas fatais que contribuem, mais do que qualquer outro agente, para a deterioração do cérebro e do seu funcionamento. O cérebro é tremendamente vulnerável aos danos glicóticos da glicose, e o problema agrava-se quando antigénios poderosos, como o glúten, aceleram os danos. Em termos neurológicos, a glicação pode contribuir para a atrofia de tecidos cerebrais importantes.

Além das bebidas açucaradas, também os alimentos à base de cereais são responsáveis pelo volume de calorias provenientes dos hidratos de carbono da alimentação norte-americana. Seja das massas, das bolachas, dos bolos, dos *bagels* ou do aparentemente saudável "pão integral", a carga de hidratos de carbono induzida pelas nossas escolhas alimentares acaba por não nos ajudar em nada a otimizar o funcionamento e a saúde do nosso cérebro. Se juntarmos a esta lista a amálgama de outras combinações de hidratos de carbono de alimentos, como a batata, o milho, a fruta e o arroz, não admira que os norte-americanos sejam agora apelidados de "viciados em hidratos de carbono". Não admira também que tenhamos agora uma epidemia de perturbações metabólicas e diabetes na nossa cultura.

Os dados que confirmam a relação entre o elevado consumo de hidratos de carbono e a diabetes são claros e absolutos. E é importante não esquecer que, em 1994, quando a Associação Americana de Diabetes recomendou aos norte-americanos que adquirissem entre 60 a 70 por cento das suas calorias dos hidratos de carbono, as taxas de diabetes dispararam. Na verdade, o número de casos de diabetes neste país *duplicou*, entre 197 e 2007.[21] Vejamos a rapidez com que o número de norte-americanos a quem foi diagnosticada a diabetes subiu, entre 1980 e 2011, tendo mais do que triplicado:

EM 1992, O GOVERNO DOS EUA RECOMENDOU UMA ALIMENTAÇÃO RICA EM HIDRATOS

DE CARBONO E POBRE EM GORDURAS. A ASSOCIAÇÃO AMERICANA DE DIABETES
E A ASSOCIAÇÃO AMERICANA DO CORAÇÃO SEGUIRAM-SE-LHE DE IMEDIATO
COM RECOMENDAÇÕES SEMELHANTES, EM 1994. REPARE NO AUMENTO ACENTUADO,
A PARTIR DESSA CULTURA, DO NÚMERO DE DIEBÉTICOS (E OBESOS).

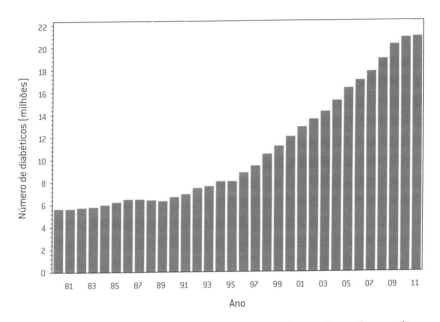

Isto é muito importante, pois como já sabe, o facto de ser diabético duplica o risco de desenvolver a doença de Alzheimer. Mesmo quando se é "pré-diabético", quando os problemas do açúcar no sangue estão apenas no início, existe a associação com o declínio do funcionamento do cérebro e atrofia da parte central de memória do cérebro.

É difícil de acreditar que não houvesse conhecimento desta relação entre a diabetes e demência há mais tempo, mas foi preciso muito tempo para juntar todas as ideias e realizar os estudos longitudinais que estas conclusões exigem. Foi preciso também muito tempo para formular a pergunta óbvia que advém desta associação: de que modo a diabetes contribui para a demência? Primeiro, se formos resistentes à insulina, o nosso organismo pode não ser capaz de eliminar a proteína (amilóide) que deposita placas no cérebro e está associada às doenças cerebrais. Em segundo lugar, os níveis de açúcar elevados provocam reações biológicas perigosas, que prejudicam o organismo ao produzir determinadas moléculas que contêm oxigénio e danificam as células, causando inflamação, o que pode resultar no endurecimento e estreitamento das artérias do cérebro (já para não falar de outras zonas do corpo). Esta doença, chamada aterosclerose, pode originar a demência vascular que ocorre quando as obstruções e os acidentes vasculares matam tecido cerebral. Por norma, associamos a aterosclerose ao coração, mas o cérebro pode ser igualmente afetado por alterações nas paredes das suas células. Em 2004, houve alguns investigadores australianos que afirmaram convictamente, num artigo, que "existe agora um consenso relativamente ao facto de a aterosclerose representar um estado de stresse oxidativo elevado, caracterizado pela oxidação dos lípidos e das proteínas na parede vascular".[22] Estes investigadores salientaram também que esta oxidação é uma resposta à inflamação.

Há um estudo ainda mais inquietante, realizado por investigadores japoneses, em 2011, que analisou 1 000 homens e mulheres acima dos 60 anos e que concluiu que "as pessoas diabéticas tinham duas vezes mais probabilidades de desenvolver a doença de Alzheimer do que os outros participantes, num raio de quinze anos. Tinham também 1,75 vezes mais probabilidades de desenvolver qualquer estado de demência."[23] Esta associação persistiu mesmo depois de terem tido em conta variados fatores associados quer ao risco de diabetes quer de demência, tais como a idade, o sexo, a tensão arterial e o índice de massa corporal. Neste momento, estes e outros investigadores estão a juntar as informações necessárias para demonstrar que o controlo do açúcar no sangue e a redução dos fatores de risco da diabete Tipo II também reduzem o risco de demência.

SAIBA TUDO SOBRE A GORDURA:
A MELHOR AMIGA DO SEU CÉREBRO

Para compreender em pleno as desvantagens dos hidratos de carbono e os benefícios da gordura, ajuda saber algumas noções básicas sobre Biologia. Os hidratos de carbono alimentares, incluindo açúcares e amidos, são transformados em glicose no organismo, o que, como já sabe, dá sinal ao pâncreas para libertar insulina no sangue. A insulina transfere glicose para as células e armazena a glicose e o glicogénio no fígado e nos músculos. A insulina é também o catalisador principal da formação de gordura no organismo, convertendo a glicose em gordura corporal quando o fígado e os músculos não têm mais espaço para o glicogénio. Os hidratos de carbono – e não as gorduras alimentares – são a principal causa do aumento de peso. (Pense nisto: muitos agricultores engordam os animais destinados a abate com hidratos de carbono como os cereais, e não com gorduras e proteínas. Facilmente verifica a diferença ao comparar, por exemplo, uma peça de carne de um animal alimentado a ração e de um animal em regime de pastoreio: o primeiro tem muito mais gordura.) Isto explica, parcialmente, o motivo por que um dos efeitos saudáveis de uma alimentação com baixo teor de hidratos de carbono é a perda de peso. E ainda: a alimentação pobre em hidratos de carbono reduz os níveis de açúcar no sangue dos diabéticos, e aumenta a sensibilidade à insulina. Na verdade, a substituição dos hidratos de carbono por gordura começa a ser o método preferido para tratar a diabetes do Tipo II.

Se a sua alimentação consistir regularmente em hidratos de carbono, o que estimula a libertação da insulina, estará a limitar consideravelmente (senão a impedir totalmente) o metabolismo da gordura corporal para conseguir energia. O organismo fica viciado nessa glicose. Poderá esgotar a glicose, mas continuar a sofrer da privação de gordura disponível para obter energia, devido aos níveis elevados de insulina. Essencialmente, o organismo torna-se fisicamente carente devido a uma alimentação à base de hidratos de carbono. É por este motivo que muitos indivíduos obesos não conseguem emagrecer se continuarem a comer hidratos de carbono. Os seus níveis de insulina fazem dessas gorduras armazenadas reféns.

Vamos falar agora de gordura alimentar. A gordura tem sido sempre um pilar fundamental da nossa nutrição. Para além do facto de o cérebro humano consistir em mais de 70 por cento de gordura, a gordura tem um papel primordial na regulação do sistema imunitário. De modo muito simples, a gorduras benéficas, como o ómega-3 e as gorduras monoinsaturadas, reduzem a inflamação, enquanto as gorduras hidrogenadas modificadas, tão usuais nos alimentos pré-cozinhados, diminuem significativamente a inflamação. Certas vitaminas, principalmente a A, D, E e K, precisam de gordura para serem absorvidas adequadamente pelo organismo, razão pela qual a gordura alimentar é necessária para transportar estas vitaminas lipossolúveis. Uma vez que estas vitaminas não se dissolvem com água, só podem ser absorvidas pelo intestino delgado em associação às gorduras. As deficiências causadas pela absorção incompleta destas vitaminas tão importantes são sempre graves, e qualquer delas pode ser associada a problemas cerebrais, entre outras doenças. Sem vitamina K suficiente, por exemplo, não seria possível formar o coágulo sanguíneo quando sofre uma lesão, e ter até sangramentos espontâneos (imagine este problema ocorrer no cérebro). A vitamina K contribui para a saúde do cérebro e também dos olhos, ajudando a reduzir o risco de demência associada à idade e à degeneração macular (a gordura alimentar é benéfica para este problema). Sem as quantidades adequadas de vitamina A, o seu cérebro não se desenvolve adequadamente; ficará cego e excecionalmente suscetível a infeções. A falta de vitamina D está associada a uma maior suscetibilidade a variadas doenças crónicas, incluindo a esquizofrenia, a doença de

Alzheimer, o Parkinson, a depressão, a desordem afetiva sazonal e outras doenças autoimunes, tais como a diabetes Tipo I.

Se presta atenção ao conhecimento convencional dos dias de hoje, sabe que deve limitar a sua ingestão total de gorduras a menos de 20 por cento das suas calorias (e quando se trata da gordura saturada, essa percentagem traduz-se em menos de 10 por cento). Sabe também que isto é difícil de conseguir. (Pode respirar de alívio: estas são recomendações imprecisas, e no meu plano não terá de contar os gramas de gordura ou as percentagens.) No entanto, ao passo que as gorduras *trans* sintéticas – que fazem parte da margarina e dos alimentos processados – são tóxicas, sabemos agora que as gorduras monoinsaturadas – as que se encontram nos abacates, azeitonas e frutos secos – são saudáveis. Sabemos também que os ácidos gordos poli-insaturados ómega-3, dos peixes de água fria (ex.: salmão) e de algumas plantas (ex.: óleo de linhaça), são considerados "bons". Mas e então as gorduras naturais saturadas como as da carne, da gema de ovo, do queijo e da manteiga? Como tenho vindo a dizer, a gordura saturada ganhou má reputação. A maior parte de nós já nem põe em causa o facto de não serem saudáveis; assumimos que os argumentos da ciência são verdadeiros. Ou então, incluímos erroneamente estas gorduras na categoria das gorduras *trans*. Mas nós precisamos de gordura saturada e o nosso organismo há muito que foi habituado a lidar com o consumo de fontes naturais desta gordura – mesmo em grandes quantidades.

Poucas pessoas percebem que a gordura saturada tem um papel fundamental em várias equações bioquímicas, e que nos mantém saudáveis. Se foi amamentado quando era criança, então, as gorduras saturadas faziam parte da sua alimentação base, já que constituem 54 por cento das gorduras do leite materno. Todas as células do nosso corpo precisam de gorduras saturadas, que incluem 50 por cento das membranas celulares. Contribuem também para a estrutura e o funcionamento dos pulmões, do coração, dos ossos, do fígado e do sistema imunitário. Nos pulmões há um tipo de gordura saturada em particular – o ácido palmítico 16 – que cria um surfactante pulmonar, reduzindo a tensão superficial para que os alvéolos – as bolsas de ar pequeninas que capturam o oxigénio das nossas inalações e permitem que este seja absorvido pela nossa corrente sanguínea – se consigam expandir. Sem o surfactante, não conseguiríamos respirar, pois as superfícies húmidas dos alvéolos dos pulmões colar-se-iam e impediriam que os pulmões expandissem. Os surfactantes previnem a asma e outras perturbações respiratórias.

As células dos músculos cardíacos preferem outro tipo de gordura saturada como fonte de alimento, e os ossos precisam de gorduras saturadas para assimilar o cálcio com eficácia. Com a ajuda das gorduras saturadas, o fígado expulsa a gordura e protege-se dos efeitos adversos das toxinas, incluindo o álcool e os compostos de medicamentos. Em parte, os glóbulos brancos do sistema imunitário devem a sua capacidade de reconhecer e destruir os germes invasores, bem como de combater os tumores, às gorduras que podemos encontrar na manteiga e no óleo de coco. Até o nosso sistema endócrino conta com os ácidos gordos saturados para comunicar a necessidade de produzir certas hormonas, incluindo a insulina. E ajudam a transmitir ao cérebro o momento em que estamos saciados e devemos sair da mesa. Não espero que decore todas estas noções da Biologia, apenas as refiro para enfatizar a nossa necessidade biológica de gordura saturada. Nas páginas 95 e 96 encontra uma lista completa dos produtos que contêm as gorduras benéficas (e os que escondem as gorduras prejudiciais).

O CASO DO COLESTEROL

Se já verificou os seus níveis de colesterol, provavelmente agrupou o HDL (lipoproteína de alta densidade) e o LDL (lipoproteína de baixa densidade) em duas categorias diferentes: o "bom" colesterol e o "mau" colesterol. Já referi brevemente estes dois rótulos do colesterol. Mas, ao contrário do que poderá pensar, não se trata de dois tipos de colesterol diferentes. O HDL e o LDL são dois recipientes diferentes do colesterol e das gorduras, e cada um deles desempenha o seu papel no organismo. Existem variadas lipoproteínas, tais como a VLDL (de muito baixa densidade) e as IDL (de densidade intermédia). Tal como comecei por referir, o colesterol (independentemente do "tipo") não é tão prejudicial como lhe têm vindo a dizer. Alguns dos estudos mais recentes e extraordinários sobre o valor biológico do colesterol – e da saúde do cérebro em particular – permitem-nos juntar as peças do *puzzle* e contam uma história coerente. Tal como já vimos, a ciência só recentemente começou a descobrir que os cérebros com perturbações têm falta de gordura e o colesterol, e que os níveis de colesterol elevados estão associados ao aumento da longevidade.[24] O cérebro contém apenas 2 por cento da massa corporal, mas 25 por cento de colesterol total que contribui para o funcionamento e desenvolvimento do cérebro. O peso de um quinto do cérebro diz respeito ao colesterol!

O colesterol forma membranas que revestem as células, e faz com que as membranas celulares sejam permeáveis, e com que a "impermeabilização" das células seja tão diferente que as reações químicas podem ocorrer dentro e fora das células. Na verdade, já determinámos que a capacidade de originar novas sinapses no cérebro depende da existência de colesterol, que prende as membranas celulares para que os sinais possam saltar por cima da sinapse. Este é também um componente crucial do revestimento de mielina do neurónio, permitindo a transmissão rápida de informação. Um neurónio que não seja capaz de transmitir mensagens não serve de nada, e só faz sentido pô-lo de lado, como se fosse lixo – sendo os seus restos a marca das doenças cerebrais. No fundo, o colesterol atua como um facilitador da comunicação e do funcionamento do cérebro.

Além disto, o colesterol que se encontra no cérebro serve de forte antioxidante. Protege o cérebro dos efeitos prejudiciais dos radicais livres. O colesterol é um precursor das hormonas esteroides como o estrogénio e os androgénios, bem como da vitamina D, um antioxidante lipossolúvel. A vitamina D é também um anti-inflamatório poderosíssimo, que ajuda o organismo a livrar-se de agentes infeciosos que podem causar doenças que põem a vida em causa. A vitamina D na verdade não é bem uma vitamina; atua no corpo mais como um esteroide ou uma hormona. Uma vez que a vitamina D é formada diretamente do colesterol, não vai ficar surpreendido quando ouvir dizer que as pessoas que sofrem de uma série de doenças neurodegenerativas, como a doença de Alzheimer, Parkinson e esclerose múltipla, têm níveis baixos de vitamina D. À medida que envelhecemos, os níveis de colesterol tendem a subir. Isto é bom, pois também à medida que envelhecemos, a nossa produção de radicais livres aumenta. O colesterol pode proteger contra estes radicais livres.

E, para além do seu papel importante no cérebro, o colesterol desempenha outros papéis de extrema importância na saúde e fisiologia humanas. Os sais da bílis expelidos pela vesícula biliar – necessários para a digestão de gorduras e, consequentemente, para a absorção de vitaminas lipossolúveis como a A, D e K – são feitos de colesterol. Os níveis reduzidos de colesterol no organismo podem assim comprometer a nossa capacidade de digerir a gordura. Pode também afetar negativamente o equilíbrio dos eletrólitos do organismo, uma vez que o colesterol tem um papel importante nessa regulação tão delicada. Na verdade, a importância dada pelo organismo ao colesterol é tanta que todas as células têm uma forma de consegui-lo.

Assim sendo, o que significa tudo isto em termos alimentares? Há anos que nos dizem que devemos consumir alimentos com baixo "teor de colesterol", mas os alimentos ricos em colesterol, tais como os ovos, fazem bem e deveriam ser considerados "alimentos para o cérebro". Há mais de dois milhões de anos que os consumimos. Como sabe, os verdadeiros culpados de um funcionamento reduzido do cérebro e dos problemas da saúde são os alimentos com um índice glicémico elevado – ou seja, ricos em hidratos de carbono.

Um dos mitos mais propagados que tento desmistificar constantemente é o da noção de que o cérebro prefere a glicose como combustível. Esta ideia não podia estar mais longe da verdade. O cérebro utiliza muito bem a gordura – esta é considerada o "super combustível" do cérebro. É por esta razão que prescrevemos dietas à base de gorduras para tratar todos os tipos de doenças neurodegenerativas (no capítulo 7 descrevo pormenorizadamente a forma como o cérebro utiliza a gordura e o que isto significa em termos de saúde e de conceção de uma alimentação perfeita).

Em parte, um dos motivos que me leva a falar sobre a gordura, e sobre o colesterol em particular, é não só o facto de estes ingredientes estarem relacionados com a saúde do cérebro mas também porque vivemos numa sociedade que insiste em desprezá-los, sendo que a indústria farmacêutica faz com que o público seja refém da má informação e perpetua falsidades, muitas delas que nos podem destruir. Para compreender verdadeiramente o que pretendo, vamos olhar para uma área problemática: a epidemia das estatinas.

A EPIDEMIA DAS ESTATINAS E A SUA RELAÇÃO COM A DISFUNÇÃO CEREBRAL

O facto de saber que o colesterol é importante para a saúde do cérebro levou-me a mim e a outros colegas da área a acreditar que as estatinas – os medicamentos de grande sucesso prescritos a milhões de pessoas para baixar o colesterol – podem originar ou agravar as perturbações e doenças cerebrais.

Um dos efeitos secundários das estatinas é a disfunção cerebral. O Dr. Duane Graveline, que foi médico dos astronautas da NASA e ficou com a alcunha de "médico espacial", tem vindo a opor-se às estatinas. Desde que perdeu totalmente a memória, o que acredita ter sido provocado pelas estatinas que andava a tomar na altura, tem vindo a recolher provas dos efeitos secundários das mesmas em pessoas, por todo o mundo. Já escreveu três livros sobre o assunto, sendo o mais famoso *Lipitor, Thief of Memory* ["Lipitor, o Ladrão da Memória"].[25]

Em 2012, a FDA emitiu uma declaração que dizia que os medicamentos com estatinas poderiam causar efeitos secundários como lapsos de memória e confusão. Um estudo recente, levado a cabo pela American Medical Association, e publicado pela *Archives of Internal Medicine*, em janeiro de 2012, revela que existe um aumento surpreendente de 48 por cento do risco de diabetes nas mulheres que tomam estatinas.[26]

RISCO DE DIABETES TIPO II EM MULHERES QUE CONSOMEM MEDICAMENTOS COM ESTATINAS

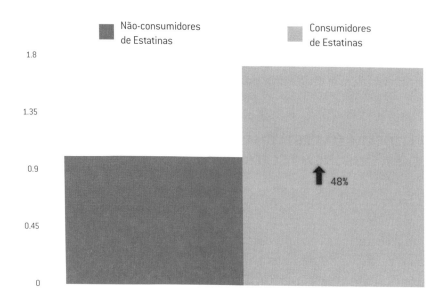

Este estudo envolveu um grande número de mulheres – mais de 160 mil em fase de pós-menopausa – e é difícil ignorar a sua importância. Ao percebermos que a diabete Tipo II é um grande fator de risco para a doença de Alzheimer, a relação entre os medicamentos com estatinas e o declínio cognitivo (ou disfunção cognitiva) é compreensível.

Em 2009, Stephanie Seneff, investigadora sénior do Laboratório de Ciências Informáticas e Inteligência Artificial do MIT, que recentemente se interessou pelos efeitos dos medicamentos e da alimentação na saúde e nutrição, escreveu um ensaio bastante convincente que explica por que razão as alimentações com baixo teor de gordura e as estatinas podem causar Alzheimer.[27] No ensaio, a Dr.ª Seneff relata o que já sabemos acerca dos efeitos secundários das estatinas e faz um retrato espantoso da forma como o cérebro é afetado. Sintetiza também as últimas descobertas científicas de outros especialistas nesta matéria. Tal como explica, uma das maiores razões por que as estatinas provocam perturbações cerebrais é o facto de prejudicarem a capacidade do fígado de produzir colesterol. Isto faz com que os níveis de LDL baixem significativamente. Tal como acabei de explicar, o colesterol tem um papel fundamental no cérebro, permitindo a comunicação entre os neurónios e encorajando o crescimento de novas células cerebrais. Ironicamente, a indústria das estatinas publicita os seus produtos, dizendo que estes interferem na produção do colesterol no cérebro e no fígado.

O professor de Biofísica Dr. Yeon-Kyun Shin, da Iowa State University, é um especialista célebre nas questões do funcionamento do colesterol dentro das redes neurais ao transmitir mensagens. Falou sobre esta questão sem rodeios a um repórter da *Science Daily*:[28]

"Se privarmos o cérebro de colesterol, estaremos a afetar diretamente todos os mecanismos que permitem a libertação de neurotransmissores. Os neurotransmissores afetam

o processamento de dados e as funções cognitivas.
Por outras palavras, a nossa inteligência e a nossa memória.
Se tentarmos baixar o colesterol com medicamentos
que afetam os mecanismos da síntese do colesterol no fígado,
esses medicamentos chegam também ao cérebro. Acabam depois
por reduzir a síntese do colesterol que é necessária para o cérebro.
A nossa investigação demonstra que há uma relação direta entre
o colesterol e a libertação de neurotransmissores, e sabemos
exatamente qual o mecanismo molecular que acontece
nas células. O colesterol altera a forma das proteínas
para estimular o raciocínio e a memória."

Em 2009, uma revisão a dois dos maiores estudos realizados em 2001, acerca dos medicamentos de estatinas utilizados por mais de 26 mil pessoas com risco de demência e doença de Alzheimer, revelou que as estatinas não protegem da doença de Alzheimer, o que contradiz as suposições anteriores. A investigadora principal deste estudo, Bernardette McGinness, foi citada pela *Science Daily*: "Estes ensaios, realizados a uma grande quantidade de pessoas e um padrão de excelência, parecem revelar que as estatinas administradas em idade avançada a indivíduos com risco de doença cardiovascular não previnem a demência."[29] Quando pediram à investigadora da UCLA, Beatrice Golomb, para comentar estes resultados, ela esclareceu: "No que diz respeito ao papel das estatinas como medicamentos preventivos, manifestam-se bastantes situações específicas em séries de casos e estudos de caso único, que apresentam os efeitos secundários das estatinas na cognição."[30] Golomb referiu ainda a existência de vários casos em que as estatinas eram neutras, ou afetavam negativamente a cognição, e que nunca houve nenhum estudo que apresentasse resultados positivos.

Além do impacto direto das estatinas no colesterol, estas têm também um efeito indireto no fornecimento de ácidos gordos e antioxidantes. Não só reduzem a quantidade de colesterol contida nas partículas de LDL mas também reduzem o número de partículas de LDL. Por isso, além de destruírem o colesterol, diminuem ainda as reservas de ácidos gordos e antioxidantes do cérebro que estão igualmente contidas nas partículas de DLD. O funcionamento adequado do cérebro depende destas três substâncias[31] (mais à frente vai verificar a importância de incitar a produção natural de antioxidantes do organismo).

A outra forma que as estatinas têm de contribuir para a doença de Alzheimer, maravilhosamente descrita pela Dr.ª Seneff[32], é o facto de paralisarem a capacidade de as células produzirem coenzimas Q10 – substâncias semelhantes às vitaminas que se encontram em todo o organismo, que têm um papel importante como antioxidantes e geradores de energia para as células. Uma vez que as coenzimas Q10 seguem o mesmo funcionamento metabólico que o colesterol, a sua síntese é corrompida pelas estatinas, e o organismo e o cérebro são privados delas. Alguns dos efeitos secundários das estatinas – como a fadiga, as dificuldades respiratórias, os problemas de mobilidade e equilíbrio, as dores musculares, a fraqueza e atrofia – estão relacionados com a perda de CoQ10 nos músculos e a capacidade reduzida de produção de energia. No limite, as pessoas que sofrem reações fortes às estatinas sofrem graves danos nos seus músculos estriados. A insuficiência de CoQ10 tem estado igualmente relacionada com problemas cardíacos, hipertensão e doença de Parkinson. Considerando todos estes efeitos, é fácil perceber o motivo pelo qual a CoQ10 tem sido recomendada para o tratamento da doença de Alzheimer.

Por último, as estatinas podem também ter um efeito indireto sobre a vitamina D. O organismo produz vitamina D a partir do colesterol, na pele, com a exposição aos raios UV do sol. Se olhássemos para a fórmula química da vitamina D, seria difícil distingui-la da fórmula do colesterol; são muito idênticas. "Se os níveis forem reduzidos artificialmente", diz a Dr.ª Seneff, "o organismo não conseguirá fazer o reabastecimento das quantidades adequadas de colesterol para repor as reservas na pele. Isto conduz a uma insuficiência de vitamina D, um grave problema nos EUA".[33] A insuficiência de vitamina D não provoca apenas um maior risco de fragilidade dos ossos e, no limite, de raquitismo, está também associada a muitas doenças que agravam o risco de demência como a diabetes, a depressão e as doenças cardiovasculares. Se o cérebro não precisasse de vitamina D para um desenvolvimento e funcionamento adequados, então não teria recetores da mesma por todo o lado.

Os benefícios das estatinas são questionáveis. Há estudos de grande importância que fracassaram ao tentarem demonstrar os benefícios das estatinas na prevenção de doenças. Apesar de haver muitos estudos que indicam os seus efeitos positivos na redução das taxas de mortalidade de pessoas com doença arterial coronária, a investigação mais recente revela que estes resultados estão pouco relacionados com a redução do colesterol por ação destes medicamentos e provavelmente estão mais associados à redução da inflamação, o que origina a doença. Mas isto não significa que, ainda assim, as estatinas mereçam aprovação. Para alguns, o risco de efeitos secundários nocivos é demasiado elevado. As pessoas com menor risco de doenças cardíacas, mas com risco elevado de outras doenças, colocar-se-iam em perigo se optassem por tomar estatinas.

Já em meados dos anos 90, realizaram-se estudos que demostram a relação entre a utilização das estatinas e o aumento do risco de determinados tipos de cancro; já para não falar na lista extensa de efeitos secundários, que vão desde problemas digestivos à asma, impotência, inflamação do pâncreas e a problemas de fígado.[34] Um ensaio publicado em janeiro de 2004, no *American Journal of Cardiology*, revelou que os medicamentos à base de estatinas aumentam o risco de morte. Alguns investigadores, em Israel, seguiram cerca de 300 adultos diagnosticados com problemas cardíacos durante um período de 3,7 anos e, em certos casos, num período de 11,5 anos. Os indivíduos que tomavam medicamentos com estatinas apresentavam os níveis mais baixos da lipoproteína de baixa densidade (LDL) e os índices mais elevados de mortalidade. Em contrapartida, os que apresentavam níveis mais elevados de colesterol apresentavam também menor risco de morte.[35]

SÃO OS HIDRATOS DE CARBONO – E NÃO O COLESTEROL – QUE ELEVAM O COLESTEROL

Se conseguir limitar a ingestão de hidratos de carbono para uma quantidade que seja a absolutamente necessária (pormenores acerca deste assunto no Capítulo 10), e compensar a diferença com gorduras e proteínas saborosas, poderá literalmente reprogramar os seus genes, fazendo-os voltar à configuração original, aquando do seu nascimento. É esta configuração original que lhe permite ser uma máquina intelectualmente astuta que queima calorias.

É importante compreender que quando fazemos análises ao colesterol, o valor que obtemos representa, na realidade, 75 a 80 por cento daquele que o nosso organismo produz, e não necessariamente daquilo que comemos. Na verdade, os alimentos com elevado teor de colesterol diminuem a produção de colesterol do organismo. Todos nós produzimos até 2 000 gramas de colesterol por dia, pois precisamos efetivamente dele, e este valor é muito superior ao colestrol que se encontra na nossa alimentação. O nosso organismo prefere muito mais que o colesterol seja fornecido "à colher", através dos alimentos que consumimos, do que produzido internamente, o que constitui um processo biológico muito complexo que sobrecarrega o fígado. O colesterol alimentar é tão importante que o nosso organismo absorve o mais possível.

Assim sendo, o que acontece quando restringimos a nossa ingestão de colesterol, algo que tantas pessoas fazem hoje em dia? O organismo emite um alarme que indica crise (fome). O fígado recebe este sinal e começa a produzir uma enzima chamada HMG-CoA redutase, que ajuda a compensar a insuficiência, utilizando os hidratos de carbono da alimentação para produzir um abastecimento extra de colesterol. (Esta é a mesma enzima que as estatinas utilizam.) Como provavelmente imagina, trata-se de um cocktail Molotov: ao comer hidratos de carbono em excesso, ao mesmo tempo que reduz a ingestão de colesterol, está a incitar um excesso de produção de colesterol, contínuo e penoso, do organismo. A única maneira de travar o descontrolo deste mecanismo interno é consumindo a quantidade adequada de colesterol alimentar e eliminando os hidratos de carbono. Isto explica o facto de os meus doentes com colesterol elevado, que seguem a dieta que prescrevo, conseguirem repor o nível normal de colesterol, em segurança, sem medicamentos e consumindo alimentos ricos em colesterol.

O "COLESTEROL ELEVADO" É ASSIM TÃO PERIGOSO?

O colesterol desempenha um papel minúsculo nas doenças coronárias e é um fraco indicador do risco de enfarte. Mais de metade de todos os doentes hospitalizados por enfarte apresentam níveis de colesterol dentro dos valores "normais". A ideia de que se reduzirmos os níveis de colesterol drasticamente vamos conseguir, como por magia, reduzir o risco de enfarte, neste momento, já foi categoricamente refutada. O tabagismo, o consumo de álcool em excesso, a falta de exercício aeróbico, o excesso de peso e a ingestão elevada de alimentos ricos em hidratos de carbono constituem os principais fatores de risco.

Quando vejo doentes com níveis de colesterol de, por exemplo, 240 mg/dl, ou mais, é certo que tomam medicamentos prescritos pelo médico de família para baixar o colesterol. Isto está errado, quer em teoria quer na prática. Tal como já referi, o colesterol é um dos químicos mais importantes da fisiologia humana, principalmente no que diz respeito à saúde do cérebro. A análise laboratorial mais eficaz para determinar o nosso estado de saúde é a hemoglobina A1C, e não os níveis de colesterol. Raramente é apropriado, ou mesmo nunca, pensar que o colesterol, por si só, é o principal fator de risco para a nossa saúde.

Eis uma boa pergunta: Quem tem colesterol elevado? Há trinta anos, a resposta incluía todos as pessoas com níveis de colesterol acima dos 240 e outros fatores de risco, tais como o excesso de peso ou tabagismo. Esta resposta alterou-se a seguir à Conferência para o Consenso do Colesterol, em 1984. Passaram a ser considerados todos aqueles que tivessem os níveis acima de 200, independentemente de terem outros fatores de risco. Hoje em dia, o limiar desceu para 180. E se tiver sofrido um enfarte, a categoria é totalmente diferente: mesmo que o seu colesterol esteja baixo, é provável que lhe prescrevam um medicamento para o reduzir, aconselhando-o a fazer uma alimentação com baixo teor de gordura.

EDUCAÇÃO SEXUAL: ESTÁ TUDO NA SUA CABEÇA

Muito bem. O colesterol é benéfico. Mas o que está em causa não é apenas a sagacidade do seu cérebro, a saúde física e a longevidade. É também uma outra parte da nossa vida que, por norma, é ignorada nos livros de Medicina de referência. Estou a falar da nossa vida sexual. Pois é!

Apesar de ser neurologista, trato imensas pessoas que sofrem de disfunção sexual. Geralmente, são impotentes, ou evitam o sexo totalmente, ou então têm pilhas de comprimidos para tentarem resolver o problema. Já conhece estes comprimidos – aqueles que são publicitados no intervalo do noticiário da noite como se fossem doces, e que prometem transformar a sua vida sexual. Os meus doentes com problemas sexuais físicos não vêm à minha consulta especificamente por esse motivo, mas noto logo quando lhes pergunto sobre essa parte da vida, ao mesmo tempo que os questiono sobre os problemas neurológicos.

Vou contar uma pequena história. Um engenheiro reformado, com 75 anos, veio à minha consulta com uma série de queixas, incluindo insónia e depressão. Já tomava comprimidos para dormir há quarenta anos, e sentia que a depressão tinha piorado dois ou três meses antes da consulta. Quando o consultei, tomava alguns medicamentos: um antidepressivo, um medicamento para a ansiedade e Viagra para a disfunção erétil. Primeiro, verifiquei a sua intolerância ao glúten e descobri, para sua surpresa, que as análises apresentavam valores positivos. Concordou em fazer uma alimentação sem glúten e rica em gorduras. A segunda vez que falei com ele foi cerca de um mês depois, por telefone. Nessa altura, tinha excelentes notícias para me dar: estava melhor da depressão e já não precisava de Viagra nas relações sexuais com a mulher. Agradeceu-me muito.

Quase toda a gente concorda com a interligação do sexo com o funcionamento do cérebro. É uma atividade que está intimamente associada às emoções, aos impulsos e pensamentos, mas está também, sem dúvida, relacionada com as hormonas e com a química sanguínea. Claro que, se estiver deprimido e não dormir bem, como o meu doente, o sexo é a última coisa que lhe passa pela cabeça. Mas uma das causas mais comuns da impotência não é nenhum destes problemas. É aquilo de que tenho vindo a falar neste capítulo: os níveis de colesterol assustadoramente baixos. E os estudos realizados até à data têm conseguido provas evidentes: a menos que tenha níveis de testosterona saudáveis (quer os homens quer as mulheres), não terá uma vida sexual escaldante, caso seja sexualmente ativo. O que produz a testosterona? O colesterol. E que anda a fazer a maior parte dos americanos hoje em dia? A baixar os níveis de colesterol com dietas e/ou a tomar estatinas. Enquanto isso, baixam também a libido e o desempenho. Não é de admirar que hoje em dia haja uma epidemia da disfunção erétil (DE) e uma grande procura de medicamentos para a DE, já para não falar (talvez ironicamente) das terapias para restabelecer a testosterona.

Há imensos estudos que confirmam esta relação.[36] A redução da libido é uma das queixas mais comuns entre os que tomam estatinas. As análises clínicas têm vindo a demonstrar repetidamente níveis baixos de testosterona nestas pessoas.[37] As pessoas que tomam estatinas têm duas vezes mais probabilidades de ter um nível baixo de testosterona. Felizmente, este problema pode ser revertido, parando de tomar estatinas e aumentando o consumo de colesterol. Na verdade, as estatinas podem baixar a testosterona de duas maneiras. A primeira é baixando diretamente o colesterol, depois interferindo com as enzimas que produzem testosterona ativa.

Um estudo publicado no Reino Unido, em 2010, analisou 930 homens com doença cardíaca coronária e mediu os seus níveis de testosterona.[38] Os níveis de testosterona baixos manifestaram-se em 24 por cento dos doentes. Risco de morte de 12 por cento nos que apresentavam níveis normais de testosterona, e de 24 por cento nos que tinham níveis baixos. As conclusões foram óbvias: se tiver doença coronária e níveis de testosterona baixos, tem muito mais probabilidades de morrer. Por isso, volto a referir, se administrarmos medicamentos com estatinas para baixar o colesterol, que por sua vez diminui a testosterona... E os níveis baixos de testosterona aumentam o risco de morte. Isto não é de loucos? Não digo mais nada.

A DOCE VERDADE

Já abordei vários assuntos, neste capítulo, relacionados sobetudo com a função das gorduras no cérebro. Mas agora temos de nos perguntar o seguinte: o que acontece se, em vez das gorduras, inundarmos o cérebro de açúcar? Comecei este capítulo por referir os perigos dos hidratos de carbono para o organismo, mas reservei um capítulo dedicado ao hidrato de carbono, particularmente prejudicial. Infelizmente, este é um tema que tem merecido muito pouca atenção por parte da imprensa. Cada vez mais se fala na relação entre o açúcar e a "diabesidade", o açúcar e as doenças cardíacas, o açúcar e fígados gordos, o açúcar e síndrome metabólico, o açúcar e o risco de cancro, etc. Mas, e o açúcar e a disfunção cerebral? Está na altura de pensar seriamente sobre o efeito do açúcar no seu cérebro.

CAPÍTULO 4

UMA UNIÃO POUCO FRUTÍFERA
Eis o seu Cérebro com Açúcar (Natural ou não)

O açúcar só estava disponível para os nossos antepassados na fruta, apenas alguns meses por ano (no tempo das colheitas), ou no mel, produzido pelas abelhas. Mas, nos últimos anos, o açúcar é adicionado a quase todos os alimentos processados, limitando a escolha dos consumidores. O açúcar produzido pela natureza era difícil de conseguir, o homem tornou esse processo mais fácil.

DR. ROBERT LUSTIG *et al.*[1]

Açúcar. Seja num chupa-chupa, nos cereais (como os Lucky Charms), ou numa fatia de pão de canela e passas, todos nós sabemos que este hidrato de carbono específico não é dos ingredientes mais saudáveis, principalmente quando consumido em excesso, ou a partir de alimentos refinados ou processados como o xarope de milho com elevado teor de frutose. Também sabemos que o açúcar é um dos principais responsáveis pela preocupação que temos com o tamanho da nossa cintura, com o nosso apetite, com o controlo do açúcar no sangue, com a obesidade, com a diabetes Tipo II e a resistência à insulina. Mas, e o açúcar e o seu efeito no cérebro?

Em 2011, GaryTaubes, autor de *Good Calories, Bad Calories*[2] ["Calorias boas, Calorias más"], escreveu um artigo excelente, no *New York Times*, intitulado "O Açúcar será tóxico?"[3]. Neste livro, relata não só a história do açúcar na nossa vida e nos alimentos mas fala também sobre a ciência que levou a compreender de que modo o açúcar afeta o nosso organismo. Em específico, dá o exemplo do trabalho de Robert Lustig – especialista em perturbações hormonais da pediatria e o maior especialista em obesidade infantil da Faculdade de Medicina da Universidade da Califórnia, São Francisco – que questiona se o açúcar é uma "toxina" ou um "veneno". Lustig não incide tanto sobre o consumo destas "calorias vazias". O problema que vê no açúcar é o facto de este ter características únicas, especificamente a maneira como os vários tipos de açúcar são metabolizados pelo corpo humano.

Lustig gosta de usar a expressão "isocalórico", e não "isometabólico" ao descrever a diferença entre a glicose pura, a forma mais simples do açúcar, e o açúcar de mesa que é uma combinação de açúcar e frutose. (A frutose, da qual falarei entretanto, é um tipo de açúcar natural encontrado exclusivamente na fruta e no mel.) Quando consumimos cem calorias com uma batata, por exemplo, cada organismo metaboliza-a de maneira diferente – e experienciamos efeitos diferentes – de cem calorias que obtivéssemos de açúcar que fosse metade glicose, metade frutose. E porquê?

É o nosso fígado que trata da frutose do açúcar. A glicose de outros hidratos de carbono e amidos, por outro lado, é processada por todas as células do corpo. Assim, se consumirmos os dois tipos de açúcar (frutose e glicose) ao mesmo tempo, exigimos um esforço adicional ao fígado. Se consumíssemos o mesmo número de calorias vindas só da glicose, isso não acontecia. E o fígado será também sobrecarregado se lhe enviarmos formas líquidas destes açúcares, as que existem nos refrigerantes ou sumos de fruta. Beber açúcar não é o mesmo que comer uma dose equivalente de açúcar, por exemplo, em maçãs. E, já agora, a frutose é a mais doce de todos os hidratos de carbono naturais, o que provavelmente explica o facto de gostarmos tanto. Mas, ao contrário daquilo que possa pensar, apresenta o índice glicémico mais reduzido de todos os açúcares naturais. A razão é simples: uma vez que o fígado metaboliza a maior parte da frutose, esta não tem efeito imediato no açúcar no sangue, nem nos níveis de insulina, ao contrário do açúcar ou do xarope de milho com alto teor de frutose, em que a glicose chega à circulação e aumenta os níveis de açúcar no sangue. Mas não se deixe enganar por isto. Mesmo que não tenha um efeito imediato, a frutose tem mais efeitos a longo prazo se consumida em grandes quantidades sendo não natural. E a ciência dá provas evidentes: o consumo da frutose está associado a uma deficiência de tolerância à glicose, resistência à insulina, níveis elevados de gordura no sangue e hipertensão. E uma vez que não origina a produção de insulina e leptina, duas hormonas fundamentais para a regulação do nosso metabolismo, a alimentação com elevado teor de frutose leva à obesidade e às suas repercussões metabólicas. (Vou explicar mais à frente o que isto significa, para quem gosta de comer muita fruta. Felizmente, na maioria dos casos, temos acesso a fruta e a comê-la. A quantidade de frutose da maior parte dos frutos é muito reduzida, em comparação com os níveis de frutose dos alimentos processados.) Ouvimos falar no açúcar e nos seus efeitos em quase todas as partes do corpo, *exceto no cérebro*. Mais uma vez, este é um assunto que tende a ser esquecido pela imprensa. As questões a colocar, e às quais irei responder neste capítulo, são:

> Qual o efeito do consumo excessivo de açúcar no cérebro?
> O cérebro consegue distinguir os diferentes tipos de açúcar? Metaboliza-os de forma diferente dependendo da sua origem?

Se eu fosse a si, punha já de lado esse biscoito que está a comer com o café e tinha cuidado. Depois de ler este capítulo, nunca mais vai olhar para uma peça de fruta ou para uma guloseima da mesma maneira.

NOÇÕES BÁSICAS SOBRE O AÇÚCAR
E OS HIDRATOS DE CARBONO

Vou começar por definir alguns termos. Qual é exatamente a diferença entre o açúcar de mesa, o açúcar da fruta, o xarope de milho com alto teor de frutose, etc.? Boa pergunta. Como já disse, a frutose é um tipo de açúcar natural que encontramos na fruta e no mel. É um monossacarídeo, como a glicose, enquanto o açúcar de mesa (sacarose) – aquela substância granulada que pomos no café ou juntamos à massa dos biscoitos – é uma combinação de glicose e frutose que faz dele um dissicarídeo (duas moléculas que se associam). O xarope de milho com alto teor de frutose, que encontramos nos refrigerantes, sumos e muitos outros produtos processados, é mais uma combinação de moléculas dominada pela frutose – 55% frutose, 42% glicose e 3% hidratos de carbono.

O xarope de milho com alto teor de frutose foi introduzido em 1978, sendo o substituto barato do açúcar nas bebidas e nos alimentos. Claro que já ouviu falar disto nos meios de comunicação que têm atacado este ingrediente artificial, atribuindo-lhe as consequências da nossa epidemia da obesidade. Mas a questão não é esta. É verdade que podemos responsabilizar o xarope de milho com alto teor de frutose pelas nossas cinturas protuberantes e pelos diagnósticos de doenças relacionadas como a obesidade e a diabetes, mas podemos fazê-lo também em relação a outros açúcares, já que todos são hidratos de carbono, uma classe de biomoléculas que partilham características semelhantes. Os hidratos de carbono são apenas longas cadeias de moléculas de açúcar, ao contrário da gordura (cadeias de ácidos gordos), das proteínas (cadeias de aminoácidos) e do ADN. Mas já sabe que nem todos os hidratos de carbono são iguais. E nem todos os hidratos de carbono são tratados pelo organismo da mesma forma. A característica que os diferencia é o efeito que cada um deles tem no aumento do nível de açúcar no sangue e, consequentemente, na insulina. As refeições que contêm mais hidratos de carbono, e principalmente com mais glicose simples, fazem com que o pâncreas aumente a produção de insulina para armazenar o açúcar do sangue nas células. Durante a digestão, os hidratos de carbono são processados e o açúcar é libertado na corrente sanguínea, fazendo mais uma vez com que o pâncreas tenha de aumentar a produção de insulina para que a glicose possa entrar nas células. Ao longo do tempo, os níveis mais elevados de açúcar no sangue vão causando uma maior produção de insulina por parte do pâncreas.

Os hidratos de carbono que originam picos mais elevados de açúcar no sangue são tipicamente os que mais engordam, precisamente por isso. Incluem tudo o que seja feito com farinha refinada (pão, cereais, massas); amidos, como o arroz, as batatas e o milho; e hidratos de carbono líquidos, como os refrigerantes, a cerveja e o sumo de fruta. Todos eles são digeridos rapidamente, pois inundam a corrente sanguínea de glicose e estimulam o aumento da insulina, que depois armazena o excesso de calorias como gordura. E os hidratos de carbono de um vegetal? Esses hidratos de carbono, principalmente os de vegetais de folha verde, como os brócolos e os espinafres, estão combinados com fibras indigestas, por isso, demoram mais a ser processados. A fibra delonga o processo, dando origem a uma canalização mais lenta da glicose para a corrente sanguínea. Além disso, os vegetais contêm mais água do que os amidos, o que diminui ainda mais a resposta do açúcar no sangue. Quando comemos frutos inteiros, que obviamente contêm açúcar, a água e a fibra também atenuam o efeito do açúcar no sangue. Se pensarmos, por exemplo, num pêssego e numa batata com o mesmo peso, a batata tem muito mais efeito no açúcar no sangue do que o pêssego, aquoso e fibroso. Isto não quer dizer que o pêssego, ou outro fruto qualquer, não cause problemas.[4]

Os nossos antepassados das cavernas comiam fruta, mas não todos os dias do ano. Nós ainda não evoluímos para conseguir processar as enormes quantidades de frutose que ingerimos hoje em dia – principalmente a frutose que consumimos em produtos fabricados. A fruta natural tem relativamente pouco açúcar em comparação, por exemplo, com uma lata de um refrigerante, que tem uma quantidade enorme. Uma maçã de tamanho médio tem cerca de 44 calorias, numa combinação rica de calorias graças à pectina; por sua vez, uma lata de Coca-Cola ou Pepsi de 330 ml tem quase o dobro – 80 calorias de açúcar. Imagine só que se fizermos sumo de maçã, obtendo os mesmos 330 ml (retirando-lhe assim a fibra), isto dá origem a uma explosão de 85 calorias de açúcar, o mesmo que um refrigerante. Quando esta frutose chega ao fígado, a maior parte transforma-se em gordura e é enviada para as nossas células adiposas. Não admira que os bioquímicos, há mais de quarenta anos, afirmassem que a frutose é o hidrato de carbono que mais engorda. E quando o nosso organismo se habitua a fazer esta simples transformação em todas as refeições, podemos cair numa armadilha tal que até o nosso tecido muscular fica resistente à insulina. Gary Taubes descreve este efeito dominó de modo brilhante, no livro *Why We Get Fat* ["Por que engordamos?"]: "Assim, embora a frutose não tenha efeito imediato no açúcar no sangue e na insulina, ao longo do tempo – talvez em poucos anos – possa originar resistência à insulina e, consequentemente, o armazenamento de calorias como gordura. O ponteiro do mostrador do combustível estará virado para o armazenamento de gordura, mesmo que não estivesse apontado para lá inicialmente."[5]

O mais perturbante em relação ao nosso vício do açúcar é que quando combinamos a frutose e a glicose (o que muitas vezes acontece quando consumimos alimentos que contêm açúcar de mesa), a frutose pode não ter logo grande impacto no nosso açúcar no sangue, mas a glicose que o acompanha encarrega-se de o fazer – estimulando a secreção de insulina e alertando as células adiposas para se prepararem para armazenar mais.

Quanto mais açúcar consumimos, mais dizemos ao nosso organismo para o transformar em gordura. Isto acontece não só no fígado, originando a chamada doença hepática gordurosa, mas também noutras partes do corpo. Pneus na cintura, almofadinhas, barrigas de cerveja e, pior de todas – a gordura visceral invisível que se instala nos nossos órgãos vitais.

Adoro a forma como Taubes estabelece um paralelo entre a relação causa e efeito que une os hidratos de carbono e a obesidade, e a associação entre o tabagismo e o cancro: se os cigarros nunca tivessem sido inventados, o cancro dos pulmões seria raro. Da mesma forma, se não comêssemos tantos hidratos de carbono, a obesidade também seria rara.[6] Aposto que outras doenças relacionadas também seriam raras, incluindo a diabetes, as doenças cardíacas, a demência e o cancro. E se eu tivesse de indicar a peça-chave para evitar todos os tipos de doenças, falaria na diabetes. Ou seja, não se deixe tornar diabético.

O PRENÚNCIO DE MORTE DA DIABETES

Não há palavras suficientes para reforçar a importância de evitar a diabetes, e se no seu caso já tem de viver com esta doença, então é fundamental manter os níveis de açúcar equilibrados. Nos EUA existem perto de 11 milhões de adultos de 65 anos ou mais com diabetes Tipo II, o que revela bem a dimensão da potencial catástrofe que temos em mãos se todos esses indivíduos – mais aqueles a quem a doença não foi ainda diagnosticada – desenvolverem Alzheimer. Os dados que confirmam a relação entre a diabetes e a doença de Alzheimer são significativos, mas é importante perceber que a diabetes é um grande fator de risco para o declínio cognitivo. E isto tem mais incidência nas pessoas que não controlam a diabetes. Um exemplo claro: em junho de 2012, a *Archives of Neurology* publicou o estudo realizado a 3 069 idosos para determinar se a diabetes aumentava o risco de declínio cognitivo e se a falta de controlo do açúcar no sangue estava relacionada com uma menor capacidade cognitiva.[7] Na primeira avaliação, cerca de 23 por cento dos participantes tinham diabetes, e os restantes 77 por cento não (os investigadores tinham escolhido propositadamente um "grupo diversificado de adultos em boas condições"). Contudo, uma pequena percentagem desses 77 por cento ficou diabética durante os nove anos do estudo. No início do estudo, realizaram-se uma série de testes cognitivos, que se repetiram no final dos nove anos.

A conclusão foi a seguinte: "Nos adultos idosos em bom estado de saúde, com DM (diabetes millitus) e com dificuldades de controlar a DM, estão associados uma pior função cognitiva e um maior declínio. Isto sugere a gravidade com que a DM pode contribuir para acelerar o envelhecimento cognitivo." Os investigadores demonstraram uma diferença abismal no ritmo do declínio mental entre os que tinham e os que não tinham diabetes. Mais interessante ainda, observaram que, mesmo no início do estudo, os valores cognitivos padrão dos diabéticos eram mais baixos do que os de controlo. O estudo encontrou também uma relação direta entre o ritmo do declínio cognitivo e os níveis elevados de hemoglobina A1C, indicador do controlo da glicose do sangue. Os autores afirmaram que "a hiperglicemia (níveis elevados de açúcar no sangue) tem sido apresentada como um mecanismo que pode contribuir para a associação entre a diabetes e o funcionamento cognitivo reduzido". Afirmaram ainda que "a hiperglicemia pode contribuir para o défice cognitivo, através do mecanismo da formação dos produtos de glicação avançada, da inflamação e da doença microvascular."

Antes de explicar o que são os produtos de glicação avançada e como se formam, vamos ver mais um estudo realizado ainda antes, em 2008. Este, realizado na Clínica Mayo e publicado nos *Archives of Neurology*, incidiu sobre os efeitos da duração da diabetes. Por outras palavras, procurou perceber se o tempo que uma pessoa sofre diabetes tem influência na gravidade do declínio cognitivo. Sem dúvida. Os números saltam à vista: segundo os resultados da Clínica Mayo, se a diabetes se manifestou antes dos 65 anos, o risco de défice cognitivo ligeiro apresentava um crescimento surpreendente de 220 por cento. E o risco de défice cognitivo ligeiro nos indivíduos com diabetes há dez anos ou mais aumentava 176 por cento. Se as pessoas tomassem insulina, o risco aumentava 200 por cento. Os autores descreveram a sua sugestão de um mecanismo para explicar a ligação entre o nível elevado de açúcar no sangue e a doença de Alzheimer: "aumento da produção de produtos de glicação avançada."[8] O que são estes produtos de glicação avançada que aparecem na literatura médica quando se referem ao declínio cognitivo e envelhecimento acelerado? Mencionei-os brevemente, no capítulo anterior, e vou explicá-los na parte que se segue.

UMA VACA LOUCA E MUITOS SINAIS DE PERTURBAÇÕES NEUROLÓGICAS

Lembro-me da histeria que percorreu o globo, em meados dos anos 90, quando o receio da doença das vacas loucas se espalhou rapidamente depois de, na Grã-Bretanha, surgirem provas da transmissão da doença do gado para os humanos. No verão de 1996, Peter Hall, um vegetariano de 20 anos, morreu da forma humana da doença das vacas loucas, chamada doença de *Creutzfeldt-Jakob*. Peter Hall tinha contraído a doença em pequeno ao comer hambúrgueres de vaca. Pouco tempo depois, confirmaram-se outros casos, e os países, incluindo os Estados Unidos, começaram a banir a exportação da carne de vaca da Grã-Bretanha. Até mesmo o McDonald's deixou de servir hambúrgueres em determinadas áreas, até que os cientistas pudessem determinar as origens do surto e se tomassem medidas para eliminar o problema. A doença das vacas loucas, também chamada encefalopatia espongiforme bovina, é uma doença bovina rara que infeta o gado. O nome deriva do comportamento estranho que as vacas infetadas manifestam. Este é um tipo de doença priónica, normalmente causada por proteínas anormais que provocam danos ao se espalharem agressivamente pelas células.

Embora a doença das vacas loucas não seja classificada como uma doença neurodegenerativa (como a doença de Alzheimer), o Parkinson ou a doença de Lou Gehrig, todas elas têm uma deformação da estrutura das proteínas semelhante, que é necessária para um funcionamento normal e saudável. O Alzheimer, o Parkinson e a doença de Lou Gehrig não são garantidamente transmitidas às pessoas como a doença das vacas loucas, no entanto, apresentam características semelhantes que só agora os cientistas começam a perceber. Tudo se resume à deformação das proteínas.

Tal como sabemos que imensas doenças degenerativas estão associadas à inflamação, também sabemos que muitas delas – incluindo a diabetes Tipo II, as cataratas, a aterosclerose, o enfisema e a demência – estão associadas a proteínas deformadas. O que distingue as doenças priónicas é a capacidade que essas proteínas anormais têm de comprometer a saúde das outras células, transformando células normais em células desajustadas, que prejudicam o cérebro e levam à demência. É um processo semelhante ao do cancro, em que uma célula ataca o equilíbrio normal de outra célula e origina um novo grupo de células que deixam de funcionar como as saudáveis. Através das experiências com ratos de laboratório, os cientistas começam finalmente a recolher provas que demonstram que as doenças neurodegenerativas mais importantes seguem padrões semelhantes.[9]

As proteínas são uma das estruturas mais importantes do organismo – são elas que, praticamente, dão forma ao próprio organismo, assumindo funções e agindo como o interruptor principal do nosso manual de funcionamento. O nosso material genético, ou ADN, codifica a construção de proteínas que são depois produzidas como sequências de aminoácidos. Necessitam de uma forma tridimensional para realizar as suas tarefas, tais como regular os processos do organismo e proteger das infeções. As proteínas adquirem a sua forma através de uma técnica especial de enrolamento; no final, cada proteína atinge uma forma específica que determina a sua função específica.

É óbvio que as proteínas deformadas não conseguem desempenhar bem a sua função, ou não chegam mesmo a conseguir desempenhá-la e, infelizmente, as proteínas danificadas não podem ser reparadas. Se não se enrolarem devidamente até ficarem na forma correta, na melhor das hipóteses, ficam inativas, mas o pior cenário é tornarem-se tóxicas. Por norma, as células têm uma tecnologia incorporada que elimina as proteínas deformadas, mas o envelhecimento e outros fatores podem interferir com este processo. Quando uma proteína tóxica consegue induzir outras células a criar proteínas mal enroladas, o resultado pode ser catastrófico. É por isso que, hoje em dia, o objetivo de muitos cientistas é descobrir uma forma de impedir a proliferação de proteínas deformadas, de uma célula para a outra, e acabar literalmente com estas doenças na sua origem.

Stanley Prusiner, diretor do Instituto de Doenças Neurodegenerativas da Universidade da Califórnia, São Francisco, descobriu os priões, o que lhe valeu o Nobel Prize, em 1997. Em 2012, fez parte de uma equipa de investigadores que escreveram um artigo de referência, apresentado na revista *Proceedings of the National Academy of Sciences*, que demonstrou que a proteína beta-amilóide associada à doença de Alzheimer tem características semelhantes aos priões.[10] Nesta experiência, puderam seguir a progressão da doença, injetando proteína beta-amilóide num dos lados do cérebro dos ratos e observando. Com uma molécula que gerava luz, conseguiram ver que as proteínas saqueadoras se reuniam – uma cadeia de agentes tóxicos semelhante à que acontece num cérebro com Alzheimer.

Estes resultados provam mais do que doenças do cérebro. Outros investigadores que se dedicam a outras partes do corpo têm estudado também o impacto das proteínas mutáveis. Na verdade, as proteínas "loucas" podem influenciar uma série de doenças. A diabete Tipo II, por exemplo, pode seguir esta perspetiva se considerarmos que as pessoas com diabetes têm proteínas dementes no pâncreas que afetam negativamente a produção de insulina (o que leva à questão: o nível elevado de açúcar no sangue causa deformação?). Na aterosclerose, a formação típica do colesterol na doença pode ser causada pelo enrolamento deformado das proteínas. As pessoas com cataratas têm proteínas nocivas que se reúnem no cristalino. A fibrose cística, doença hereditária causada por defeito do ADN, é caracterizada pelo enrolamento desadequado da proteína CFTR. E há até mesmo tipos de enfisema que devem a sua destruição a proteínas anormais que são geradas no fígado e nunca chegam aos pulmões.

Ora bem, agora que já sabemos que as proteínas desviadas têm um papel importante nas doenças, principalmente na deterioração neurológica, a próxima pergunta é: *o que faz com que as proteínas não se enrolem adequadamente?* Numa doença como a fibrose cística, a resposta é mais simples, pois já se identificou um defeito genético específico. Mas e as outras doenças que têm origens desconhecidas, ou que só se manifestam numa idade mais avançada? Vamos olhar para os tais produtos de glicação avançada.

A glicação é o termo bioquímico para a associação de moléculas de açúcar a proteínas, gorduras e aminoácidos; a reação espontânea que faz com que a molécula de açúcar se associe é, por vezes, chamada reação Maillard. Louis Camille Maillard foi o primeiro a descrever este processo, no início de 1900.[11] Embora tenha sugerido que esta reação pudesse ter um impacto importante na Medicina, só em 1980 é que os médicos investigadores estudaram a possibilidade quando tentavam perceber a relação entre as complicações da diabetes e o envelhecimento.

Este processo forma produtos finais de glicação avançada (abreviados para AGE), que fazem com que as fibras da proteína se deformem e sejam inflexíveis. Para ter uma ideia da ação dos AGE, basta olhar para alguém que esteja a envelhecer demasiado cedo – uma pessoa com muitas rugas, flacidez da pele, pele pálida e com falta de brilho. O que vê é o efeito físico das proteínas que se aliam a açúcares renegados, o que explica o facto de os AGE serem considerados agentes fundamentais para o processo de envelhecimento da pele.[12] Ou pensemos num fumador inveterado: o amarelecimento da pele é outra característica da glicação. Os fumadores têm menos antioxidantes na pele e o tabagismo aumenta a oxidação no organismo e na pele. Assim sendo, não conseguem combater os derivados de processos normais como a glicação, pois o potencial antioxidante do seu organismo está severamente enfraquecido e, honestamente, sobrecarregado pelo volume de oxidação. Na maior parte de nós, os sinais exteriores de glicação aparecem por volta dos trinta, momento em que já acumulámos alterações hormonais suficientes e stresse oxidativo ambiental, incluindo os danos causados pelo sol.

A glicação é um facto inevitável da vida, até certo nível, tal como a inflamação e a produção de radicais livres. É um produto do nosso normal metabolismo e fundamental no processo de envelhecimento. Já é possível inclusivamente medir a glicação, com uma tecnologia que mostra os laços formados entre açúcares e proteínas. Na verdade, os dermatologistas estão bem informados quanto a este processo. Com o sistema de análise da pele Visia, conseguem imagens que demonstram a diferença entre a pele jovem e envelhecida, com uma imagem fluorescente de crianças por oposição às faces adultas. As caras das crianças ficam muito escuras na imagem, indicando a falta de AGE, enquanto as dos adultos brilham, pois as uniões da glicação tornam-se evidentes.

Claro que o objetivo é limitar ou desacelerar o processo de glicação. Há agora muitos produtos para reduzir a glicação, e até eliminar essas uniões tóxicas. Mas isto não pode acontecer se fizermos uma alimentação à base de hidratos de carbono, que acelera o processo de glicação. Os açúcares são os principais aceleradores da glicação, uma vez que facilmente se juntam às proteínas do organismo (e aqui fica uma informação usual: a fonte principal de calorias alimentares na América é o xarope de milho com elevado teor de frutose, que aumenta dez vezes o ritmo da glicação).

Quando as proteínas sofrem a glicação, acontecem duas coisas importantes. Primeiro, tornam-se menos funcionais. Em segundo lugar, assim que as proteínas são associadas ao açúcar, tendem a associar-se a outras proteínas danificadas semelhantes e formam elos transversais que inibem ainda mais a sua capacidade de funcionamento. Mas, mais importante talvez seja o facto de que assim que uma proteína sofre a glicação, torna-se uma fonte de um aumento drástico da produção de radicais livres. Isto leva à destruição de tecidos, gorduras prejudiciais, destruição de outras proteínas e mesmo do ADN. Volto a referir que a glicação de proteínas é uma parte normal do nosso metabolismo, mas quando acontece em excesso, gera muitos problemas. Os níveis elevados de glicação têm sido associados não só ao declínio cognitivo como a doenças de rins, à diabetes, à doença vascular e, tal como referi, ao próprio processo de envelhecimento.[13] Lembre-se de que qualquer proteína do organismo está sujeita a ser danificada pela glicação e pode tornar-se um AGE. Devido à importância deste processo, os médicos investigadores de todo o mundo têm vindo a desenvolver processos farmacêuticos que reduzem a formação de AGE. Mas é óbvio que a primeira medida a tomar é reduzir o açúcar.

Para além de causar inflamação e danos pelos radicais livres, os AGE danificam também os vasos sanguíneos e possivelmente explicam a relação entre a diabetes e os problemas vasculares. Tal como referi no capítulo anterior, o risco de doença arterial coronária aumenta significativamente nos diabéticos, bem como o risco de AVC. Muitos indivíduos com diabetes sofrem danos significativos nos vasos sanguíneos que fornecem o cérebro, e embora possam não sofrer de Alzheimer, poderão sofrer de demência causada pela falta deste fornecimento de sangue.

Expliquei anteriormente que o LDL – o chamado mau colesterol – é um transportador de proteína muito importante que leva o colesterol vital às células cerebrais. Só quando oxida é que danifica os vasos sanguíneos e, neste momento, já se percebeu que o LDL sofre glicação (afinal de contas é uma proteína) se ocorrer um aumento drástico da sua oxidação.

A relação entre o stresse oxidativo e o açúcar não pode ser exagerada. Quando as proteínas sofrem glicação, a quantidade de radicais livres que se forma é cinquenta vezes maior. Isto leva à perda da função celular e, por fim, à morte das células.

Este facto chama a nossa atenção para a relação poderosa que existe entre a produção de radicais livres, o stresse oxidativo e o declínio cognitivo. Sabemos que o stresse oxidativo está diretamente relacionado com deterioração cerebral.[14] A investigação demonstra que a danificação de lípidos, proteínas, ADN e ARN pelos radicais livres acontece logo numa fase inicial do défice cognitivo e muito antes de haver sinais de doenças neurológicas sérias, tais como a doença de Alzheimer, Parkinson ou a doença de Lou Gehrig. Infelizmente, quando o diagnóstico é feito, os danos já ocorreram. A conclusão é que, se pretendermos reduzir o stresse oxidativo e a ação dos radicais livres que nos afetam o cérebro, temos de reduzir a glicação das proteínas. Isto significa que temos de diminuir a disponibilidade de açúcar. Tão simples quanto isto.

Habitualmente, a maior parte dos médicos analisa uma proteína glicada. Já a referi: a hemoglobina A1C. Esta é a mesma análise que se utiliza para medir o açúcar no sangue dos diabéticos. Assim, quando o seu médico pede ocasionalmente análises à sua hemoglobina A1C para verificar o seu açúcar no sangue, o facto de se tratar de uma proteína glicada tem grandes implicações para a saúde do seu cérebro. Mas a hemoglobina A1C representa mais do que uma medição da média de açúcar no sangue durante um período de 90 a 120 dias.

A hemoglobina A1C é a proteína que se encontra nos glóbulos vermelhos. Transporta o oxigénio e liga-se ao açúcar no sangue, e esta ligação aumenta quando os níveis de açúcar no sangue estão elevados. A hemoglobina A1C não dá uma indicação imediata do nível de açúcar no sangue, mas é muito útil para mostrar qual a "média" dos últimos noventa dias. É por isto que é muito utilizada em estudos que tentam relacionar o controlo de açúcar no sangue com o processo de várias doenças como a doença de Alzheimer, défice cognitivo ligeiro e a doença coronária.

Há provas evidentes de que a hemoglobina glicada constitui um grande fator de risco para a diabetes, mas tem sido também associada ao risco de AVC, doença arterial coronária e outras causas de morte. Estas associações têm demonstrado ser mais fortes com níveis de hemoglobina A1C acima dos 6,0 por cento.

Neste momento, existem também provas de que níveis elevados de hemoglobina A1C estão associados às alterações do tamanho do cérebro. Num estudo particularmente exaustivo, publicado na revista *Neurology*, os investigadores que estudaram ressonâncias magnéticas, para determinar qual a análise laboratorial que melhor se poderia relacionar com a atrofia do cérebro, descobriram que a hemoglobina A1C demonstrava ser a mais apropriada.[15] Ao compararem o grau de perda de tecido cerebral entre os indivíduos com níveis mais baixos de hemoglobina A1C (entre 4,4 e 5,2) e os indivíduos com níveis mais elevados de hemoglobina A1C (entre 5,9 e 9,0), a perda de tecido destes últimos foi duas vezes maior num período de seis anos. Assim, a hemoglobina A1C é muito mais do que um indicador do equilíbrio de açúcar no sangue – e pode ser totalmente controlada por si!

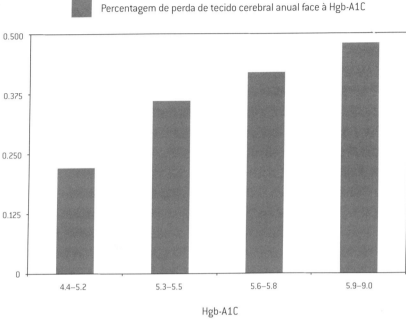

Hgb-A1C

A média ideal de hemoglobina A1C seria entre os valores de 5,0 e 5,5. Lembre-se de que a redução da ingestão de hidratos de carbono, a perda de peso e o exercício físico aumentam a sensibilidade à insulina e levam à redução da hemoglobina A1C.

É importante que saiba também que já existem provas da relação direta entre a hemoglobina A1C e o risco de depressão. Há um estudo em que participaram mais de 4 mil homens e mulheres, com uma média de idades de 63 anos, que demonstrou uma relação direta entre a hemoglobina A1C e "sintomas depressivos".[16] O fraco metabolismo da glicose foi descrito como fator de risco para o desenvolvimento da depressão nestes adultos. Conclusão: a glicação das proteínas é péssima para o cérebro.

AGIR CEDO

Tal como já descrevi, o facto de termos níveis de açúcar no sangue normais, pode significar que o pâncreas está a ser sobrecarregado para conseguir manter esses níveis. Com base nisto, pode verificar que os níveis elevados de insulina irão ocorrer muito antes do açúcar e de uma pessoa se tornar diabética. É por isso que é muito importante não só verificar o nosso nível de açúcar em jejum mas também o nível de insulina em jejum. O nível elevado de insulina em jejum indica que o pâncreas se está a esforçar para normalizar o açúcar no sangue. É também um sinal evidente de que está a consumir demasiados hidratos de carbono. E esteja atento: a resistência à insulina é um forte indicador de risco para a deterioração cerebral e défice cognitivo. Quando pensamos nos efeitos da diabetes no cérebro, não devemos partir do pressuposto de que por não sermos diabéticos não corremos riscos. E se os seus níveis de açúcar no sangue por acaso estiverem normais, a única maneira que tem de saber se é resistente à insulina é fazendo análises à insulina em jejum. Não há dúvidas quanto a isto.

Precisa de mais provas? Veja o caso de um estudo, realizado há alguns anos, no qual participaram 523 pessoas, com idades entre os 70 e 90 anos, e que não tinham diabetes, nem tão pouco níveis elevados de açúcar no sangue.[17] Contudo, depois de fazerem análises à insulina em jejum, verificou-se que muitos eram resistentes à insulina. Este estudo revelou que estes indivíduos apresentavam muito maior risco de défice cognitivo do que aqueles que apresentavam valores normais. De um modo geral, quanto mais baixo for o nível de insulina, melhor. A média dos níveis de insulina nos EUA é de cerca de 8,8 micro unidades internacionais por mililitro ($\mu IU/mL$) nos homens adultos, e 8,4 nas mulheres. No entanto, com o grau de obesidade e o abuso de hidratos de carbono que se verificam na América, estou certo de que esta "média" é muito mais alta do que aquilo que deveria ser o ideal. Os doentes que têm cuidado com o consumo de hidratos de carbono poderão ver os seus níveis de insulina registados nas análises com valores inferiores a 2,0. Esta é a situação ideal – indica que o pâncreas não está a ser sobrecarregado, que os níveis de açúcar estão perfeitamente controlados, que há um risco muito baixo de diabetes e indica que não há indícios de resistência à insulina. O importante é saber que se o seu nível de insulina em jejum está elevado (acima dos 5,0), pode ser reduzido, e eu vou mostrar-lhe como, no Capítulo 10.

QUANTO MAIS GORDO FOR, MAIS PEQUENO É O SEU CÉREBRO

Quase toda agente sabe que ter peso a mais não é saudável. Mas se precisa de mais um motivo para perder os quilogramas a mais, talvez o medo de perder a cabeça – física e literalmente – o ajude.

Quando frequentava a Faculdade de Medicina, era do conhecimento comum que as células adiposas eram, acima de tudo, depósitos onde se armazenam as massas dos excessos indesejados que ali ficavam despercebidas. Mas esta era uma perspetiva falaciosa. Hoje em dia, sabemos que as células adiposas não se limitam apenas a armazenar calorias; têm um papel muito mais relevante na fisiologia humana. As massas de gordura corporal provenientes de órgãos hormonais complexos e sofisticados são tudo menos passivas. Leu bem: a gordura é um *órgão*.[18] E podia muito bem ser um dos órgãos mais diligentes, servindo para muito mais do que nos manter quentes e isolados. Isto seria especialmente verdade para a gordura visceral – a gordura que reveste os nossos órgãos internos "viscerais", tais como o fígado, os rins, o pâncreas, o coração e os intestinos. A gordura visceral tem tido muita visibilidade ultimamente: hoje em dia, sabemos que este tipo de gordura é a mais prejudicial para a saúde. Podemos lamentar as nossas coxas enormes, os abanos debaixo do antebraço, as almofadinhas da cintura, a celulite e os rabos enormes. Mas a pior gordura é aquela que muitos de nós não conseguimos ver, sentir ou tocar. Em casos extremos, podemos vê-la nas barrigas enormes e nos pneus da cintura, sinais visíveis da gordura que está instalada nos órgãos internos. (É por esta razão que a medição da cintura é muitas vezes um indicador de "saúde", pois serve de prognóstico para problemas de saúde futuros e mortalidade. Quanto maior for a circunferência da sua cintura, maior é o seu risco de desenvolver doenças que podem causar a morte.[19])

Existem provas suficientes de que a gordura visceral tem o dom de despoletar inflamações no organismo, bem como de sinalizar moléculas que corrompem o curso normal das ações hormonais no organismo.[20] Este facto, por seu lado, contribui para a progressão da cascata de efeitos negativos da gordura visceral. Além disso, a gordura visceral faz muito mais do que originar a inflamação através de uma cadeia de acontecimentos biológicos; a própria gordura visceral acaba por se tornar inflamatória. Este tipo de gordura aloja grupos de glóbulos brancos inflamatórios. Na verdade, as moléculas hormonais e inflamatórias produzidas pela gordura visceral são depositadas diretamente no fígado que, como poderá imaginar, responde com mais uma ronda de munições (ou seja, reações inflamatórias e substâncias que corrompem as hormonas). Resumindo: mais do que um predador que se esconde atrás de uma árvore, trata-se de um inimigo armado e perigoso. A quantidade de doenças associadas agora à gordura visceral é enorme, passando pelas óbvias, como a obesidade e síndrome metabólica, e indo até às menos óbvias – o cancro, as doenças autoimunes e as doenças cerebrais.

Não é difícil perceber o que interliga a gordura corporal em excesso – a obesidade e a disfunção cerebral –, com o que já aprendeu neste livro. O excesso de gordura corporal aumenta não só a resistência à insulina mas também a produção de químicos inflamatórios que têm um papel direto na deterioração cerebral.

Num estudo realizado em 2005, foram comparados os rácios cintura/anca de mais de 100 pessoas com as alterações estruturais do seu cérebro.[21] O estudo analisou também as alterações do cérebro em relação os níveis de insulina em jejum. Os autores pretendiam determinar se existia uma relação entre a estrutura do cérebro e o tamanho da barriga da pessoa. Os resultados foram espantosos. Basicamente, quanto mais alto fosse o rácio cintura / anca da pessoa (ou seja, quanto maior fosse a barriga), mais pequeno era o centro de memória da pessoa, o hipocampo. O hipocampo tem um papel essencial na memória, e o seu funcionamento depende totalmente do seu tamanho. Quando o hipocampo diminui, a memória diminui. Ainda mais espantoso foi quando os investigadores descobriram que, quanto mais alto fosse o rácio cintura / anca, mais risco havia de pequenos derrames no cérebro, também associados ao declínio do funcionamento cognitivo. Os autores afirmaram: "Estes resultados estão em conformidade com uma série de provas que cada vez mais associam a obesidade, a doença vascular e a inflamação ao declínio cognitivo e à demência." Houve entretanto outros estudos que confirmaram este pressuposto: cada quilograma a mais no corpo contribui para que o cérebro fique um pouco mais pequeno. É tão irónico que o cérebro fique mais pequeno à medida que o corpo aumenta de tamanho.

Num projeto de investigação conjunta, realizado pela UCLA e a Universidade de Pittburgh, os neurocientistas analisaram imagens do cérebro de 94 pessoas, com idades por volta dos 70 anos, que tinham participado num outro estudo anterior sobre saúde cardiovascular e cognição.[22] Nenhum dos participantes sofria de demência ou de qualquer outro défice cognitivo e foram seguidos durante cinco anos. Os investigadores descobriram que os cérebros das pessoas obesas – definidas com um índice de massa corporal acima dos 30 – pareciam dezasseis anos mais velhos do que os cérebros das que tinham peso normal. Os indivíduos que tinham excesso de peso – com um índice de massa corporal entre os 25 e os 30 – pareciam oito anos mais velhos do que os magros. Mais especificamente, os clinicamente obesos tinham menos 8 por cento de tecido cerebral, e os com excesso de peso menos 4 por cento, em comparação com os indivíduos de peso normal. A maior parte do tecido tinha-se perdido nas regiões do lobo frontal e temporal do cérebro, os locais onde tomamos decisões e armazenamos lembranças, entre outras coisas. Os autores do estudo salientaram, e muito bem, que os seus resultados podiam ter implicações graves para indivíduos em fase de envelhecimento, obesos ou com excesso de peso, incluindo um maior risco de desenvolver doença de Alzheimer.

Sem dúvida que os círculos viciosos estão aqui em questão, cada um dos fatores contribui para o outro. A genética pode afetar a nossa propensão para comer demasiado e engordar, e isto depois afeta os níveis de atividade, a resistência à insulina e o risco de contrair diabetes. A diabetes afeta o controlo de peso e o equilíbrio do açúcar no sangue. Assim que uma pessoa se torna diabética e sedentária, é inevitável a danificação dos tecidos e órgãos, não só no cérebro. Além disso, assim que o cérebro se começa a deteriorar e a diminuir de tamanho, começa a perder a capacidade de funcionar adequadamente. Ou seja, os centros de controlo de apetite e de peso do cérebro não funcionam adequadamente e podem mesmo funcionar ao contrário, o que, mais uma vez, contribui para o círculo vicioso.

É importante perceber que se deve perder peso desde já, uma vez que ocorrem mudanças assim que uma pessoa começa a ter excesso de gordura corporal. Até certo ponto, é possível prever que um cérebro vai ser afetado daqui a trinta anos ao medir, simplesmente, a gordura corporal da pessoa. Num relatório de 2008, um grupo de cientistas da Califórnia passou a pente fino os registos de mais de 6 500 pessoas, avaliadas entre meados dos anos 60 e 70.[23] A intenção era saber: quem tinha desenvolvido demência. Quando estas pessoas foram avaliadas, cerca de trinta e seis anos antes, foram realizadas várias medições para determinar a sua gordura. Estas medições incluíam o tamanho da barriga, a circunferência da coxa, a altura e o peso. Cerca de três décadas depois, os indivíduos que tinham mais gordura corporal apresentavam maior risco de contrair demência. Do grupo original, 1 049 foram diagnosticados com demência. Quando os cientistas compararam o grupo com menos gordura corporal com o grupo com mais gordura corporal, descobriram que os últimos desenvolviam duas vezes mais o risco de demência. Os autores disseram: "Tal como a diabetes e a doença cardiovascular, a obesidade central (obesidade da barriga) é também um fator de risco para a demência."

O PODER DA PERDA DE PESO
(PARA ALÉM DAQUILO QUE JÁ SABE)

Tal como os estudos comprovam, a perda de peso pela alimentação pode ter um efeito catastrófico na sinalização e sensibilidade à insulina. Num relatório os médicos avaliaram 107 pessoas obesas com menos de 65 anos durante um período de um ano, e estudaram a sua resposta à insulina com uma dose oral de glicose.[24] Os investigadores queriam medir a diferença entre três grupos distintos: um grupo que iria seguir um programa para perder peso, um grupo que iria seguir um programa de exercício e outro grupo que fez *ambos* os programas. Foi ainda criado um outro grupo de controlo para estabelecerem comparações *a posteriori*. Qual foi o resultado seis meses depois? As pessoas do grupo do programa de perda de peso apresentaram um aumento de 40 por cento na sensibilidade à insulina. O mesmo foi verificado no grupo que seguiu o programa de perda de peso e de exercício. Contudo, o grupo que não fez o programa de perda de peso, mas apenas de exercício, não revelou alterações na resistência à insulina. Quando o estudo finalmente terminou, um ano depois, a sensibilidade à insulina tinha melhorado 70 por cento nas pessoas que tinham perdido peso; as pessoas que faziam exercício e estavam a perder peso apresentaram 86 por cento de melhorias. No entanto, o terceiro grupo, o que tinha apenas participado no programa de exercício sem fazer dieta e perder peso, ficou muito atrás. Ao fim de um ano, não apresentava quaisquer melhorias na sensibilidade à insulina.

O ensinamento a retirar é óbvio: podemos melhorar a sensibilidade à insulina e reduzir o risco de diabetes (já para não falar de todos os tipos de doenças cerebrais) fazendo simplesmente algumas alterações ao nosso estilo de vida que permitem acabar com a gordura. E se juntarmos o exercício à dieta, conseguiremos ainda mais benefícios. Neste momento já percebeu que vou prescrever uma dieta pobre em hidratos de carbono e rica em gorduras saudáveis, incluindo o colesterol. E não se fique apenas pela minha palavra. Leia os últimos estudos que demonstram o poder desta dieta. No ano passado, o *Journal of the American Medical Association* publicou os efeitos de três dietas famosas realizadas por um grupo de jovens adultos com excesso de peso e obesos.[25] Cada um dos participantes fez cada uma das dietas durante um mês – uma com baixo teor de gorduras (em que 60 por cento das calorias eram provenientes dos hidratos de carbono, 20 por cento de gorduras e 20 por cento de proteínas), outra com baixo teor glicémico (40 por cento das calorias provenientes dos hidratos de carbono, 40 por cento da gordura e 20 por cento da proteína) e a terceira muito pobre em hidratos de carbono (10 por cento das calorias provenientes de hidratos de carbono, 60 por cento da gordura e 30 por cento da proteína). O número de calorias era o mesmo nas três dietas, mas as dietas com baixo teor de hidratos de carbono e ricas em gorduras eram as que mais queimavam calorias. Este estudo analisou também a sensibilidade à insulina durante o período de quatro semanas de cada dieta, revelando que a dieta pobre em hidratos de carbono era a que mais contribuía para uma melhoria da sensibilidade à insulina – quase duas vezes mais do que a dieta pobre em gorduras. Os triglicerídeos, grande fator de risco para doenças cardiovasculares, apresentavam uma média de 66 no grupo com a dieta pobre em hidratos de carbono e de 107 no grupo com a deita pobre em gorduras. (Repare que os níveis elevados de triglicerídeos indicam também a existência de demasiados hidratos de carbono na alimentação.) Os autores salientaram que os resultados laboratoriais que realizaram para a dieta pobre em gordura revelaram alterações na química sanguínea das pessoas, deixando-as vulneráveis ao aumento de peso. A dieta pobre em hidratos de carbono e rica em gorduras é, sem dúvida, a melhor para manter a perda de peso.

Muitos outros estudos chegaram às mesmas conclusões: uma dieta pobre em hidratos de carbono e rica em gorduras é sempre melhor que uma dieta pobre em gorduras e rica em hidratos de carbono, para qualquer parte do organismo, seja para a sua química interna seja para a linha da cintura. E quando temos em consideração todos os parâmetros que afetam a saúde, e especificamente a saúde do cérebro – tais como a perda de peso, a sensibilidade à insulina, o equilíbrio do açúcar no sangue e até a proteína C-reativa –, a dieta pobre em hidratos de carbono é muito mais eficaz do que qualquer outra dieta. As outras dietas vão resultar em fatores que aumentam o risco de contrair uma série de disfunções cerebrais, desde problemas diários, como dores de cabeça ou enxaquecas crónicas, a perturbações de ansiedade, PHDA e depressão. E se a ideia de continuar em pleno estado mental até ao seu último suspiro não é suficiente para motivá-lo, então pense nos benefícios para o seu coração (e para quase todos os outros órgãos do seu corpo) se deixar de fazer uma alimentação pobre em gorduras. Em março de 2013, o *New England Journal of Medicine* publicou um estudo de referência abrangente que demonstrou que as pessoas com idades entre os 55 e os 80 anos que faziam uma alimentação mediterrânica corriam menor risco de enfarte e AVC – cerca de 30 por cento – do que aqueles que faziam uma alimentação tipicamente pobre em gorduras.[26] Os resultados foram tão significativos que os cientistas tiveram de pará-lo mais cedo, pois as consequências da alimentação com baixo teor de gordura estavam a ser demasiado prejudiciais para as pessoas que consumiam produtos panificados, em vez de gorduras saudáveis. A dieta mediterrânica é conhecida por ser rica em azeite, frutos secos, leguminosas, peixe, frutas e vegetais, e até vinho às refeições. Apesar de não contemplar os cereais, é muito semelhante às minhas referências alimentares. Na verdade, se alterar a dieta mediterrânica tradicional, retirando todos os alimentos que contêm glúten, limitando as frutas que contêm açúcar e os hidratos de carbono sem glúten, vai obter a dieta perfeita para um cérebro sem cereais.

UMA MAÇÃ POR DIA?

Não, uma maçã por dia pode não dispensar as idas ao médico. Agora que já descredibilizei tantos dos seus alimentos favoritos, imagino as dúvidas que pairam em si: "Como é possível o corpo viver de gorduras e não engordar?" É uma excelente pergunta. Vou resolver este enigma brevemente e satisfazer todas as dúvidas sobre como pode viver – e desenvolver-se – com gorduras. Parece absurda a ideia de viver quase sem hidratos de carbono e com quantidades enormes de gordura e colesterol na sua alimentação. Mas isto é possível, e é o que devemos fazer se queremos preservar o nosso genoma. Independentemente do que os produtores alimentares o tenham levado a acreditar, ao longo dos últimos 2,6 milhões de anos temos vindo a fazer uma alimentação à base de gorduras que tem vindo a determinar o nosso genoma. Por que haveríamos de alterar isto? Tal como já viu, quando mudámos *engordámos*.

A história de reverter esta tendência e voltar a ter corpos magros, tonificados e flexíveis, tal como fomos concebidos para ter, bem como um cérebro astuto, começa com a compreensão das propriedades fundamentais do cérebro.

AS DÁDIVAS DA NEUROGÉNESE E DOS INTERRUPTORES-CHAVE DE REGULAÇÃO

Como Alterar o Rumo da Sua Genética

O cérebro é um sistema muito mais aberto do que alguma vez imaginámos, e a natureza tem ido muito longe para nos ajudar a perceber e assimilar o mundo à nossa volta. Deu-nos um cérebro que sobrevive a um mundo em mudança, adaptando-se.

DR. NORMAN DOIDGE (O Cérebro que se Transforma)

Nós fomos concebidos para sermos seres capazes até ao fim da vida. O cérebro deverá funcionar bem até ao nosso último suspiro. A maior parte de nós assume erroneamente que com a idade entra em declínio cognitivo. Pensamos que é um fator inevitável do envelhecimento, muito à semelhança da perda auditiva ou ao aparecimento das rugas. Esta é uma ideia falaciosa prejudicial. A verdade é que levamos uma vida que não se coaduna com aquela que deveríamos levar, segundo a nossa genética. E ponto final. As doenças com que nos deparamos hoje em dia são, muito em parte, um resultado de o nosso estilo de vida não estar em harmonia com a nossa predisposição genética. Mas nós podemos mudar isto e fazer com que o nosso ADN volte à sua programação inicial. Melhor ainda, podemos reprogramar o nosso ADN para funcionar de forma mais vantajosa. E não se trata de ficção científica.

Quantas vezes ouvimos as pessoas dizerem coisas como: "provavelmente vou ter [indicar aqui o nome de uma doença], pois é de família"? Não há dúvida de que a nossa hereditariedade genética tem um papel no risco que corremos de contrair algumas doenças. Mas o que acontece é que a investigação médica de vanguarda tem agora a certeza de que podemos alterar o destino da nossa genética.

Uma das áreas de investigação mais proeminentes, com maior dinâmica, é a epigenética, o estudo de secções específicas do nosso ADN (chamadas "marcadores") que, basicamente, dizem aos nossos genes quando e com que intensidade se devem expressar. Como maestros de uma orquestra, estes marcadores epigenéticos são o controlo remoto não só da sua saúde e longevidade como do modo como transmite os seus genes para gerações futuras. As escolhas que fazemos diariamente têm um efeito profundo na atividade dos nossos genes. E isto dá-nos poderes. Sabemos que as nossas escolhas alimentares, o stresse por que passamos ou que evitamos, a qualidade do nosso sono e até as relações que escolhemos, na verdade, pautam em grande escala quais os genes ativos e quais permanecem reprimidos. Eis o mais convincente: nós temos a capacidade de alterar a expressão de mais de 70 por cento dos genes que têm uma relação direta na nossa saúde e longevidade.

Este capítulo explica a forma como podemos melhorar a expressão dos nossos "genes saudáveis" ao mesmo tempo que desligamos os genes que dão azo a factores prejudiciais como a inflamação e a produção de radicais livres. Os genes envolvidos na inflamação e na produção de radicais livres são profundamente influenciados pelas escolhas alimentares de gorduras ou hidratos de carbono, e esta informação vai sustentar as recomendações que farei nos capítulos que se seguem.

A HISTÓRIA DA NEUROGÉNESE

Será que cada *cocktail* que bebe mata efetivamente milhares de células cerebrais? Ao que parece, nós não nos limitamos ao número de neurónios com que nascemos, nem àqueles que se desenvolvem na infância. Podemos desenvolver novos neurónios ao longo da vida. Podemos também reforçar os circuitos cerebrais existentes e criar ligações totalmente novas e elaboradas com células novas. Tive a sorte de participar nesta descoberta que mudou gerações de conhecimento convencional da neurociência, embora ainda haja muitos que se regem pelas teorias anteriores. Durante os meus tempos de faculdade, foi-me dada a oportunidade de explorar o cérebro com uma tecnologia que estava ainda no seu início. Estávamos no início dos anos 70, e os suíços tinham começado a desenvolver microscópios que permitiam que os neurocirurgiões fizessem cirurgias delicadas ao cérebro. Ao mesmo tempo que esta tecnologia evoluía, e os neurocirurgiões nos Estados Unidos estavam desejosos de utilizar esta nova abordagem nas cirurgias ao cérebro, desde logo surgiu um problema.

Aprender a trabalhar com o microscópio de cirurgia era relativamente fácil, mas os neurocirurgiões perceberam que estavam um pouco perdidos na compreensão da anatomia do cérebro com esta nova perspetiva microscópica. Tinha dezanove anos e era caloiro, quando recebi um telefonema do Dr. Albert Rhoton, presidente do Departamento de Cirurgia Neurológica do Shands Teaching Hospital, de Gainesville, Florida. O Dr. Rhoton estava nessa altura a liderar a expansão do microscópio cirúrgico nos Estados Unidos e pretendia desenvolver o primeiro texto sobre a anatomia do cérebro vista através do microscópio. Convidou-me a passar o verão seguinte a estudar e mapear o cérebro. Foi a partir desta investigação que publicámos uma série de artigos de investigação, e capítulos em livros, que deram aos neurocirurgiões as indicações para operarem o cérebro com mais precisão.

Além da anatomia, tivemos a oportunidade de explorar e desenvolver outros aspetos da microneurocirurgia, incluindo instrumentos e procedimentos inovadores. Depois de passar tanto tempo atrás do microscópio, fiquei especialista no manuseamento e na reparação de vasos sanguíneos mínimos que, antes do uso do microscópio, seriam destruídos durante as operações ao cérebro, muitas vezes com consequências avassaladoras. O nosso laboratório conseguiu reconhecimento internacional pelas suas conquistas neste novo e entusiasmante ramo, e atraiu diversos professores que nos visitavam de todo o mundo. E foi depois da visita de uma delegação de neurocirurgiões espanhóis que dei comigo a aceitar um convite para continuar a minha investigação no prestigiado Centro Ramón y Cajal, em Madrid, Espanha. O seu programa de microneurocirurgia estava ainda nos primórdios, mas a equipa mostrava-se muito empenhada e senti-me honrado por os assistir no trabalho de base, principalmente por poder ajudar os que se dedicavam ao estudo do fornecimento de sangue ao cérebro. O hospital tinha o nome do Dr. Santiago Ramón y Cajal, em seu tributo, um patologista e neurocientista espanhol, do princípio do século XX, que ainda hoje é considerado o pai da neurologia moderna. Havia imensos retratos dele nas paredes, e reinava um óbvio sentimento de orgulho entre os meus colegas espanhóis por serem da mesma nacionalidade do cientista influente. Em 1906, ganhou o Prémio Nobel da Medicina com a sua investigação pioneira no campo da estrutura microscópica do cérebro. No ensino, ainda hoje se utilizam centenas dos seus mapas feitos à mão.

Durante o tempo que passei em Madrid, senti-me na obrigação de saber mais acerca do Dr. Cajal e adquiri um profundo respeito pelas suas explorações na anatomia e no funcionamento do cérebro humano. Um dos seus maiores pressupostos era o facto de os neurónios do cérebro serem singulares em comparação a outras células do corpo, não só devido ao seu funcionamento mas também porque não tinham a capacidade de se regenerar. O fígado, por exemplo, tem a capacidade de se regenerar ininterruptamente, desenvolvendo novas células, e há outras regenerações semelhantes que ocorrem quase em todos os tecidos, incluindo a pele, o sangue, os ossos e os intestinos.

Admito que me rendi a esta teoria de as células do cérebro não se regenerarem, mas já naquela altura matutei na razão pela qual não faria sentido o cérebro ter a capacidade de se regenerar – ter a capacidade de desenvolver novos neurónios. Além disso, os investigadores do MIT já tinham demonstrado que a neurogénese – crescimento de novos neurónios – ocorria durante a vida toda nos ratos. E mais, o fator mais comum do corpo humano é a regeneração, que para sobreviver depende da sua autorrenovação contínua. Por exemplo, algumas células sanguíneas regeneram-se em poucas horas, as células recetoras do paladar de dez em dez dias, as células da pele todos os meses e as células dos músculos levam cerca de quinze anos para se renovarem totalmente. Nos últimos dez anos, os cientistas determinaram que os músculos do coração – um órgão que sempre pensámos estar "estabelecido" desde o nascimento – sofre também renovação celular.[1] Aos vinte e cinco anos, cerca de um por cento das células dos músculos do coração é substituído, todos os anos; mas aos setenta e cinco, esse valor desce para menos de metade por ano. É difícil acreditar que tenhamos apenas identificado e compreendido este fenómeno da bomba que injeta sangue para o nosso coração recentemente. E agora conseguimos finalmente descodificar o cérebro e as suas capacidades de autorregeneração.

O Dr. Cajal não poderia ter percebido a maleabilidade e "plasticidade" do cérebro dada a tecnologia que tinha disponível. Naquela altura, o ADN ainda não se podia descodificar e havia pouco conhecimento sobre o impacto que os genes podiam ter na funcionalidade. No seu livro de referência, *Degeneração e Regeneração do Sistema Nervoso,* Cajal disse: "No adulto, as vias dos nervos são fixas, completas, imutáveis. Tudo pode morrer, nada se pode regenerar."[2] Se eu pudesse alterar esta sua afirmação, com base no que sabemos hoje em dia, mudava as palavras *fixas, completas, imutáveis* para precisamente o oposto: *maleáveis, em aberto, alteráveis.* Diria também que as células do cérebro podem morrer, mas que *podem* com certeza regenerar-se. Sem dúvida que Cajal contribuiu muito para o nosso conhecimento do cérebro e do funcionamento dos neurónios. Tinha ideias demasiado avançadas para a sua época, relativamente à tentativa de compreender a patologia da inflamação. Contudo, a sua crença de que o cérebro estava de alguma maneira preso à sua matéria persistiu durante a maior parte da história da humanidade – até a ciência moderna, em finais do século XX, ter comprovado a flexibilidade do cérebro.

No meu livro anterior, *Power Up Your Brain: The Neuroscience of Enlightenment* [*"Fortaleça o Seu Cérebro: a Neurociência da Iluminação"*], eu e o Dr. Alberto Villoldo contámos a história do percurso da ciência na descoberta da dádiva da neurogénese para os humanos. Apesar de os cientistas terem já comprovado a neurogénese em muitos outros animais, só nos anos 90 começaram a dedicar-se à neurogénese nos humanos.[3] Em 1998, a revista *NatureMedicine* publicou um estudo de um neurologista sueco, Peter Eriksson, que afirmava que dentro do nosso cérebro existe uma população de células estaminais neurais que estão constantemente a ser reabastecidas e se diferenciam dos neurónios do cérebro.[4] E, de facto, ele tinha razão: todos nós passamos pela "terapia das células estaminais" a cada minuto da nossa vida. Isto levou a uma nova ciência chamada "neuroplasticidade".

A revelação de que a neurogénese ocorre nos humanos ao longo da vida permitiu aos neurocientistas de todo o mundo um novo ponto de referência, com implicações que se estendem a quase todo o tipo de perturbações cerebrais.[5] Deu também alguma esperança a todos aqueles que procuram possibilidades de parar, reverter, ou mesmo curar, as doenças cerebrais progressivas. A ideia da regeneração de neurónios criou um novo entusiasmo entre os cientistas que se dedicam ao estudo de doenças neurodegenerativas. Abriu também caminho a novos tratamentos, transformando a vida das pessoas que sofreram grandes danos ou doenças cerebrais. Basta olharmos para o exemplo de Norman Doidge: *The Brain That Changes Itself: Stories of Personal Triumph from the Frontiers of Brain Science* ["O Cérebro que se Autotransforma: Histórias do Triunfo Pessoal sobre as Fronteiras da Ciência do Cérebro"], para ficarmos a par de histórias reais que comprovam que os nossos cérebros são flexíveis – e o nosso potencial humano.[6] Se as vítimas de AVC conseguem voltar a falar, e as pessoas que nasceram sem parte do cérebro conseguem fazer com este se reajuste para funcionar como se estivesse inteiro, imagine as possibilidades de todos aqueles que têm apenas a esperança de manter as faculdades mentais.

A pergunta premente é: como podemos desenvolver novos neurónios? Por outras palavras, o que influencia a neurogénese? E o que podemos fazer para potenciar este processo natural?

Este processo, como seria de esperar, é controlado pelo nosso ADN. Especificamente, um gene localizado no cromossoma 11 codifica a produção de uma proteína chamada "fator neurotrófico derivado do cérebro", ou BDNF. A molécula de BDNF tem um papel importantíssimo na produção de novos neurónios. Mas além do seu papel na neurogénese, o BDNF protege os neurónios existentes, assegurando a sua sobrevivência ao mesmo tempo que encoraja a formação de sinapses, a ligação de um neurónio a outro – um processo vital para o pensamento, a aprendizagem e outras faculdades mais elevadas do funcionamento do cérebro. Variados estudos têm revelado níveis reduzidos de BDNF em doentes com Alzheimer que, com base na compreensão do funcionamento desta proteína, não deveriam ser uma surpresa.[7] O mais surpreendente ainda é a associação do BDNF a uma variedade de doenças neurológicas, incluindo a epilepsia, a anorexia nervosa, a depressão, a esquizofrenia e os distúrbios obsessivo-compulsivos.

Hoje em dia, temos já uma compreensão sólida dos fatores que influenciam o nosso ADN para produzir BDNF e, infelizmente, estes fatores dependem na sua maioria diretamente de nós. O gene que aciona o BDNF é ativado por uma série de hábitos do nosso estilo de vida, incluindo o exercício físico, a restrição calórica, a dieta cetogénica e a adição de certos nutrientes como a curcumina e DHA das gorduras do grupo ómega-3.

Este é um ensinamento a reter, pois todos estes fatores dependem de nós, representando as escolhas que podemos fazer para acionar o interruptor que estimula o crescimento de novas células cerebrais. Vamos explorá-los individualmente.

EIS O SEU (NOVO) CÉREBRO AO FAZER EXERCÍCIO

Vou deixar a maior parte desta conversa para o Capítulo 8 que explora mais pormenorizadamente o papel do exercício na prevenção do declínio cognitivo. A ciência é espantosa. O exercício físico é uma das fontes mais poderosas para alterar os seus genes. De modo muito simples, quando faz exercício está literalmente a exercitar os seus genes. O exercício aeróbico, em particular, não só regenera os genes da longevidade como também influencia o gene BDNF, a "hormona de crescimento" do cérebro. Mais especificamente, o exercício aeróbico tem revelado aumentar o BDNF, reverter o declínio da memória nos mais velhos e na verdade aumentar o crescimento de novas células no núcleo de memória do cérebro. O exercício não serve apenas para a boa aparência e um coração forte; talvez os seus maiores benefícios se dirijam silenciosamente para o quartinho lá de cima onde moram os nossos miolos. A visão científica emergente da evolução humana e o papel da atividade física dão um novo sentido à expressão "exercite o seu cérebro". Há um milhão de anos, triunfámos ao percorrer longas distâncias, pois conseguíamos ultrapassar a maioria dos outros animais. Isto acabou por nos ajudar a formar os humanos inteligentes que somos hoje em dia. Quanto mais nos mexíamos, mais o nosso cérebro ficava em forma. Ainda hoje o funcionamento saudável do nosso cérebro exige atividade física regular apesar do passar do tempo e das maleitas que surgem com o processo de envelhecimento.

RESTRIÇÃO CALÓRICA

Outro fator epigenético que aciona o gene para a produção de BDNF é a restrição calórica. Estudos exaustivos têm demonstrado claramente que quando os animais são expostos a uma alimentação com restrição de calorias (por norma, uma restrição de 30 por cento), a produção de BDNF no cérebro dispara e há uma manifestação de melhorias drástica na sua memória e outras funções cognitivas. Contudo, é diferente ter em conta resultados de uma investigação com ratos num ambiente controlado e fazer recomendações a humanos com base nesses resultados. Felizmente, temos finalmente estudos abrangentes com humanos que demonstram o efeito benéfico da restrição calórica no funcionamento cerebral, e muitos destes estudos estão já publicados nas revistas de Medicina de maior referência.[8]

Em janeiro de 2009, por exemplo, a revista *Proceedings of the National Academy of Science* publicou um estudo no qual investigadores alemães compararam dois grupos de idosos – um dos quais reduziu a ingestão de calorias em 30 por cento, e outro a quem era permitido consumir o que desejasse. Os investigadores pretendiam verificar se era possível medir alterações no funcionamento da memória de cada grupo. Depois de três meses de estudo, verificaram que aqueles que faziam uma alimentação sem restrição calórica sofriam um menor declínio, mas bem evidente, no funcionamento da memória, enquanto o grupo com restrição calórica manifestava um forte aumento da mesma. Tendo consciência de que as abordagens farmacêuticas atuais à saúde do cérebro são muito limitadas, os autores concluíram: "As conclusões a que chegámos podem auxiliar o desenvolvimento de novas formas de prevenção e estratégias de tratamento para manter a saúde cognitiva até à velhice."[9]

Outros estudos de investigação que sustentam o papel da restrição calórica no fortalecimento do cérebro e na resistência a doenças degenerativas foram realizados pelo Dr. Mark P. Mattson, do Instituto Nacional de Envelhecimento, que revelou que,

os dados epidemiológicos sugerem que os indivíduos que consomem poucas calorias podem reduzir o risco de AVC e perturbações neurodegenerativas. Há uma forte relação entre o consumo alimentar *per capita* e o risco de doença de Alzheimer e AVC. Os resultados de estudos de controlo populacionais indicaram que as pessoas que consumiam menos calorias tinham menor risco de contrair a doença de Alzheimer e Parkinson.[10]

Mattson partiu de um estudo prospetivo longitudinal populacional a famílias nigerianas, das quais alguns membros se mudaram para os Estados Unidos. Muitas pessoas acreditam que a doença de Alzheimer se "contrai" pelo ADN, mas este estudo em particular diz algo diferente. Revelou que a incidência da doença de Alzheimer entre os imigrantes nigerianos que se mudaram para os Estados Unidos era maior do que a dos seus familiares que permaneceram na Nigéria. Geneticamente, os nigerianos que se mudaram para a América eram iguais aos familiares que ficaram na Nigéria.[11] O que se alterou foi o ambiente, especificamente a ingestão calórica. A investigação concentrou-se nos efeitos prejudiciais que o consumo elevado de calorias tem no cérebro humano.

Se a ideia de reduzir a ingestão calórica 30 por cento parece assustadora, pense no seguinte: nós consumimos em média 523 calorias a mais por dia do que consumíamos em 1970.[12] Com base nos dados da Organização das Nações Unidas para a Alimentação e Agricultura, a média dos americanos adultos consome 3 770 calorias diariamente.[13] A quantidade de calorias considerada "normal" para as mulheres é de 2 000, e 2 550 para os homens (sendo mais altas, dependendo do nível de atividade / exercício). Uma redução de 30 por cento numa média de 3 770 por dia é igual a 2 640 calorias.

Devemos a maior parte do excesso de consumo de calorias ao açúcar. Um americano consome em média entre 45 kg e 73 kg de açúcar refinado por ano – o que representa uma subida de 25 por cento nos últimos 30 anos.[14] Assim, só o facto de reduzir a ingestão de açúcar já contribui para uma grande redução calórica, e isto ajuda obviamente na perda de peso. A verdade é que a obesidade está associada a níveis reduzidos de BDNF, tal como ao aumento do nível de açúcar no sangue. Lembre-se também de que o facto de aumentar o BDNF lhe traz o benefício adicional de reduzir o apetite. Chamo a isto lucrar a dobrar.

Ainda assim, se os números que apresento acima não são suficientes para motivá-lo a fazer uma alimentação benéfica para o seu cérebro, no que diz respeito a diversos fatores, as mesmas vias que acionam a produção de BDNF podem ser também ativadas pelo jejum intermitente. Vamos explorar este assunto mais pormenorizadamente no Capítulo 7.

Os efeitos benéficos de tratar doenças neurológicas utilizando a restrição de calorias não são novidade para a ciência moderna, já são conhecidos desde a Antiguidade. A restrição calórica foi o primeiro tratamento eficaz da história da Medicina para os ataques epiléticos. Mas, hoje em dia, sabemos como e porquê. Trata-se de um fator que confere uma proteção neurológica profunda, aumenta o crescimento de novas células cerebrais, e permite que as redes neurais existentes expandam a sua esfera de influência (ou seja, a neuroplasticidade).

Enquanto a baixa ingestão calórica está bem documentada em relação à promoção da longevidade entre várias espécies – incluindo nematódeos, roedores e macacos –, a investigação demonstrou estar também associada à diminuição da incidência das doenças de Alzheimer e Parkinson. Pensa-se que isto acontece pelo aperfeiçoamento das mitocôndrias e do controlo da expressão dos genes. O consumo mais reduzido de calorias diminui a produção de radicais livres ao mesmo tempo que potencia a produção de energia vinda das mitocôndrias – pequenos organelos das nossas células que produzem energia química na forma de ATP (adenosina-trifosfato). As mitocôndrias têm ADN próprio, e sabe-se que desempenham um papel fundamental nas doenças degenerativas, tais como a doença de Alzheimer e o cancro. A restrição calórica tem também um efeito considerável na redução da apoptose – o processo de autodestruição das células.

A apoptose acontece quando os mecanismos genéticos dentro das células são acionados, resultando na morte dessa célula. Poderá parecer confuso à primeira vista para este processo como algo positivo, mas a apoptose é uma função celular importante. A morte celular pré-programada constitui uma parte normal e vital de todos os tecidos vivos, mas é preciso haver um equilíbrio entre a apoptose eficaz e a destrutiva. Além disso, a restrição calórica origina a diminuição de fatores inflamatórios e o aumento de fatores que protegem o sistema neurológico, especialmente o BDNF. Tem também revelado contribuir para o aumento das defesas antioxidantes naturais ao estimular as enzimas e moléculas que são importantes para eliminar o excesso de radicais livres.

Em 2008, a Dr. Veronica Araya, da Universidade do Chile, em Santiago, revelou um estudo que realizou a pessoas com excesso de peso e obesas, colocando-as num regime de restrição calórica durante três meses, com uma redução total de 25 por cento das calorias.[15] Ela e as colegas detetaram um aumento excecional da produção de BDNF, que levou a uma redução exponencial do apetite. Mas também foi provado que o oposto ocorre: a produção de BDNF diminui em animais com uma alimentação rica em açúcar.[16] Uma das moléculas mais estudadas associadas à restrição calórica e ao crescimento de novas células cerebrais é a sirtuína-1 (SIRT1), uma enzima que regula a expressão dos genes. Nos macacos, o aumento da ativação da SIRT1 intensifica a enzima que degrada a milóide – a proteína semelhante ao amido, da qual a acumulação é a característica de doenças como a doença de Alzheimer.[17] Além disso, a ativação da SIRT1 modifica certos recetores das células, levando a reações que têm o efeito de reduzir a inflamação. Talvez o mais importante, a ativação da sirtuína com a restrição calórica aumenta o BDNF. O BDNF não só aumenta o número de células cerebrais mas também a sua diferenciação em neurónios funcionais (mais uma vez devido à restrição calórica). É por este motivo que dizemos que o BDNF aumenta a aprendizagem e a memória.[18]

OS BENEFÍCIOS DA DIETA CETOGÉNICA

A restrição calórica permite ativar diversas vias, que não só protegem o cérebro mas permitem a intensificação do crescimento de redes neurais, mas estas mesmas vias podem ser ativadas pelo consumo de gorduras especiais chamadas cetonas. A gordura mais importante para a utilização de energia por parte do cérebro é, sem dúvida, o beta-hidroxibutírico (beta-HBA). Vamos explorar melhor esta gordura singular no próximo capítulo. É por este motivo que a chamada dieta cetogénica tem sido utilizada no tratamento da epilepsia, desde o início de 1920, e está agora a ser reavaliada como uma opção terapêutica eficaz para a doença de Parkinson, a doença de Alzheimer, ELA e até para o autismo.[19,20,21] Um estudo de 2005 revelou doentes de Parkinson com melhorias impressionantes nos sintomas, por se encontra-rem numa dieta cetogénica há apenas vinte e oito dias, o que pôs em causa o efeito de medicamentos e até as cirurgias ao cére-bro.[22] O consumo específico de gorduras cetogénicas (ou seja, triglicerídeos de cadeia média, ou óleo de TCM) tem demons-trado originar melhorias significativas no funcionamento cogni-tivo de doentes de Alzheimer.[23] O óleo de coco, de onde derivam os TCM, é uma fonte rica de uma molécula precursora do beta--hidroxibutírico, e uma abordagem útil no tratamento da doença de Alzheimer.[24] A dieta cetogénica tem também demonstrado reduzir as amilóides no cérebro[25], e aumentar a glutationa, o antioxidante natural do organismo que protege o cérebro no hipocampo.[26] Além disso, estimula o crescimento das mito-côndrias e, consequentemente, aumenta a eficácia metabólica.[27]

Enquanto a ciência tem encarado o fígado como fonte principal da produção de cetonas no que diz respeito à fisiologia humana, hoje em dia sabe-se que o cérebro pode também produzi-las em células especiais chamadas astrócitos. Estes corpos cetogénicos protegem extraordinariamente o sistema neurológico. Diminuem a produção de radicais livres no cérebro, aumentam a biogénese mitocondrial e estimulam a produção de antioxidantes relacio-nados com o cérebro. Além disso, as cetonas bloqueiam as vias apoptóticas que levariam à destruição das células.

Infelizmente, as cetonas têm má reputação. Lembro-me de, no internato, ter sido chamado por uma enfermeira para ir tratar um doente em "cetoacidose diabética". Médicos, estudantes de Medicina e internos tinham receio de enfrentar um doente na-quele estado, e com razão. É um estado que acontece quando um diabético Tipo I, dependente de insulina, não dispõe de insulina suficiente para metabolizar a glicose para obter energia. Forma-se então gordura que produz estas cetonas em quantidades mui-to perigosas e se tornam tóxicas ao se acumularem no sangue. Ao mesmo tempo, há uma perda enorme de bicarbonato que leva a uma diminuição significativa do pH (acidose). Geralmente, o doente perde muita água devido ao aumento dos níveis de açúcar no sangue, desenvolvendo-se um estado problemático.

Esta doença é muito rara e ocorre nos diabéticos de Tipo I que não conseguem regular os níveis de insulina. A nossa fisiologia normal tem evoluído de modo a lidar com os níveis de cetonas no sangue. Na verdade, diferenciamo-nos pela capacidade que temos de o fazer, em relação aos nossos congéneres do reino animal, possivelmente devido à enorme proporção entre cérebro/peso do corpo e às elevadas exigências energéticas do nosso cérebro. Em repouso, 20 por cento do nosso consumo de oxigénio é feito pelo cérebro, o que representa apenas 2 por cento do corpo humano. Em termos evolucionários, a capacidade de utilizar estas cetonas como energia, quando o açúcar do sangue está esgotado e não há disponibilidade de glicogénio no fígado (com fome), tornou-se obrigatória para podermos sobreviver e continuar a caçar e recolher alimentos. A cetose demonstrou ser um passo importante da evolução humana, permitindo-nos sobreviver em períodos de escassez. Citando Gary Taubes, "Na verdade, podemos definir esta cetose ligeira como o estado normal do metabolismo humano quando não consumimos os hidratos de carbono que não existiram durante 99,9 por cento da história da humanidade. Assim, a cetose é indiscutivelmente não só um acontecimento natural mas também um acontecimento muito saudável."[28]

O PODER DA MEDITAÇÃO

A meditação é muito mais que uma atividade passiva. Os estudos têm revelado que as pessoas que meditam apresentam menor risco de desenvolver doenças cerebrais, além de outras doenças.[29] Aprender a meditar requer tempo e prática, mas tem benefícios múltiplos comprovados, todos eles com um papel importante na nossa longevidade. Visite o meu *site* (www.DrPerlmutter.com) para aprender esta técnica.

CURCUMINA E DHA

A curcumina – o ingrediente ativo principal da curcuma – é neste momento objeto de estudos científicos intensos, principalmente no que diz respeito à sua relação com o cérebro. É utilizada há milhares de anos na medicina tradicional chinesa e indiana (*Ayurveda*). Apesar de ser muito conhecida pelas suas propriedades antioxidantes, anti-inflamatórias, antifúngicas e antibacterianas, a sua capacidade de aumentar o BDNF tem atraído especialmente muitos neurocientistas, por todo o mundo, principalmente os epidemiologistas que procuram provas para explicar por que razão a prevalência da demência é bastante reduzida nas comunidades em que a curcuma é utilizada em abundância. (Mais informações sobre a curcuma no Capítulo 7.)

Talvez não haja outra molécula que estimule o cérebro a que tenha sido dada tanta importância ultimamente como o ácido docosahexaenóico (DHA). Nas últimas décadas, os cientistas têm estudado afincadamente esta gordura do cérebro, pelo menos por três motivos. Primeiro, mais de dois terços do peso seco do cérebro humano são de gordura, e dessa gordura, um quarto é DHA. Estruturalmente, o DHA é um elemento fundamental das membranas que revestem as células cerebrais, especialmente a sinapse, que está no centro do funcionamento cerebral.

Em segundo lugar, o DHA é um regular importante da inflamação. Reduz naturalmente a atividade da enzima COX-2, que ativa a produção de químicos inflamatórios prejudiciais. O DHA atua também como um guerreiro quando entra num ambiente hostil causado pela má alimentação. Pode combater a inflamação quando se inicia a guerra dentro do revestimento intestinal de um intestino que seja intolerante ao glúten. Pode ainda bloquear os danos causados por uma dieta elevada em açúcares, especialmente em frutose, e ajudar a prevenir disfunções metabólicas no cérebro que podem ser resultante do excesso de hidratos de carbono na alimentação.

A terceira atividade do DHA, e sem dúvida a mais entusiasmante, é o papel que desempenha na regulação da expressão dos genes para a produção do BDNF. É simples: o DHA auxilia a orquestrar a produção, ligação e viabilidade das células cerebrais, ao mesmo tempo que potencia o seu funcionamento.

Num ensaio duplo-cego realizado recentemente, conhecido agora pelo acrónimo MIDAS (Memory Improvement with DHA Study ["Progressos da Memória pelo Estudo da DHA"]), foi administrado um suplemento de DHA de algas marinhas e um placebo durante seis meses a um grupo de 485 pessoas, com idades médias de 70 anos e problemas ligeiros de memória.[30] No fim do estudo, os níveis de DHA no sangue duplicaram no grupo a quem foi administrado o DHA e os efeitos sobre o funcionamento do cérebro foram surpreendentes. O líder do estudo, o Dr. Karin Yurko-Mauro, comentou: "No nosso estudo, as pessoas saudáveis com queixas relativamente à memória, que tomaram cápsulas de DHA de algas durante seis meses, apresentaram o dobro da redução dos erros num teste que mede o desempenho de aprendizagem e de memórias, em relação aos que tomaram um placebo... Os benefícios são quase equivalentes a ter capacidades de aprendizagem e de memória de uma pessoa três anos mais nova."

Um outro estudo, realizado com pessoas entre os 65 e 94 anos, revelou que aquelas que consumiam maiores quantidades de DHA tinham uma redução espantosa de 60 por cento do risco de contrair a doença de Alzheimer.[31] Este grau de proteção supera outros ácidos gordos populares como o EPA e o ácido linoleico. O Framingham Heart Study destacou também um outro efeito protetor magnífico. Quando os investigadores compararam os níveis de DHA no sangue de 899 homens e mulheres quase durante um ano, durante os quais algumas pessoas desenvolveram demência e Alzheimer, calcularam um risco 47 por cento mais reduzido deste diagnóstico naqueles que mantinham os níveis mais elevados de DHA no sangue.[32] Os investigadores descobriram também que o consumo de mais de duas doses de peixe por semana estava associado a uma redução de 50 por cento da ocorrência de Alzheimer.

Quando alguns pais trazem crianças com problemas de comportamento à minha consulta, normalmente verifico os níveis de DHA além de fazer as análises de intolerância ao glúten. Uma vez que o papel do DHA é essencial no desenvolvimento de BDNF, é importante que ocorra no útero, bem como na infância. Acontece que, hoje em dia, muitas crianças não dispõem de DHA em quantidades suficientes, e em parte é por isso que existem tantos casos de perturbação de hiperatividade e défice de atenção (PHDA). Nem tenho conta dos casos de PHDA que já "curei" apenas com a prescrição de um suplemento de DHA. No Capítulo 10 dir-lhe-ei quais as doses recomendadas deste suplemento.

Como poderemos aumentar o nosso DHA? O nosso organismo produz uma quantidade reduzida de DHA e nós temos a capacidade de sintetizá-lo também com as gorduras ómega-3 e com o ácido linoleico. Contudo, é difícil obter todo o DHA de que precisamos através da comida, e também não podemos depender apenas daquele que é produzido naturalmente pelo nosso organismo. Precisamos de, pelo menos, 200 a 300 miligramas por dia, mas a maior parte dos americanos consome menos de 25 por cento deste valor e deveria ir além deste mínimo. No Capítulo 10 apresento a minha prescrição que lhe assegura o valor adequado, e mostro como poderá fazê-lo com a alimentação e os suplementos.

O ESTÍMULO INTELECTUAL REFORÇA NOVAS REDES

Se o senso comum não nos ensinou que manter o cérebro intelectualmente estimulado é bom para a saúde, então o jogo das palavras cruzadas, a formação contínua, as idas aos museus e até a leitura não seriam tão populares. E, ao que parece, sabemos que colocar desafios à nossa mente intensifica novas redes de neurónios. À semelhança do modo como os nossos músculos ganham força e novas capacidades quando fazemos exercício, também o cérebro fica a lucrar com os desafios do estímulo intelectual. O cérebro não só se torna mais rápido e mais eficaz na sua capacidade de processamento mas também mais hábil no armazenamento de mais informação. Mais uma vez, refiro as afirmações do Dr. Mattson que comprovam a informação disponível na literatura: "No que diz respeito ao envelhecimento e às doenças neurodegenerativas relacionadas com a idade, a informação disponível sugere que os comportamentos que aumentam a complexidade dendrítica e plasticidade sináptica promovem também um envelhecimento bem-sucedido e diminuem o risco de doenças neurodegenerativas."[33]

O Dr. Mattson apresenta ainda alguns exemplos. Refere que as pessoas com mais formação académica têm menor risco de contrair Alzheimer, e que a proteção de doenças neurodegenerativas relacionadas com a idade começa, possivelmente, durante as primeiras décadas de vida. Assim, indica estudos que demonstram que os indivíduos com capacidades linguísticas mais desenvolvidas na juventude adulta têm menor risco de demência. E escreve que "os resultados dos estudos realizados com animais sugerem que uma maior atividade dos circuitos neurais, que resultam da atividade intelectual, estimula a expressão de genes que têm um papel importante pelos seus efeitos neuroprotetores."

AS PATRANHAS SOBRE OS ANTIOXIDANTES[34]

A publicidade que proclama as virtudes de um sumo de fruta exótico ou extrato que contêm teores elevados de antioxidantes está por toda a parte. Poder-se-á interrogar: Mas afinal, para

quê tanta propaganda? Quais os benefícios dos antioxidantes? Como já deve saber, os antioxidantes ajudam a controlar
o saque dos radicais livres, e que o cérebro gera quantidades
elevadas de radicais livres, mas que lhe falta o nível de proteção dos antioxidantes que encontramos em todas as outras
partes do corpo. Felizmente, hoje em dia já se sabe como se
pode compensar esta disparidade prejudicial, mas não passa
apenas por consumirmos os antioxidantes em si. O nosso ADN
pode ativar a proteção de antioxidantes protetores na presença
de sinais específicos, e este sistema antioxidativo interno está
longe de ser mais poderoso do que qualquer suplemento nutricional. Por isso, se andar a comer bagas exóticas e a tomar vitaminas E e C para tentar acabar com os radicais livres, veja o
que se segue.

Em 1956, o Dr. Denham Harman demonstrou que os radicais
livres são "extintos" pelos antioxidantes, e assim nasceu a indústria dos antioxidantes.[35] As teorias deste médico foram aperfei-
çoadas em 1972, quando ele percebeu que as mitocôndrias, a
verdadeira origem dos radicais livres, correm elas próprias um
grande risco de danificação por parte dos radicais livres e que,
quando a sua função fica comprometida devido a essa danificação, o envelhecimento ocorre.[36]

A perceção dos efeitos violentos de danificação dos radicais
livres, principalmente no que diz respeito ao cérebro, encora-
jou os investigadores a procurar antioxidantes mais eficazes que
dessem ao cérebro proteção, tentando não só proteger de doenças mas também potenciar o seu funcionamento. Por exemplo,
a relação entre o défice cognitivo ligeiro e os radicais livres foi
muito bem descrita num artigo do Dr. William Markesbery, da
Universidade de Kentucky. Neste artigo, o Dr. Markesbery e os
colegas demonstraram que o funcionamento cognitivo entra em
declínio muito cedo – muito antes de ser diagnosticada uma
doença cerebral. Referiu também que os marcadores elevados
da danificação oxidativa em relação à gordura, proteína e até ao

ADN estão diretamente relacionados com o grau da deficiência mental. Markesbery afirma: "Estes estudos estabelecem que a danificação oxidativa ocorre muito cedo na patogénese da doença de Alzheimer e pode servir como medida terapêutica para desacelerar a progressão ou até o início da doença."[37]

Os autores adiantam: "São precisos Antioxidantes e agentes mais eficazes, em conjugação com mecanismos de defesa de suprarregulação contra a oxidação, para neutralizar a componente oxidativa da patogénese da doença de Alzheimer. É provável que para otimizar estes agentes neuroprotectores, estes deverão também ser utilizados na fase pré-sintomática da doença". Para leigos: Temos de estimular as defesas inatas do nosso organismo que protegem contra os radicais livres muito antes de surgirem os sinais e sintomas de declínio cognitivo. E quando percebermos que se vivermos até aos oitenta e cinco, ou mais, o nosso risco de Alzheimer é de apenas 50 por cento, há imensa gente que deveria considerar-se desde já "pré-sintomática".

Assim, se o seu tecido cerebral estiver a ser já assaltado pelos radicais livres, faz sentido carregar-se de antioxidantes? Para responder a esta pergunta, temos de considerar os fornecedores de energia das nossas células, as mitocôndrias. No processo normal de produção de energia, cada mitocôndria produz centenas, senão milhares, de moléculas de radicais livres todos os dias. Se multiplicarmos isto pelos dez biliões de mitocôndrias que já possuímos, obtemos um número incomensurável, dez seguido de dezoito zeros. Assim, podemos interrogar-nos quanto à eficácia de, digamos, uma pastilha de vitamina E ou um comprimido de vitamina C, na presença de um ataque de radicais livres. Os antioxidantes comuns funcionam porque se sacrificam e oxidam quando estão na presença dos radicais livres. Ou seja, uma molécula de vitamina C é oxidada por um radical livre. (Esta química direta é apelidada de reação estequiométrica pelos químicos.) Consegue imaginar a quantidade de vitamina C, ou outro antioxidante oral, que seria necessária para neutralizar aquele número indizível de radicais livres que é gerado pelo organismo diariamente?

Felizmente, e tal como seria de esperar, a fisiologia humana desenvolveu a sua própria bioquímica para criar mais antioxidantes protetores nas alturas em que ocorre um stresse oxidativo mais elevado. Longe de depender apenas dos antioxidantes dos recursos alimentares externos, as nossas células têm a sua capacidade inata para gerar enzimas antioxidantes quando é necessário. Os níveis elevados de radicais livres ativam uma proteína específica no seu núcleo chamada Nrf2 que, no fundo, abre a porta à produção de um conjunto vasto não só de alguns dos antioxidantes mais importantes do organismo mas também de enzimas de desintoxicação. Assim, se o excesso de radicais livres provoca uma melhor produção de antioxidantes por esta via, então a pergunta óbvia que se segue é: E o que mais faz ativar a Nrf2?

Agora é que esta história toda se torna mesmo entusiasmante. A investigação recente identificou uma série de fatores modificáveis que podem acionar o interruptor da Nrf2, ativando os genes que podem produzir antioxidantes poderosos e enzimas de desintoxicação. O Dr. Ling Gao, da Universidade Vanderbildt, chegou à conclusão de que quando os ácidos gordos ómega-3 EPA e DHA são oxidados, ativam significativamente as vias da Nrf2. Os investigadores verificaram, durante anos, a diminuição dos níveis de danificação dos radicais livres nos indivíduos que consomem óleo de peixe (fonte de EPA e DHA), mas com esta nova investigação, a relação entre o óleo de peixe e a proteção oxidativa é agora clara. Tal como o Dr. Gao revelou, "os nossos dados sustentam a hipótese de que a formação de... compostos originados pela oxidação do EPA e DHA *in vivo* podem atingir concentrações suficientemente elevadas para induzir o antioxidante Nrf2 e... sistemas de defesa de desintoxicação."[38]

DESINTOXICAÇÃO: QUAL O SEU PAPEL NA SAÚDE DO CÉREBRO?

O corpo humano produz uma quantidade impressionante de enzimas que servem para combater o grande número de toxinas a que somos expostos no nosso ambiente exterior, bem como aquelas que são geradas internamente, no decurso normal do nosso metabolismo. Estas enzimas são produzidas segundo indicação do nosso ADN e têm vindo a evoluir ao longo de centenas de milhares de anos.

A glutationa é vista como um dos agentes mais importantes de desintoxicação do cérebro humano. Um químico relativamente simples, a glutationa é um tripeptídeo, o que significa que consiste em apenas três aminoácidos. Contudo, apesar sua simplicidade, a glutationa desempenha um papel muito importante na saúde do cérebro. Primeiro, atua como um dos maiores antioxidantes na fisiologia celular, não só ajudando a proteger a célula da danificação dos radicais livres mas também protegendo as delicadas mitocôndrias. A glutationa é também tão importante como antioxidante, que os cientistas utilizam com frequência os níveis de glutationa celular para medir a saúde celular. A glutationa é ainda um fator poderoso da desintoxicação química, ligando-se a variadas toxinas para torná-las menos prejudiciais. Mais importante ainda, a glutationa serve de substrato à enzima glutationa S-transferase, que está envolvida na transformação de uma série de toxinas, fazendo com que sejam mais solúveis em água e, por isso, mais facilmente expelidas. As deficiências no funcionamento desta enzima estão associadas a uma série de problemas clínicos, incluindo melanoma, diabetes, asma, cancro da mama, doença de Alzheimer, glaucoma, cancro do pulmão, doença de Lou Gehrig, doença de Parkinson, enxaquecas, entre outros. Sabendo então do papel fundamental da glutationa, quer como antioxidante quer como agente de desintoxicação, faz sentido fazer tudo o que nos é possível para aumentar os níveis de glutationa e é nesse sentido que vão as minhas indicações.

Não admira que a restrição calórica tenha demonstrado, em vários modelos laboratoriais, a indução da ativação de Nrf2. Quando as calorias são reduzidas na alimentação de animais de laboratório, estes não só vivem por mais tempo (provavelmente como resultado do efeito da maior proteção antioxidativa) mas também se tornam extraordinariamente resistentes ao desenvolvimento de variados tipos de cancro. É esta característica que sustenta o programa de jejum que descrevo no próximo capítulo.

Já foram identificados diversos compostos naturais que ativam vias antioxidativas e de desintoxicação através da ativação do sistema de Nrf2. Entre eles estão a curcumina da curcuma, o extrato de chá verde, a silimarina (Cardo Mariano), extrato de bacopa, DHA, o sulforafano (dos brócolos) e a *ashwagandha*. Todas estas substâncias são eficazes na ativação da produção inata do organismo de antioxidantes fundamentais, incluindo a glutationa. E se algum destes compostos lhe parece daqueles que utiliza diariamente na sua alimentação, então ficará feliz por saber que o café é um dos agentes de ativação da Nrf2 que existe na natureza. Muitas das moléculas do café, algumas das quais em parte presentes no produto em bruto, outras geradas no processo de torrefação, são responsáveis por este efeito benéfico.[39]

Além da sua função antioxidativa, a ativação da via Nrf2 ativa os genes para produzir uma variada quantidade de químicos protetores que sustentam ainda mais as vias de desintoxicação, ao mesmo tempo que reduz a inflamação – tudo isto benéfico para o cérebro.

O "GENE DA DOENÇA DE ALZHEIMER"

Desde a descodificação do genoma humano há mais de dez anos, conseguimos acumular uma enorme quantidade de provas relativamente ao gene que leva a um determinado resultado, bom ou mau. Se prestou atenção ao que foi dito nas notícias, em meados dos anos 90, provavelmente ficou a saber que a ciência tinha descoberto o "gene da doença de Alzheimer", uma associação entre um gene em particular e o risco de doença de Alzheimer. E terá ficado a pensar *será que tenho esse gene?*

Antes de mais, uma pequena aula de bioquímica, cortesia do National Institutes of Health's Institute on Aging. As mutações genéticas, ou modificações permanentes num, ou mais, gene específico, nem sempre levam à doença. Mas alguns sim, e se herdar uma alteração causadora de doença, é provável que a desenvolva. A anemia falciforme, a doença de Huntington e a fribose cística são exemplos de doenças genéticas. Por vezes, pode ocorrer uma *variante* genética em que as alterações num gene podem levar à doença, mas nem sempre. O que acontece com mais frequência é que a variante aumenta ou diminui o risco de desenvolver determinada doença ou problema. Se a variante aumentar o risco, mas não levar necessariamente à doença, chama-se um fator de risco genético.[40]

Para ser mais claro, os cientistas não identificaram ainda um gene específico que origine a doença de Alzheimer. Mas um fator de risco genético que parece aumentar o risco que uma pessoa tem de desenvolver a doença está associado à molécula apolipoproteína E (ApoE) do cromossoma 19. Esta codifica as instruções de produção de uma proteína que ajuda a transportar o colesterol e outros tipos de gorduras na corrente sanguínea. Apresenta-se em variadas formas ou alelos. As suas formas principais são: ApoE ε2, ApoE ε3 e a ApoE ε4.

A ApoE ε2 é relativamente rara, mas se herdar este alelo, terá mais probabilidades de contrair a doença de Alzheimer. A ApoE ε3 é o alelo mais comum, mas pensa-se que não contribua nem para o aumento nem para a redução do risco. Contudo, a ApoE ε4 é a de que mais se fala e a que mais se receia. Encontra-se em cerca de 25 a 30 por cento da população em geral, e cerca de 40 por cento das pessoas que têm Alzheimer também têm este alelo. Por isso, repito, provavelmente quer saber se tem este fator de risco e o que poderá significar para o seu futuro.

Infelizmente, não sabemos de que modo pode este alelo contribuir para aumentar o risco da doença de Alzheimer. O mecanismo não é percetível. As pessoas que nascem com a ApoE ε4 têm mais probabilidades de contrair a doença mais cedo. É importante saber, no entanto, que o facto de nascermos com este alelo não faz com que o nosso destino esteja traçado. Poderá não ficar com Alzheimer. Algumas pessoas – das quais o seu ADN contém o alelo ApoE ε4 – nunca chegam a sofrer de declínio cognitivo. E há também muitas pessoas que contraem Alzheimer e não têm nenhum destes fatores de risco.

Um mero exame ao ADN pode determinar se tem este gene ou não, mas mesmo que tenha, nada poderá fazer para modificá-lo. As minhas recomendações são para que possa controlar o destino do seu cérebro, independentemente do seu ADN. Não tenho palavras que reforcem mais a ideia: o destino da sua saúde – e paz de espírito, tal como demonstra o próximo capítulo – depende muito de si.

UM CÉREBRO TRANQUILO
*De que Forma o Glúten Perturba o Sossego
do Seu Cérebro – do Seu e dos Seus Filhos*

*Por norma, o que não se vê perturba mais a mente humana
do que aquilo que se vê.*
JULIO CÉSAR

Se os açúcares e hidratos de carbono com glúten, incluindo os seus pães integrais e aqueles pecados alimentares favoritos, estão lentamente a interferir com a saúde e o funcionamento do seu cérebro a longo prazo, que mais podem eles fazer a curto prazo? Será que levam a alterações de comportamento, afetam a concentração e estão na origem de algumas perturbações e alterações de humor, como a depressão? Poderão contribuir para as dores de cabeça crónicas e até para a enxaqueca?

Sim. Os "cereais no cérebro" fazem muito mais do que prejudicar a neurogénese e aumentar o risco de problemas cognitivos, que vão progredindo silenciosamente ao longo do tempo. Tal como já fui referindo nos capítulos anteriores, uma dieta com grandes quantidades de hidratos de carbono inflamatórios e baixo teor de gordura prejudica o cérebro de variadas maneiras – originando o risco de contrair não só demência como outros problemas neurológicos, tais como PHDA, ansiedade, síndrome de Tourette, doenças mentais, enxaquecas e até o autismo.

Até ao momento, concentrei-me principalmente no declínio cognitivo e na demência. Vamos agora ver quais os efeitos destrutivos do glúten no cérebro tendo em conta estas perturbações comuns comportamentais e psicológicas. Vou começar pelos problemas que são frequentemente diagnosticados às crianças, e depois falarei sobre uma enorme quantidade de problemas que afetam pessoas de todas as idades. Uma coisa ficará bem clara: retirar o glúten da alimentação e optar por um estilo de vida que não inclui os cereais que prejudicam o cérebro é, muitas vezes, o passaporte para se livrar dos problemas cerebrais que afetam milhões de pessoas, além disso, esta simples "prescrição" pode muitas vezes triunfar sobre o tratamento à base de medicamentos.

O PAPEL DO GLÚTEN EM PERTURBAÇÕES COMPORTAMENTAIS E DE MOVIMENTO

A primeira vez que vi o Stuart ele tinha acabado de fazer quatro anos. Foi a mãe, Nancy, que o trouxe ao meu consultório, uma pessoa que eu já conhecia há muitos anos. Ela era fisioterapeuta e já tinha tratado muitos dos nossos doentes. A Nancy começou a falar no que a preocupava no Stuart e disse que, apesar de não notar nada de anormal no filho, a educadora tinha dito que ele andava mais "ativo" e que achava conveniente ver o que se passava. Não fui o primeiro médico a vê-lo. Uma semana antes, a mãe do Stuart levou-o ao pediatra que lhe diagnosticou "PHDA" e lhe prescreveu Ritalina.

A Nancy estava reticente em dar tal medicamento ao filho. E com toda a razão. Foi assim que decidiu ver se havia outras opções. Começou por explicar que o filho tinha muitos acessos de agressividade e que "tremia incontrolavelmente quando ficava frustrado". Disse que a educadora afirmou que o Stuart não se conseguia "concentrar nas tarefas", o que me levou a pensar em quais seriam as tarefas que poderiam exigir uma concentração total de uma criança de quatro anos.

A história clínica do Stuart foi bastante reveladora. Já tinha sofrido imensas infeções nos ouvidos e tomado antibiótico vezes sem conta. Na altura em que o vi, estava a fazer um tratamento de seis meses com antibiótico profilático para tentar reduzir a frequência das infeções nos ouvidos. Mas, além dos problemas de ouvidos, o Stuart queixava-se frequentemente de dores nas articulações, e de tal maneira que andava a tomar regularmente Naprosyn, um anti-inflamatório fortíssimo. Presumi que o Stuart não tivesse sido amamentado. E estava certo.

Notei três coisas importantes ao examiná-lo. Primeiro, vi que fazia a respiração pela boca, sinal indicativo de inflamações nas vias nasais. Em segundo lugar, tinha na cara os sinais clássicos de alergia – olheiras. Por último, o Stuart estava mesmo muito agitado. Não estava quieto mais do que dez segundos, levantando-se constantemente para examinar cada centímetro do consultório e rasgando as rugas do papel que normalmente cobre todas as marquesas de um consultório.

Não pedi muitas análises. Fiz apenas a análise à intolerância ao glúten, que mede o nível de anticorpos para a gliadina, uma das proteínas do trigo. Não fiquei surpreendido ao ver que o nível do Stuart era 300 por cento mais elevado do que os níveis considerados normais.

Em vez de prescrever um medicamento para tratar os sintomas, optámos por analisar as causas dos problemas da criança, especificamente da inflamação. A inflamação tinha um papel fundamental em quase toda a fisiologia do rapaz, incluindo os problemas nos ouvidos, nas articulações e a incapacidade de se concentrar.

Expliquei à Nancy que o Stuart teria de deixar de comer glúten. E, para ajudar a reconstruir intestinos saudáveis depois desta exposição tão extensa aos antibióticos, foi necessário adicionar algumas bactérias benéficas, probióticas, à sua alimentação. Por último, juntei gordura ómega-3 DHA à lista.

Os resultados não poderiam ser melhores. Após duas semanas e meia, os pais do Stuart receberam um telefonema da educadora a agradecer o facto de terem dado medicamentos adequados ao Stuart, pois ele tinha "melhorado bastante" o comportamento. Além disso, os pais notaram que ele estava mais calmo, mais interativo e que dormia melhor. Mas a transformação do Stuart não se devia a medicamentos, devia-se pura e simplesmente à alimentação que tinha contribuído "significativamente" para a sua saúde e o seu comportamento.

Dois anos e meio depois, recebi uma carta da Nancy que dizia: "O Stuart foi para a escola e é o aluno mais novo da turma. Tem-se destacado na leitura e na Matemática, e não nos parece que venha a ter mais problemas de hiperatividade. Tem crescido imenso e é o aluno mais alto da turma."

A perturbação de hiperatividade e défice de atenção (PHDA) é um dos diagnósticos mais frequentes dos pediatras. Os pais de crianças hiperativas são levados a crer que os filhos têm um tipo de doença que lhes dificulta a aprendizagem. A classe médica convence muitas vezes os pais de que os medicamentos são a melhor forma de "resolver rapidamente" o problema. A ideia de que a TDHA é uma doença remediada especificamente com um comprimido é muito conveniente, mas alarmante. Nos Estados Unidos, 25 por cento dos alunos de muitas das escolas tomam medicamentos muito fortes que alteram o cérebro, contudo, as suas consequências a longo prazo nunca foram estudadas!

Apesar de a Associação Americana de Psiquiatria afirmar no Manual de Diagnóstico e Estatística de Perturbações Mentais que 3 a 7 por cento das crianças em idade escolar sofrem de PHDA, os estudos têm apresentado estimativas mais altas em amostras comunitárias, e os dados de inquéritos realizados aos pais pelos Centros de Prevenção e Controlo de Doenças (CDC) têm revelado um cenário diferente.[1] Segundo novos dados apresentados pelos CDC, em março de 2013, cerca de um em cada cinco rapazes que frequentam o ensino secundário nos Estados Unidos e 11 por cento das crianças em idade escolar foram diagnosticados com PHDA. Isto traduz-se em cerca de 6,4 milhões de crianças com idades entre os quatro e os dezassete anos, refletindo um aumento de 16 por cento, relativamente a 2007, e um aumento de 53 por cento nos últimos dez anos.[2] No *New York Times* saiu um artigo que dizia que "a dois terços dos diagnosticados são prescritos estimulantes como a Ritalina ou Adderall que podem melhorar significativamente as vidas daqueles que sofrem de PHDA, mas que podem também criar habituação, ansiedade e, ocasionalmente, psicose".[3] Isto levou a Associação Americana de Psiquiatria a considerar mudar a sua definição de PHDA para que houvesse mais pessoas diagnosticadas e tratadas com medicamentos. O Dr. Thomas R. Frieden, diretor dos CDC, afirmou que o aumento da prescrição de estimulantes a crianças se compara ao uso excessivo de analgésicos e antibióticos pelos adultos. Eu concordo. Segundo o Dr. Jerome Groopman, professor de Medicina, na Faculdade de Medicina de Harvard, e autor do livro *Como Pensam os Médicos*, que foi entrevistado pelo *Times*, "há uma enorme tendência para avaliar o comportamento da criança, citando, como anormal – se não estiver quieta, sentada à secretária – considerando-o uma patologia, e não apenas um reflexo da infância".[4] Então, quais as consequências de se ignorar a infância e atribuir diagnósticos vagos como a PHDA?

Além do aumento dramático do uso de medicamentos para tratar a PHDA, nos últimos dez anos, o uso de ansiolíticos disparou, entre 2001 e 2010: Em crianças com idades até aos dezoito, o consumo de ansiolíticos subiu 45 por cento nas raparigas, e 37 por cento nos rapazes. Segundo o estudo realizado pela Express Scripts chamado "America's State of Mind" ["O Estado Do Cérebro dos Americanos"], o número de americanos que toma medicamentos para a saúde mental, para o tratamento de perturbações psicológicas e comportamentais aumentou substancialmente, desde 2001. Em 2010, os dados mais recentes indicavam que mais de um em cada cinco adultos tomava pelo menos um medicamento, uma percentagem de mais de 22 por cento em relação a dez anos antes. Curiosamente, as mulheres têm mais predisposição do que os homens para tomar medicamentos para a saúde mental. Mais de um quarto da população feminina adulta tomava este tipo de medicamentos, em 2010, enquanto a percentagem de homens era de apenas 15 por cento.[5] (Investigadores de Harvard sugerem que se deve a alterações hormonais causadas pela puberdade, gravidez e menopausa. Apesar de a depressão afetar igualmente homens e mulheres, as mulheres tendem mais a procurar ajuda médica.)

PERCENTAGEM DA POPULAÇÃO QUE TOMA MEDICAMENTOS PARA A SAÚDE MENTAL
2001 VS. 2010

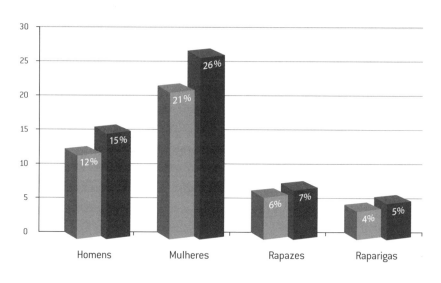

Onze por cento dos Americanos com mais de doze anos tomam antidepressivos, mas a percentagem dispara ao olharmos para a percentagem relativa às mulheres com quarenta e cinquenta anos a quem foi prescrito este tipo de medicamentos – um crescimento surpreendente de 23 por cento.

Uma vez que os números de perturbações mentais e comportamentais são cada vez mais elevados, e que para o seu tratamento cada vez mais se utilizam medicamentos fortíssimos, por que razão ainda não se estudaram os fatores subjacentes a esta tendência? E como poderemos apresentar soluções que não impliquem fármacos perigosos? De onde vem o problema? Da tal proteína pegajosa, o glúten. Apesar de ainda não terem sido determinadas as relações entre a intolerância ao glúten e os problemas comportamentais e psicológicos, dispomos já de alguns factos:

> As pessoas com doença celíaca apresentam um maior risco
de sofrer de atraso no desenvolvimento, dificuldades
de aprendizagem, doença dos tiques e PHDA.[6]

> A depressão e a ansiedade são muitas vezes agudas nos doentes
que têm intolerância ao glúten.[7,8] Isto deve-se principalmente
às citocinas que bloqueiam a produção de neurotransmissores
fundamentais como a serotonina, essencial para o controlo
do estado de espírito. Com a eliminação do glúten, e muitas vezes
dos produtos lácteos, muitos doentes conseguem libertar-se não
só dos problemas de estado de espírito mas de outros problemas
causados por um sistema imunitário sobrecarregado, tais como
as alergias e a artrite.

> Entre as pessoas com doenças do espectro do autismo (DEA),
45 por cento sofrem de problemas gastrointestinais.[9] Apesar
de nem todos os sintomas gastrointestinais da DEA resultarem
da doença celíaca, os estudos demonstram uma prevalência
elevada da doença celíaca em casos de autismo infantil,
em comparação à população em geral.

Mas há boas notícias: muitos dos sintomas das perturbações neurológicas, psicológicas e comportamentais podem ser revertidos, eliminado simplesmente o glúten da nossa alimentação e tomando alguns suplementos, tais como o DHA e os probióticos. E, para ilustrar o impacto desta prescrição tão simples, que não envolve medicamentos, veja a história da KJ, que conheci há mais de dez anos. A KJ tinha cinco anos quando lhe diagnosticaram síndrome de Tourette, a doença dos tiques, caracterizada por movimentos abruptos, repetitivos e involuntários (tiques motores) e vocalizações que envolvem grupos musculares distintos. Os cientistas dizem que a causa exata desta anomalia é desconhecida, mas sabemos que, à semelhança de muitas outras perturbações neuropsiquiátricas, tem raízes genéticas e pode ser intensificada por fatores ambientais. Penso que a investigação trará à tona a verdade sobre muitos dos casos de Tourette e demonstrará o papel da intolerância ao glúten.

Na primeira consulta da KJ, a mãe referiu que no ano anterior a filha tinha começado a ter contrações involuntárias nos músculos do pescoço sem motivo aparente. Tinha feito massagens, que lhe trouxeram algumas melhorias, mas de vez em quando o problema manifestava-se. Acabou por piorar ao ponto de a KJ ter movimentos agressivos no queixo, na cara e no pescoço. Estava constantemente a desobstruir a garganta, fazendo vários grunhidos. O clínico geral diagnosticou-lhe síndrome de Tourette.

Ao ver a história clínica da KJ, verifiquei que, três anos antes do início dos sintomas neurológicos severos, ela tinha começado a ter crises de diarreia e dores abdominais crónicas, das quais ainda hoje sofria. Como já deve imaginar, pedi análises à intolerância ao glúten e percebi que a pobre criança tinha andado a viver com uma intolerância por diagnosticar. Dois dias depois de começar a fazer uma alimentação sem glúten, todos os movimentos anormais, a desobstrução da garganta, os grunhidos e até as dores abdominais tinham desaparecido. Hoje em dia, a

KJ não tem sintomas e já não sofre da síndrome de Tourette. Este caso apresenta resultados tão evidentes que utilizo muitas vezes o seu exemplo nas aulas.

Aviso: os medicamentos utilizados para tratar o PHDA têm provocado casos de síndrome de Tourette permanentes. A ciência tem vindo a documentar este facto desde os anos 80.[10] Agora que temos dados de investigação que comprovam os benefícios poderosos de uma alimentação sem glúten, está na altura de mudarmos o rumo, aliás, de *contribuirmos* para a história.

Um outro caso que gostava de partilhar convosco leva-nos novamente ao PHDA. Os pais da KM, uma menina muito querida de nove anos, trouxeram-na à minha consulta devido aos sintomas típicos de PHDA e "pouca memória". O interessante da história dela reside no facto de os pais descreverem as suas dificuldades de raciocínio e de concentração dizendo que se manifestavam "durante dias a fio", ficando depois "bem" durante vários dias. As avaliações a nível escolar indicavam que ela se encontrava no ritmo de aprendizagem que se tem a meio do 3.º ano. A KM parecia-me muito calma e empenhada e quando revi os seus exames de aproveitamento confirmei que, de facto, ela se encontrava nesse nível, normal para a sua idade.

As análises ao sangue identificaram dois indicadores possíveis para os desafios que a rapariga enfrentava – a intolerância ao glúten e valores de DHA abaixo do normal. Prescrevi-lhe uma alimentação rígida sem glúten, um suplemento diário de 400 mg de DHA e pedi que parasse de consumir Aspartame, ou adoçante, já que ela bebia muitos refrigerantes sem adição de açúcar. Três meses depois, os pais estavam maravilhados com os progressos da KM, e até ela andava com um sorriso de orelha a orelha. Realizou outros testes de avaliação de aprendizagem que a colocavam já no ritmo do início do 5.º ano no cálculo matemático, a meio do 4.º ano ao nível geral de aprendizagem, e na capacidade de narração de acontecimentos passados a meio do 8.º ano de escolaridade.

Citando uma carta que recebi da mãe:

A KM está prestes a acabar o 3.º ano. Antes de deixar de comer glúten, a sua aprendizagem, a nível geral, mas especialmente na Matemática, era difícil. Como pode ver, neste momento, destaca-se na Matemática. Segundo estes testes, quando entrar no 4.º ano, no próximo ano letivo, estará entre os melhores da turma. A professora disse que se ela saltasse o 4.º ano e fosse diretamente para o 5.º ano, ficaria num nível intermédio em relação aos colegas. São resultados fantásticos!

Histórias como estas são frequentes no meu consultório. Há muito que sei dos "resultados fantásticos" que se obtêm depois de algum tempo a fazer uma alimentação sem glúten, mas graças às provas científicas não temos mais que duvidar. Um dos estudos que realmente se destacou foi publicado em 2006 e documentou as histórias do "antes" e "depois" de pessoas que sofriam de PHDA e deixaram de comer glúten durante seis meses. O que mais gostei neste estudo em particular foi o facto de ter analisado um espectro amplo de pessoas – desde os três aos cinquenta e sete anos – empregando uma escala comportamental bem conceituada para avaliar o PHDA, a Escala de Conners. No fim dos seis meses, apresentaram melhoras significativas:[11]

> "Falta de atenção ao pormenor", redução de 36 por cento.
> "Dificuldades em manter a atenção", redução de 12 por cento.
> "Problemas em finalizar tarefas", redução de 30 por cento.
> "Distrai-se com facilidade", redução de 46 por cento.
> "Deixa escapar respostas e faz citações", redução de 11 por cento.

Os "resultados médios" globais baixaram para os 27 por cento. A minha esperança é que haja mais pessoas a juntarem-se à minha cruzada e que tomem medidas que nos tornem mais saudáveis e mais inteligentes.

AS CESARIANAS AUMENTAM O RISCO DE PHDA

Os bebés que nascem de cesariana têm maior risco de desenvolver PHDA, mas porquê? A compreensão dos elos da cadeia dá credibilidade à importância de bactérias intestinais saudáveis para manter a saúde intestinal e geral. Quando um bebé passa naturalmente pelo canal de parto, há milhões de bactérias que "lavam" a criança, inoculando o recém--nascido com os probióticos adequados, em que efeitos benéficos para a saúde perduram para sempre. Contudo, se a criança nascer de cesariana não passa pela tal lavagem, o que pode originar inflamações intestinais e, por conseguinte, aumentar o risco de intolerância ao glúten e, mais tarde, de PHDA.[12]

A investigação mais recente tem dado ainda mais motivos para as mães amamentarem, já que os bebés que são amamentados, quando começam a comer papas que contêm glúten, demonstram um risco de menos 52 por cento de contrair doença celíaca, em comparação aos que não são amamentados.[13] Um dos motivos prende-se com o facto de a amamentação reduzir o número de infeções gastrointestinais, reduzindo assim o risco de afetar o revestimento dos intestinos. Pode também diminuir a resposta imunitária ao glúten.

O AUTISMO PODE SER TRATADO COM UMA ALIMENTAÇÃO SEM GLÚTEN?

Fazem-me imensas perguntas sobre a possibilidade de existir uma relação entre o glúten e o autismo. Uma em cada 150 crianças que nascem hoje em dia desenvolverá uma forma da doença num espectro alargada. Em 2013, um novo relatório do governo revelou que, hoje em dia, uma em cada cinquenta crianças em idade escolar – cerca de um milhão de crianças – foi diagnosticada com um tipo de autismo.[14] O autismo é um tipo de perturbação neurológica que aparece, por norma, aos três anos de idade e que afeta o desenvolvimento das aptidões sociais e de comunicação. Os cientistas têm vindo a tentar determinar as causas exatas do autismo, que provavelmente têm a sua origem em aspetos genéticos e ambientais. Estão a ser estudados variados fatores de risco, incluindo os genéticos, infeciosos, metabólicos, nutricionais e ambientais, mas menos de 10 a 12 por cento dos casos têm causas específicas definidas.

Sabemos que não há uma cura rápida e mágica para o autismo, tal como não há para a esquizofrenia nem para a doença bipolar. Estas doenças do cérebro são muito distintas, mas todas elas têm uma característica em comum: a inflamação, que em parte pode ser apenas uma causa da intolerância a determinadas escolhas alimentares. Tudo isto ainda é tema de debate, mas algumas pessoas que sofrem de autismo têm respondido positivamente à eliminação do glúten, do açúcar e, por vezes, dos laticínios da sua alimentação. Vejamos o caso particularmente grave de uma criança de cinco anos a quem foi diagnosticado autismo severo. Além deste problema, a criança sofria também de doença celíaca grave, que a impedia de absorver nutrientes. Os seus sintomas de autismo diminuíram assim que passou a fazer uma alimentação sem glúten, e os seus médicos passaram a recomendar avaliações de deficiências e síndromes de má absorção nutricional, como a doença celíaca, a todas as crianças que tivessem problemas de desenvolvimento neurológico. Em alguns casos, as deficiências nutricionais que afetam o sistema nervoso podem estar na origem de atrasos no desenvolvimento que refletem o autismo.[15]

Admito que ainda não dispomos de dados científicos padrão que nos permitam retirar uma relação conclusiva, mas vale a pena olhar para o panorama geral do tema e ter em consideração algumas ilações lógicas.

Vou começar por estabelecer um paralelo entre uma tendência comum ao aumento do autismo e à doença celíaca. Não quero com isto dizer que ambos estejam categoricamente associados, mas é interessante analisar uma tendência semelhante dos casos. O que, de facto, estas duas doenças têm em comum é uma característica fundamental: a inflamação. A doença celíaca consiste numa inflamação dos intestinos e o autismo numa inflamação no cérebro. Há provas suficientes de que os autistas têm um nível de citocinas inflamatórias mais elevado. Este fator é suficiente para ponderar qual a eficácia de uma redução de todas as relações de anticorpos-antigénios no organismo, incluindo os que envolvem o glúten.

Um estudo publicado no Reino Unido, em 1999, efetuado a 22 crianças autistas, às quais foi retirado o glúten e que foram seguidas durante cinco meses, registou progressos no seu comportamento. O mais interessante foi que se acidentalmente ingerissem glúten, depois de este lhes ter sido retirado da alimentação, "a velocidade com que o comportamento se alterava... era dramático e percecionado por muitos dos pais."[16] O estudo permitiu também concluir que as crianças demoravam, pelo menos, três meses a revelar os progressos no comportamento. Os pais que controlam a alimentação dos filhos neste processo não podem perder a esperança e têm de ter a noção de que as alterações não surgem logo. Devem contar com três a seis meses para que ocorram mudanças de comportamento relevantes.

Alguns especialistas têm tentado perceber se os alimentos que contêm glúten e as proteínas do leite podem ou não fornecer compostos semelhantes à morfina (exorfinas), que estimulam vários recetores do cérebro e aumentam o risco não só de autismo mas também de esquizofrenia.[17] Precisamos de mais avanços na investigação para dar corpo a estas teorias, mas podemos reduzir exponencialmente o risco de desenvolvermos estas doenças e lidar melhor com elas.

Apesar de nos faltar mais investigação, é óbvio que o sistema imunitário desempenha um papel no desenvolvimento do autismo, e que esse mesmo sistema imunitário relaciona a intolerância do glúten ao cérebro. Há também algo a dizer sobre o "efeito de sobreposição", em que um problema biológico conduz a outro, criando uma cadeia de eventos. Se uma criança for intolerante ao glúten, por exemplo, a resposta imunitária dos intestinos pode levar a sintomas comportamentais e psicológicos e, no autismo, pode levar a uma "exacerbação dos efeitos", tal como referiu uma equipa de investigadores.[18]

INCAPACIDADE

Este é um facto desolador: a depressão é a causa principal de incapacidade em todo o mundo. É também, a nível global, a doença que surge em quarto lugar. A Organização Mundial de Saúde estima que, em 2020, a depressão seja a segunda maior causa de sofrimento – a par com as doenças cardíacas. Em muitos países desenvolvidos, como os Estados Unidos, a depressão está entre as principais causas de morte.[19]

O mais inquietante é o "elefante branco" que encontramos nos armários de medicamentos de muitas pessoas que sofrem de depressão: os frascos dos chamados antidepressivos. Medicamentos como o Prozac, o Paxil, o Zoloft e muitos outros são os mais utilizados no tratamento da depressão nos Estados Unidos, apesar de, em muitos casos, já terem revelado não fazer mais do que um placebo e, em alguns casos, podem ser perigosos e levar mesmo ao suicídio. Os progressos da ciência começam a demonstrar que estas podem ser drogas assassinas. Vejamos: um estudo, realizado por investigadores de Boston, analisou mais de 136 000 mulheres com idades entre os 50 e 79 anos e concluiu que, em geral, havia uma relação inquestionável entre as que tomavam antidepressivos e o risco que apresentavam de AVC e morte. As mulheres que tomavam antidepressivos apresentavam um risco de mais 45 por cento de AVC e de mais 32 por cento de risco de morte por todas as causas.[20] Os resultados, publicados na *Archives of Internal Medicine*, foram apresentados na Women's Health Initiative ["Iniciativa para a Saúde da Mulher"], um programa de investigação no âmbito da saúde pública com incidência na saúde das mulheres nos Estados Unidos. E foram obtidos independentemente do tipo de antidepressivos, não importava se eram mais recentes, os inibidores seletivos da recaptação da serotonina (SSRI), ou mais antigos, os antidepressivos tricíclicos, como o Elavil. Os SSRI são usados, por norma, como antidepressivos, mas podem ser também prescritos para tratar problemas de ansiedade e alguns distúrbios de personalidade. Atuam para impedir que o cérebro reabsorva o neurotransmissor serotonina. Ao alterar o equilíbrio da serotonina no cérebro, os neurónios enviam e recebem melhor as mensagens químicas, o que resulta numa estimulação do humor.

Contudo, a investigação atingiu um ponto de viragem e algumas das empresas farmacêuticas de topo têm evitado o desenvolvimento de antidepressivos (apesar de este departamento ainda lucrar muito – a módica quantia de cerca de 15 mil milhões de dólares por ano). Tal como foi apresentado no *Journal of the American Medical Association*, "A magnitude dos benefícios dos antidepressivos, em comparação aos placebos, aumenta consideravelmente com a gravidade dos sintomas de depressão e podem ser mínimos, ou inexistentes, nos doentes com sintomas ligeiros ou moderados".[21]

Isto não quer dizer que certos medicamentos não ajudem em alguns casos graves, mas as sequelas são enormes. Vamos rever brevemente outros resultados intrigantes que decerto vão influenciar as pessoas que tomam antidepressivos a experimentar outros caminhos para a felicidade.

O Mau humor e o Colesterol Baixo

Já dei a minha opinião sobre o colesterol e os seus efeitos na saúde do cérebro. Ao que parece, há imensos estudos que demonstram que a depressão afeta muito mais as pessoas que têm o colesterol baixo.[22] E as pessoas que começam a tomar medicamentos para baixar o colesterol (ou seja, estatinas) podem ficar muito mais deprimidas.[23] Tenho testemunhado isto no meu consultório. Não se sabe se a depressão resulta diretamente do medicamento em si, ou se reflete apenas as consequências de um nível de colesterol baixo, sendo esta a explicação que defendo.

Existem estudos com mais de dez anos que demonstram uma relação entre o colesterol total e a depressão, já para não falar em comportamentos impulsivos como o suicídio e a violência. O Dr. James M. Greenblatt, psiquiatra infantil e de adultos e autor do livro *The Breakthrough Depression Solution* ["Inovação para a Cura da Depressão"], publicou um artigo maravilhoso, na revista *Psychology Today*, em 2011, no qual resumiu todas as provas sobre o tema.[24] Em 1993, verificou-se que homens idosos com baixo colesterol tinham um risco aumentado de 300 por cento de contrair depressão do que os que tinham níveis mais elevados de colesterol.[25] Um estudo realizado na Suécia, em 1997, identificou um padrão semelhante: de entre 300 mulheres saudáveis, entre os 31 e os 65 anos, as que se encontravam nos níveis do percentil dez do colesterol apresentavam muito mais sintomas depressivos do que as que tinham níveis de colesterol mais elevados.[26] Em 2000, investigadores da Holanda registaram que os homens com níveis de colesterol total baixos, de longo prazo, tinham experienciado mais sintomas depressivos do que os que tinham níveis de colesterol mais elevados.[27] Segundo um relatório publicado no *Journal of Clinical Psychiatry*, "o colesterol sérico baixo poderá estar associado a uma história clínica de tentativa de suicídio".[28] Os investigadores analisaram um grupo de 417 doentes que tinham tentado suicidar-se – 138 homens e 279 mulheres – e comparam-no com 155 doentes psiquiátricos que não tinham tentado suicídio, bem como 358 doentes saudáveis de controlo. O estudo definiu o colesterol sérico baixo no valor de 160. Os resultados foram impressionantes. Revelou que os indivíduos no grupo do baixo colesterol tinham mais 200 por cento de probabilidade de cometer suicídio. Em 2009, o *Journal of Psychiatric Research* publicou também um estudo que seguiu cerca de 4500 veteranos americanos durante quinze anos.[29] Os homens deprimidos, com níveis de colesterol total baixos, tinham um risco sete vezes maior de morrer prematuramente de causas não naturais (como o suicídio e acidentes), do que os outros homens do estudo. Como referi anteriormente, as tentativas de suicídio são mais incidentes nas pessoas com níveis baixos de colesterol total.

Podia continuar a apresentar casos e estudos realizados em todas as partes do mundo, que chegam às mesmas conclusões, quer para homens quer para mulheres. Se tiver colesterol baixo, tem maior risco de depressão. E quanto mais baixo for, mais pensamentos de suicídio lhe passarão pela cabeça. Não pretendo banalizar a questão, mas temos já muitas provas, documentadas por instituições de prestígio, que reforçam a gravidade desta relação de causa e efeito. Esta relação está também bem documentada no campo da doença bipolar.[30] As pessoas que sofrem de doença bipolar têm muito mais probabilidades de cometer suicídio se tiverem níveis de colesterol baixos.

A Melancolia do Glúten

A ciência tem vindo a observar uma sobreposição entre a doença celíaca e a depressão, muito à semelhança entre a doença celíaca e a PHDA e outras perturbações comportamentais. Os registos de depressão dos doentes celíacos surgiram nos anos 80. Em 1982, investigadores suecos referiram que "a psicopatologia depressiva é uma característica da doença celíaca nos adultos".[31] E em 1998, foi realizado um estudo que determinou que cerca de um terço dos doentes celíacos sofre também de depressão.[32,33]

Num estudo particularmente extenso, publicado em 2007, investigadores suecos voltaram a avaliar cerca de 14 mil doentes celíacos, comparando-os com mais de 66 mil casos de controlo saudáveis.[34] Pretendiam verificar o risco de depressão no caso da existência de doença celíaca, bem como risco de contrair doença celíaca pela depressão. Verificaram que os doentes celíacos tinham um risco aumentado de 80 por cento de depressão, e que o risco de obter um diagnóstico de doença celíaca nos indivíduos deprimidos era de mais 230 por cento. Em 2011, um outro estudo sueco revelou que o risco de suicídio entre os doentes celíacos tinha um aumento de 55 por cento.[35] Além disto, um outro estudo, realizado por uma equipa de investigadores italianos, registou que a doença celíaca aumenta o risco de depressão grave em 270 por cento.[36]

Hoje em dia, há registos de depressão em 52 por cento dos indivíduos com intolerância ao glúten.[37] Os adolescentes com intolerância ao glúten enfrentam também elevados índices de depressão; os que sofrem de doença celíaca são particularmente vulneráveis, com um risco de 31 por cento de depressão (apenas cerca de 7 por cento dos jovens saudáveis enfrentam esse risco).[38]

Uma pergunta lógica: Qual a relação da depressão com os problemas de intestino? Quando o revestimento do intestino é danificado pela doença celíaca, torna-se incapaz de absorver os nutrientes essenciais, muitos dos quais contribuem para um cérebro saudável, tais como o zinco, o triptofano e as vitaminas B. Para mais, estes nutrientes são ingredientes necessários para a produção de químicos neurológicos como a serotonina. Além disso, a grande maioria das hormonas e dos químicos de sensação de bem-estar é produzida à volta dos intestinos, pelo que os cientistas lhe chamam agora o nosso "segundo cérebro".[39] As células nervosas do intestino não são apenas músculos reguladores, células imunitárias e hormonas, mas produzem também cerca de 80 a 90 por cento da serotina do nosso organismo. Na verdade, o nosso cérebro intestinal produz mais serotina do que o nosso cérebro do crânio.

Algumas das insuficiências nutricionais mais críticas que têm sido associadas à depressão incluem a vitamina D e o zinco. Já conhece a importância da vitamina D para uma série de processos fisiológicos, incluindo para a regulação do humor. O zinco é igualmente uma ferramenta de sete ofícios para os mecanismos do organismo. Além de auxiliar o sistema imunitário e a memória, o zinco é necessário para a produção e utilização dos tais neurotransmissores amigos do humor. Isto ajuda a explicar o motivo pelo qual o zinco tem demonstrado potenciar os efeitos dos antidepressivos nas pessoas com depressões graves. (Exemplo de caso: Em 2009, realizou-se um estudo que verificou que pessoas que no passado não tinham obtido resultados com os antidepressivos tinham finalmente apresentado melhorias quando começaram a tomar suplementos de zinco.[40]) O Dr. James M. Greenblatt, que mencionei anteriormente, tem escrito muito sobre este assunto e, tal como eu, tem observado muitos doentes a quem os antidepressivos não surtiram efeito. Assim que estes doentes começam a evitar alimentos que contêm glúten, os sintomas fisiológicos desaparecem. Num outro artigo que publicou, na *Psychology Today*, Greenblatt afirma: "A doença celíaca por diagnosticar pode exacerbar os sintomas de depressão, ou poderá ser uma causa subjacente. Os doentes com depressão deveriam fazer análises a insuficiências nutricionais. Quem sabe se o diagnóstico correto não é a doença celíaca, em vez da depressão?"[41] Muitos médicos ignoram as insuficiências nutricionais, e não põem a hipótese de fazer análises à intolerância ao glúten, pois estão muito habituados (e não se importam) a prescrever medicamentos.

É importante saber que uma das características comuns de muitos destes estudos é a quantidade de tempo necessária para dar a volta às coisas no cérebro. Tal como acontece com outras perturbações comportamentais, tais como a PHDA e a ansiedade, pode demorar pelo menos três meses até que as pessoas tenham uma sensação de alívio. É muito difícil manter o rumo ao encetar uma alimentação sem glúten. Não perca a esperança se não verificar melhorias de imediato e lembre-se de que vai notar diferenças dramáticas a mais do que um nível. Segui um professor de ténis que estava incapacitado pela depressão e não melhorava, nem com os vários antidepressivos que tomava, prescritos por outros médicos. Quando lhe diagnostiquei a intolerância ao glúten, e ele passou a fazer uma alimentação sem glúten, transformou-se. Os sintomas de depressão simplesmente evaporaram e ele voltou ao rendimento máximo em campo.

ESTABILIDADE MENTAL COM A ALIMENTAÇÃO

Sem dúvida de que toda esta conversa sobre a relação perigosa do glúten com as doenças psicológicas levanta questões acerca do papel do glúten em quase todos os problemas relativos ao cérebro, desde a doença mais comum na América – problemas de ansiedade que afetam cerca de 40 milhões de adultos – a doenças mais complexas, como a esquizofrenia e a doença bipolar.

Então, o que diz a ciência relativamente ao glúten e às nossas doenças mentais avassaladoras, como a esquizofrenia e a doença bipolar? Estas são doenças complicadas, influenciadas por fatores genéticos e ambientais, mas variadíssimos estudos demonstram que a intolerância ao glúten também tem a sua influência. E as pessoas que sofrem de doença celíaca correm maior risco de contrair estas doenças psiquiátricas, do que qualquer outra pessoa. Para além disto, temos agora a confirmação de que as mães intolerantes ao glúten têm filhos com cerca de 50 por cento de probabilidades de vir a desenvolver esquizofrenia.

O estudo publicado no ano passado, no *American Journal of Psychiatry*, vem trazer uma série de provas de que muitas das doenças que surgem em idade mais avançada têm origem antes e pouco depois do nascimento. Os autores do estudo, que trabalham no centro Johns Hopkins e no Karolinska Institute, na Suécia, uma das maiores e mais prestigiadas faculdades de Medicina, apresentaram este facto de um modo fantástico: "O estilo de vida e os genes não são os únicos fatores que apresentam risco de doenças, e os fatores e exposição antes, durante e depois do nascimento podem contribuir para programar a nossa saúde enquanto adultos. O nosso estudo é um exemplo que ilustra e sugere que a intolerância alimentar, antes do nascimento, pode catalisar o desenvolvimento da esquizofrenia, ou doenças semelhantes, vinte e cinco anos mais tarde."[42]

Se se interroga de que maneira terão chegado a esta conclusão, não vá além dos pormenores que apresentam relativamente às análises que eles realizaram, que compreenderam a verificação dos registos de nascimento e análises ao sangue em fase neonatal de crianças nascidas entre 1975 e 1985, na Suécia. Cerca de 211 das 764 crianças analisadas desenvolveram doenças mentais em idade adulta, caracterizadas por uma disfunção de personalidade e perda de contacto com a realidade. A equipa mediu os níveis de anticorpos IgG em relação ao leite e ao trigo no sangue para determinar que "os filhos de mães com níveis anormais de anticorpos em relação à proteína glúten do trigo tinham 50 por cento mais probabilidades de desenvolver esquizofrenia em idade adulta do que os que tinham mães com níveis normais de anticorpos ao glúten".[43] Esta associação permanece mesmo depois de os cientistas terem determinado outros fatores que aumentam o risco de desenvolver esquizofrenia, tais como a idade da mãe durante a gravidez, e se a criança nasceu de parto normal ou de cesariana (em geral, os impactos dos fatores genéticos e ambientais no útero têm muito mais influência no risco de desenvolver esquizofrenia, do que os fatores ambientais com que nos deparamos em idade adulta). No entanto, os filhos de mães com níveis anormais de anticorpos à proteína do leite não parecem ter maior risco de contrair doenças psiquiátricas.

Os autores referiram, no seu estudo, uma observação histórica fascinante. Só a partir da Segunda Guerra Mundial se começou a suspeitar da relação entre as doenças psiquiátricas e a intolerância alimentar materna. O investigador do Exército Americano, Dr. F. Curtis Dohan, foi um dos primeiros cientistas a reparar na relação entre a escassez alimentar do pós-guerra, na Europa (e, consequentemente, a falta de trigo na alimentação) e o número consideravelmente menor de internamentos por esquizofrenia. Apesar de as suas observações não poderem ser comprovadas na altura, temos vindo a alcançar os benefícios de estudos a longo prazo e da tecnologia moderna para confirmar a nossa luta contra o glúten.

Os estudos têm também demonstrado que uma alimentação com baixo teor de hidratos de carbono e elevado teor de gordura, tal como a que vou delinear no Capítulo 7, pode melhorar os sintomas não só da depressão mas também de esquizofrenia. Uma das mulheres que tem sido referida na literatura, conhecida pelas iniciais CD, deixou completamente de ter esquizofrenia assim que começou a fazer uma alimentação sem glúten e com baixo teor de hidratos de carbono.[44]

O primeiro diagnóstico foi-lhe atribuído aos sete anos. Teve episódios de paranoia, perturbação de discurso e alucinações diárias ao longo da vida. Antes de optar pela alimentação pobre em hidratos de carbono, aos 70 anos, já tinha sido internada várias vezes devido a tentativas de suicídio e sintomas psicóticos. A medicação não lhe trazia melhorias. Logo na primeira semana a fazer a nova dieta, deixou de ouvir vozes e de "ver esqueletos." Ao fim de um ano, a CD perdeu peso e, mesmo quando fazia batota e comia um bocadinho de massa, pão ou bolos, não voltou a ter alucinações.

UM TRATAMENTO PARA AS DORES DE CABEÇA?

Não consigo imaginar como será viver com dores de cabeça todos os dias, mas já tratei muitos doentes que suportaram esse pesadelo a vida toda. Vejamos, por exemplo, o caso de um senhor de 66 anos, que vi pela primeira vez em 2012. Vou chamar-lhe Cliff.

O Cliff suportou uma dor de cabeça persistente durante trinta longos anos e merece uma medalha de ouro por tudo o que fez para tentar acabar com as dores. Os seus métodos incluíram uma série de medicamentos para a enxaqueca, como o Imitrex, e analgésicos tipo Vicodin, todos eles prescritos por especialistas em dores de cabeça de topo – todos eles em vão. Apesar de o Cliff referir que achava que as dores estavam relacionadas com o que comia, não conseguia confirmar que era sempre o que acontecia. Não havia nada na sua história clínica que sobressaísse, mas quando falámos na história familiar ele disse que a irmã também sofria de dores de cabeça constantes e tinha muitas intolerâncias alimentares. Esta informação levou-me a querer saber mais. Fiquei a saber que o Cliff tinha uma história clínica de vinte anos de rigidez muscular, e que a irmã tinha um anticorpo específico relacionado com a intolerância ao glúten, que está também relacionado com aquilo a que se chama "síndrome da pessoa rígida".

Quando verifiquei as análises ao sangue que pedi ao Cliff para testar a intolerância ao glúten, houve uma série de aspetos que se destacaram. Tinha reação elevada a onze proteínas relacionadas com o glúten. Tal como a irmã, tinha uma forte reação ao anticorpo relacionado com a síndrome da pessoa rígida. Verifiquei também que era intolerante ao leite de vaca. Tal como a tantos outros doentes meus, prescrevi-lhe uma dieta com restrição de glúten e produtos lácteos. Três meses depois, disse-me que já não tomava Vicodin há um mês, e que, numa escala de 1 a 10, as dores mais fortes que sentia estavam no 5, e não no 9, como dantes. O melhor de tudo era que já não tinha dores de cabeça o dia todo.

Duravam, no máximo, cerca de três a quatro horas. Apesar de não estar totalmente curado, o alívio foi substancial e, para ele, muito gratificante. Na verdade, estava tão satisfeito com os resultados que me autorizou a usar uma fotografia sua na apresentação do seu caso, agora publicado, aos profissionais de Medicina.

Já tive muitos mais doentes que entraram no meu gabinete cheios de dores de cabeça e saíram livres delas, graças a iniciarem uma dieta sem glúten. Uma mulher com um problema semelhante consultou inúmeros médicos, experimentou variadíssimos medicamentos e fez exames de alta tecnologia ao cérebro. Nada se alterou até me ter conhecido e ter feito os exames de intolerância ao glúten. E eis que o vilão – e a cura – foram identificados.

As dores de cabeça são uma das doenças mais comuns. Só nos Estados Unidos, mais de 45 milhões de pessoas sofrem de dores de cabeça crónicas, 28 milhões das quais sofrem de enxaqueca.[45] Por incrível que pareça, a Medicina do século XXI tem-se concentrado no tratamento de sintomas que, muitas vezes, podem ser evitados. Se sofre de dores de cabeça crónicas, por que não experimenta fazer uma alimentação sem glúten? O que tem a perder?

Breve Resumo Sobre Dores de Cabeça

Nesta discussão vou incluir todos os tipos de dor de cabeça numa só categoria. Por isso, se tem dores de cabeça devido a tensão muscular, dores de cabeça em salvas devido a sinusite ou enxaqueca, vou agrupá-las e referir-me a elas por partilharem a mesma característica: dores na cabeça devido a alterações físicas ou bioquímicas no cérebro. As enxaquecas tendem a ser as mais dolorosas e, muitas vezes, são acompanhadas de náusea, vómitos e sensibilidade à luz. Mas uma dor de cabeça é uma dor de cabeça, e se estiver a senti-la tratará imediatamente de a eliminar. Por vezes, vou referir-me especificamente às enxaquecas.

Há uma série de fatores que podem causar dores de cabeça, desde uma noite má de sono a alterações no clima, a químicos nos alimentos, congestão por sinusite, traumatismos, tumores e demasiado álcool. A bioquímica exata das dores de cabeça, principalmente das enxaquecas, está sob estudo constante. Mas, hoje em dia, sabemos muito mais do que dantes. E para todos os que sofrem delas e não conseguem encontrar o motivo (nem o tratamento), tenho a certeza de que em 90 por cento dos casos haverá uma intolerância ao glúten.

Em 2012, os investigadores do Columbia University Medical Center, em Nova Iorque, finalizaram um estudo de um ano que registava dores de cabeça crónicas em 56 por cento das pessoas intolerantes ao glúten, e 30 por cento entre as pessoas que sofriam de doença celíaca (as pessoas que não apresentavam análises positivas à intolerância ao glúten, também não tinham doença celíaca, mas apresentavam sintomas sempre que comiam alimentos com trigo).[46] Verificaram também que 23 por cento das pessoas com doença intestinal inflamatória sofriam de dores de cabeça crónicas. Quando os investigadores destrinçaram a prevalência das enxaquecas, verificaram que havia percentagens muito mais altas entre o grupo de celíacos (21 por cento) e de doença inflamatória intestinal (14 por cento) do que o grupo de controlo (6 por cento). Quando lhes pediram para explicar a relação, a investigadora principal, Dr.ª Alexandra Dimitrova, referiu o maior agressor de todos: a inflamação. Citando a Dr.ª Dimitrova:

> É possível que os doentes com doença inflamatória intestinal tenham uma resposta inflamatória generalizada, e isto pode ocorrer também nos doentes celíacos, em que todo o corpo, incluindo o cérebro, é afetado pela inflamação... A outra possibilidade é a existência de anticorpos na doença celíaca que podem... atacar as células do cérebro que revestem o sistema nervoso e de alguma maneira provocam dores de cabeça. A única certeza que temos é que há uma maior prevalência de dores de cabeça de todo o género, incluindo enxaquecas, naqueles grupos em comparação aos grupos de controlo saudáveis.

A Dr.ª Dimitrova afirmou ainda que muitos dos seus doentes apresentam melhorias consideráveis, relativamente à frequência e gravidade das suas dores de cabeça assim que adotam uma alimentação sem glúten; em alguns casos, as dores de cabeça desaparecem totalmente.

O Dr. Marios Hadjivassiliou, que referencio neste livro, tem levado a cabo estudos extensivos sobre dores de cabeça e a intolerância ao glúten.[47] Do seu fantástico trabalho destacam-se ressonâncias magnéticas que revelam alterações profundas na massa branca de doentes que sofrem de dores de cabeça e são intolerantes ao glúten. As anomalias são indicativas do processo inflamatório. A maior parte destes doentes resiste aos tratamentos normais à base de medicamentos, mas assim que deixam de consumir glúten ficam aliviados do seu sofrimento.

O Dr. Alessio Fasano, que conduz o Centro de Investigação da Doença Celíaca, no Massachusetts General Hospital, é um gastrenterologista pediátrico de renome e um dos principais investigadores da área da intolerância ao glúten.[48] Quando o conheci numa conferência sobre o tema, na qual ambos seriamos oradores, disse-me que para ele não era novidade nenhuma o facto de os doentes intolerantes ao glúten, incluindo os celíacos, sofrerem de dores de cabeça. Juntos, lamentámos este facto não ser conhecido pelo público em geral. É um problema de resolução tão simples, mas poucos dos que sofrem dele sabem que são intolerantes ao glúten.

Um estudo realizado por investigadores italianos, que efetuaram um ensaio experimental a 88 crianças com doença celíaca e dores de cabeça crónicas, revelou que 77,3 por cento das crianças apresentavam melhorias significativas nas dores de cabeça, e que 27,3 por cento dos que melhoraram acabaram por deixar de as ter, assim que passaram a fazer uma alimentação sem glúten. O estudo revelou também que cinco por cento das crianças que sofriam de dores de cabeça não tinham sido diagnosticadas com doença celíaca. Esta era uma percentagem muito mais alta do que os 0,6 por cento que os investigadores tinham registado no geral do grupo de crianças analisadas. Por isso, o risco de dores de cabeça no grupo de celíacos aumentava 833 por cento. Os autores concluíram: "Registámos – na nossa área geográfica – uma frequência elevada de dores de cabeça em doentes celíacos e o reverso quando sujeitos a uma alimentação sem glúten. Aconselha-se a verificação da existência da doença celíaca no diagnóstico de doentes que sofrem de dores de cabeça."[49]

A prevalência de enxaquecas na população infantil está a aumentar. Antes do início da puberdade, a enxaqueca afeta rapazes e raparigas. Depois, as raparigas ultrapassam os rapazes, sendo três raparigas para cada rapaz. As crianças que sofrem de enxaquecas têm um risco de 50 a 75 por cento de continuar a sofrer de enxaquecas na idade adulta e, em 80 por cento dos casos, esta doença é hereditária. A enxaqueca é a terceira maior causa de falta de assiduidade na escola.[50]

Será coincidência que tantas destas crianças que sofrem de dores de cabeça crónicas também tenham uma grande intolerância ao glúten? E será apenas sorte que as dores de cabeça desapareçam quando deixam de consumir glúten? Não. E não. Infelizmente, muitas das crianças que sofrem de dores de cabeça crónicas nunca fazem análises à intolerância ao glúten e, em vez disso, são-lhe prescritos medicamentos fortíssimos. O procedimento normal de tratamento inclui o uso de medicamentos não-esteróidais e anti-inflamatórios, compostos que contêm aspirina, triptanos, alcaloides de Ergot e antagosnistas de dopamina. Para prevenir dores de cabeça, alguns dos medicamentos incluem antidepressivos tricíclicos; muitos anticonvulsivos com divalproato de sódio; e, recentemente, topiramato, agentes antiserotonérgicos, beta-bloqueadores, bloqueadores do canal de cálcio e medicamentos não-esteróidais e anti-inflamatórios.

O topiramato, utilizado no tratamento da epilepsia, tem efeitos secundários fortíssimos que são motivo de preocupação para qualquer pai e pesadíssimos para a criança. Estes incluem perda de peso, anorexia, dores abdominais, dificuldades de concentração, sedação e parestesias (sensação de formigueiro ou dormência de um membro).[51] Quanto a si não sei, mas se fosse eu não queria que o meu filho sofresse este tipo de efeitos secundários, mesmo que temporários, para curar uma dor de cabeça que não tem nada que ver com aquilo para que o medicamento foi concebido. Nos últimos anos, surgiram variadíssimos estudos que, na sua maioria, os anticonvulsivos não aliviam mais as dores de cabeça das crianças do que um placebo.[52] Na verdade, os investigadores especialistas em dores de cabeça têm feito pressão para que se façam mais estudos às crianças, pois há poucos medicamentos que têm comprovado a sua eficácia e segurança. O facto de se olhar mais aos medicamentos do que às escolhas alimentares e suplementos nutricionais impedem-nos, infelizmente, de abordar as causas subjacentes às dores de cabeça.

As Barrigas Grandes Contribuem para as Dores de Cabeça

Já sabe que a gordura da barriga é a pior e que aumenta o seu risco de contrair uma série de problemas de saúde (doenças cardíacas, diabetes, demência, etc.). No entanto, as pessoas não associam um maior risco de sofrer de dores de cabeça à circunferência da sua cintura. Surpresa: a circunferência da cintura é um indicador de enxaqueca muito maior do que a obesidade em geral, quer nos homens quer nas mulheres até aos cinquenta e cinco anos. Só conseguimos provar cientificamente a dimensão desta ligação nos últimos dois anos, graças sobretudo aos investigadores da Drexel University College of Medicine de Filadélfia que exploraram os dados provenientes de mais de 22 mil participantes, no Inquérito de Análise Nutricional e Saúde Nacional que está a decorrer (NHANES).[53] Os dados continham informação valiosa para análise, desde cálculos de obesidade abdominal (medida pela circunferência da cintura) e obesidade geral (determinada pelo índice de massa corporal), aos registos da frequência com que as pessoas sofriam de dores de cabeça e enxaquecas. Mesmo com o controlo da obesidade geral, os investigadores determinaram que em mulheres e homens com idades entre os 20 e os 55 – a faixa etária em que as enxaquecas são mais comuns – o excesso de gordura na cintura estava relacionado com o aumento significativo da manifestação de enxaqueca. As mulheres que apresentam gordura a mais na cintura tinham 30 por cento de mais probabilidades de sofrer de enxaqueca do que as que não tinham excesso de gordura na cintura. O mesmo aconteceu com a gordura geral, fatores de risco de doença cardíaca e características demográficas.

Existem muitos outros estudos que demonstram a relação inevitável entre a obesidade e o risco de dores de cabeça crónicas.[54] Há um estudo particularmente extenso, publicado em 2006, que analisou mais de 30 mil pessoas e verificou que as dores de cabeça crónicas diárias tinham uma incidência de mais 28 por cento no grupo de obesos do que no grupo de controlo com pessoas de peso normal, saudáveis. Os que sofriam de obesidade mórbida tinham um risco aumentado de 74 por cento de sofrer de dores de cabeça crónicas diárias. Quando os investigadores se debruçaram em particular sobre aqueles que sofriam de enxaqueca, verificaram que as pessoas com excesso de peso tinham um risco aumentado de 40 por cento, e que os obesos tinham um risco aumentado de 70 por cento.[55]

Nesta fase do livro, já percebeu que a gordura é um órgão hormonal e um sistema muito poderoso que pode originar compostos proinflamatórios. As células adiposas segregam uma quantidade enorme de citocinas que fazem disparar vias inflamatórias. As dores de cabeça são, na sua origem, manifestações de inflamação, tal como a maior parte de todas as doenças relacionadas com o cérebro de que temos vindo a falar.

Por isso, faz todo o sentido que os estudos que analisam a relação entre fatores, tais como o estilo de vida (ex.: excesso de peso, pouca atividade física e tabagismo) e a frequência de dores de cabeça relacionadas com a gordura da cintura e as dores de cabeça crónicas. Há alguns anos, na Noruega, alguns investigadores entrevistaram 5 847 estudantes adolescentes acerca das dores de cabeça. Pediram-lhes que respondessem a um questionário abrangente sobre os seus hábitos e que fizessem um exame clínico.[56] Aqueles que diziam praticar atividades físicas com regularidade e que não fumavam ficaram classificados como o grupo do bom estilo de vida. Este grupo foi comparado com o grupo que tinha hábitos menos saudáveis, devido a um ou mais hábitos negativos no seu estilo de vida.

Os Resultados? Os jovens com excesso de peso tinham 40 por cento de mais probabilidades de sofrer de dores de cabeça; o risco era 20 por cento mais elevado naqueles que não faziam muito exercício; e os fumadores tinham um risco de mais 50 por cento. Contudo, estas percentagens eram agravadas cada vez que se verificasse mais do que um fator de risco. Se um estudante tivesse excesso de peso, fumasse e não fizesse muito exercício, teria então maior risco de sofrer de dores de cabeça. Mais uma vez, o estudo comprovou os efeitos negativos da inflamação.

Quanto maior for a sua barriga, mais probabilidades terá de sofrer de dores de cabeça. Raramente pensamos nos nossos hábitos ou na nossa alimentação quando temos uma dor de cabeça. Em vez disso, tomamos medicamentos e esperamos pela próxima vez. No entanto, todos os estudos realizados até à data demonstram a importância dos nossos hábitos para o tratamento e a cura definitiva das dores de cabeça. Se reduzir as causas de inflamação (perdendo peso, eliminando o glúten, fazendo uma alimentação com baixo teor de hidratos de carbono e elevada em gorduras saudáveis e mantiver um bom equilíbrio no açúcar no sangue), poderá identificar e controlar as suas dores de cabeça.

RECEITAS PARA SE VER LIVRE DAS DORES DE CABEÇA

Há imensos fatores que podem causar dores de cabeça. Não posso enumerar todos os potenciais agressores, mas posso dar algumas dicas para acabar com o sofrimento:

> Ter um ciclo de sono rígido. Esta é a solução para regular as hormonas e manter a *homeostase* – o estado favorito do organismo, no qual a sua fisiologia se encontra em equilíbrio.

> Livrar-se da gordura. Quanto mais peso tiver, mais probabilidades terá de sofrer de dores de cabeça.

> Manter-se ativo. O sedentarismo gera inflamação.

> Ter cuidado com o abuso de cafeína e álcool. Em excesso podem estimular dores de cabeça.

> Não saltar refeições nem ter maus hábitos alimentares. Tal como o sono, os seus padrões alimentares controlam muitos processos hormonais que podem afetar o risco de dores de cabeça.

> Saber gerir o stresse emocional, a ansiedade, as preocupações e até o entusiasmo. Este tipo de emoções é um dos instigadores principais das dores de cabeça. As pessoas que sofrem de enxaqueca são, por norma, pessoas sensíveis a situações de stresse, o que provoca a libertação de determinados químicos no cérebro que podem provocar alterações vasculares e causar enxaquecas. Além disso, emoções como a ansiedade e preocupação podem aumentar a tensão muscular e dilatar os vasos sanguíneos, intensificando a enxaqueca.

> Passe a consumir alimentos sem glúten, conservantes, aditivos e não processados. O tipo de alimentação que descrevo no Capítulo 11, com baixo teor glicémico, pobre em hidratos de carbono e rica em gorduras saudáveis, é meio caminho andado para reduzir o seu risco de sofrer de dores de cabeça. Tenha especial cuidado com queijos envelhecidos, carnes curadas e fontes de glutamato de monossódio (GMS, que se encontra na comida chinesa), já que estes ingredientes podem ser responsáveis por 30 por cento das enxaquecas.

> Registe as características das dores de cabeça. Se souber quais
as alturas em que corre maior risco de ter uma, poderá estar mais
atento nessas alturas. As mulheres, por exemplo, conseguem fazê-lo
em relação ao ciclo menstrual. Se conseguir definir os padrões
das suas dores de cabeça, pode agir em conformidade.

A ideia de podermos tratar – e muitas vezes eliminar definitivamente – problemas neurológicos comuns apenas com a alimentação dá-nos uma sensação de poder. A maior parte das pessoas procura imediatamente medicamentos para tentar tratar as dores de cabeça, sem ter consciência de que algumas pequenas alterações nos seus hábitos são muito eficazes e totalmente de graça. Partindo de casos específicos dos meus pacientes, verifiquei alguns que precisam de soluções a curto prazo para resolver determinadas doenças, seja por vezes através da psicoterapia ou mesmo através de medicamentos suplementares. Mas, na maior parte dos casos, há uma resposta positiva quando fazem simplesmente uma limpeza na alimentação, banindo ingredientes irritantes (literalmente) da sua vida. E aqueles que precisam de ajuda médica verificam, muitas vezes, que acabam por se livrar dos medicamentos e abraçar os benefícios de um estilo de vida livre de medicamentos. Lembre-se: se não fizer mais nada do que recomendo neste livro, mas eliminar o glúten e os hidratos de carbono refinados da sua alimentação, irá verificar alterações positivas profundas, para além daquelas que são descritas neste capítulo. Além de ficar mais animado, perderá peso e ficará mais energético em apenas algumas semanas. As capacidades regeneradoras inatas do organismo atingirão o seu potencial máximo, tal como o seu cérebro.

PARTE 2

REABILITAR O CÉREBRO DE FARINHA

Agora que já tem uma visão geral de um "cérebro de farinha" que, na verdade, engloba mais do que cereais e inclui quase todo o tipo de hidratos de carbono, está na altura de enveredar pelas vias que lhe permitem atingir a saúde e o funcionamento ideal do cérebro. Nesta parte do livro analisamos três hábitos fundamentais: alimentação, exercício e sono. Cada um deles tem um papel significativo no desenvolvimento do seu cérebro. Com o que vai aprender nesta parte ficará completamente apto a seguir o plano de quatro semanas que exponho na Parte 3.

HÁBITOS ALIMENTARES PARA UM CÉREBRO PERFEITO

Habitue-se ao Jejum, às Gorduras e aos Suplementos Essenciais

Faço jejum para atingir uma melhor eficácia física e mental.
PLATÃO

O tamanho do seu cérebro em comparação com o resto do seu corpo é um dos atributos mais importantes que nos distinguem dos outros mamíferos. O cérebro de um elefante, por exemplo, pesa 7 500 gramas, fazendo com que o nosso cérebro, de 1 400 gramas, pareça minúsculo. Mas o cérebro representa 1/550 do seu peso corporal total, enquanto o nosso cérebro corresponde a 1/40 do peso corporal total. Por isso, não podemos fazer comparações entre a "força do cérebro" ou inteligência, apenas com base no seu tamanho. É a proporção do tamanho do cérebro em relação ao tamanho do corpo que conta quando pensamos na sua capacidade funcional.[1]

Mas mais impressionante do que o volume da massa cinzenta é o facto de, grama a grama, o nosso cérebro consumir uma quantidade desproporcional de energia. O cérebro representa 2,5 por cento do total do nosso peso corporal, mas consome uma percentagem incrível de 22 por cento dos gastos de energia do nosso corpo em repouso. O cérebro humano consome mais cerca de

350 por cento de energia do que outros antropoides, tais como os gorilas, orangotangos ou chimpanzés. Assim sendo, precisamos de muitas calorias para manter o cérebro a funcionar. Felizmente o nosso cérebro, grande e poderoso, permitiu-nos desenvolver capacidades e inteligência para sobrevivermos em casos extremos, por exemplo, à escassez alimentar. Temos a capacidade de imaginar e planear o futuro, uma característica exclusiva dos humanos. Conhecer as capacidades extraordinárias do nosso cérebro permite-nos seguir os caminhos que possibilitam otimizar a nossa alimentação para obter um cérebro saudável e que funcione bem.

O PODER DO JEJUM

Um dos mecanismos mais importantes do corpo humano, do qual já falei, é a sua capacidade de transformar a gordura em energia em tempos de fome. Temos a capacidade de dividir a gordura em moléculas chamadas cetonas, e uma em particular que já referi – o beta-hidroxibutirato (beta-HBA) – é um combustível importantíssimo para o cérebro. Isto não só nos faz pensar nos benefícios do jejum ocasional como, por mais estranho que possa parecer, serve de explicação para uma das questões mais debatidas na antropologia: o motivo pelo qual os nossos parentes Neandertais desapareceram, há cerca de 30 e 40 mil anos. É muito conveniente e quase dogmático aceitar a ideia de que eles desapareceram para dar lugar ao inteligente *Homo Sapiens*, no entanto, há muitos cientistas que agora acreditam que a fome teve um papel importante no seu desaparecimento. Talvez o Neandertal não tivesse de conservar a "resistência mental", pois faltavam-lhe os processos bioquímicos para utilizar a gordura para alimentar o cérebro.

Ao contrário de outros mamíferos, o nosso cérebro tem a capacidade de utilizar fontes de calorias alternativas em tempos de fome. Por norma, o nosso consumo alimentar diário fornece glicose ao cérebro para que este tenha energia. Nos intervalos das refeições, o nosso cérebro é fornecido continuamente por uma corrente contínua de glicose que é produzida com a divisão do glicogénio que vem do fígado e dos músculos. Mas as reservas de glicogénio só fornecem glicose. Quando as reservas acabam, o nosso metabolismo altera-se e temos a capacidade de criar novas moléculas de glicose, a partir dos aminoácidos que obtemos da proteína que existe nos músculos. Este processo chama-se glicogénese. O lado bom é o facto de conseguirmos a glicose de que o nosso organismo precisa, o lado mau é o facto de sacrificarmos os músculos. E a falta de resistência muscular não é favorável a um caçador-recoletor faminto.

Felizmente a fisiologia humana tem mais do que uma via de fornecer energia ao cérebro. Quando não há comida, ao fim de cerca de três dias, o fígado começa a utilizar a gordura corporal para criar as tais cetonas. É nesta altura que o beta-HBA serve como fonte de combustível eficiente do cérebro, permitindo-nos funcionar a nível cognitivo durante períodos extensos de fome. Este tipo de combustível alternativo ajuda a reduzir a nossa dependência da gliconeogénese e, por isso, preserva a nossa massa muscular.

No entanto, mais do que isto, tal como o professor George F. Cahill, da Harvard Medical School, referiu: "os estudos recentes demonstram que o beta-hidroxibutirato, a cetona principal, não é apenas um combustível, mas um supercombustível, mais eficiente na produção de energia ATP do que a glicose. Além disso, protege as células cerebrais nas culturas de tecidos contra a exposição às toxinas, que estão associadas à doença de Alzheimer e ao Parkinson".[2]

O Dr. Cahill e outros investigadores determinaram que o beta-HBA, que se obtém essencialmente quando juntamos óleo de coco à nossa alimentação, aumenta a função antioxidativa, aumenta o número de mitocôndrias e estimula o crescimento de novas células cerebrais.

No Capítulo 5 explorámos a necessidade de reduzir a ingestão calórica para aumentar o BDNF de modo a estimular o crescimento de novas células cerebrais, bem como para aumentar a função dos neurónios existentes. A ideia de reduzir substancialmente a ingestão calórica diária é recebida com dificuldade por parte de muitas pessoas, apesar de ser uma abordagem fortíssima, não só para o reforço do cérebro mas para a saúde em geral. Contudo, o jejum pontual – restrição total de alimentos durante 24-72 horas, em intervalos regulares ao longo do ano – é mais fácil. No Capítulo 10 recomendo e apresento um plano de jejum. A investigação tem demonstrado que muitos dos processos genéticos que contribuem para a saúde e para o cérebro, ativados pela restrição calórica, são igualmente obtidos pelo jejum, ainda que por períodos de tempo relativamente curtos.[3] Isto vai contra o pensamento convencional de que o jejum desacelera o metabolismo e obriga o organismo a depender da gordura no chamado estado de fome. Muito pelo contrário. O jejum dá ao organismo os benefícios que aceleram e contribuem para a perda de peso, além de estimular a saúde do cérebro.

O jejum não só ativa a maquinaria genética para a produção de BDNF como impulsiona a via do fator Nrf2 levando à intensificação da desintoxicação, reduzindo a inflamação e aumentando a produção de antioxidantes que protegem o cérebro. O jejum faz com que o cérebro não tenha de utilizar a glicose como combustível, usando cetonas produzidas no fígado. Quando o cérebro metaboliza cetonas como combustível, até o processo de morte das células é reduzido (apoptose) e os genes mitocondriais são ativados, levando à replicação mitocondrial. Em termos muito simples, o jejum aumenta a produção de energia e abre caminho para um melhor funcionamento e clareza do cérebro.

O jejum espiritual faz parte da história da religião. As religiões principais fomentam o jejum como muito mais do que um ato cerimonial. O jejum sempre foi uma parte fundamental da prática espiritual, tal como o Ramadão – o jejum dos muçulmanos – e o jejum dos judeus – o Yom Kippur. Os iogues praticam a austeridade através da alimentação, e os xamãs fazem jejum durante o transe. O jejum é também uma prática comum entre os cristãos. A Bíblia tem exemplos de jejum de um, três, sete e quarenta dias.

SEMELHANÇA ENTRE O JEJUM E AS DIETAS CETOGÉNICAS

O que acontece quando se reduz substancialmente o consumo de hidratos de carbono e se obtém as calorias da gordura? Acabei de explicar os benefícios do jejum, que estimula o cérebro a obter o seu combustível da gordura na forma de cetonas. Quando se faz uma alimentação pobre em hidratos de carbono e rica em gorduras saudáveis, dá-se uma reação semelhante. Esta é a base do plano alimentar do *Cérebro de Farinha*.

Ao longo da história, fomos procurando a gordura como uma fonte alimentar densa em calorias. Mantinha-nos magros e era suficiente na nossa época de caçadores-coletores. Como já sabe, os hidratos de carbono estimulam a produção de insulina, que leva à produção de gordura, retenção de gordura e reduz a nossa capacidade de a eliminar. Além disso, ao ingerirmos hidratos de carbono, estimulamos uma enzima chamada lipoproteína lipase que tende a levar a gordura para dentro da célula; a insulina segregada quando consumimos hidratos de carbono piora a situação, ativando enzimas que entrelaçam a gordura nas células adiposas.

Tal como também já referi, quando queimamos gordura em vez de hidratos de carbono, entramos no estado de cetose. Este processo não é prejudicial e os nossos organismos estão equipados para isto desde que existimos ao cimo da Terra. O estado de cetose ligeira é até saudável. Isto acontece quando acordamos pela manhã, uma vez que o fígado está a utilizar a gordura corporal como combustível. Quer o coração quer o cérebro funcionam melhor com cetonas do que com o açúcar no sangue, numa percentagem de 25. As células cerebrais saudáveis e normais sobrevivem com as cetonas. No entanto, existem determinadas células de tumores cerebrais que só conseguem usar a glicose como combustível. O tratamento normal do glioblastoma – um dos tipos de tumor cerebral mais graves – é a cirurgia, radiação e quimioterapia. Mas, honestamente, os resultados destes tratamentos são desanimadores. Retirando partido do facto de as células do gliblastoma utilizarem apenas a glicose em vez de cetonas, o Dr. Giulio Zuccoli, da Faculdade de Medicina da Universidade de Pittsburg, fundamentou a eficácia da dieta cetogénica, juntamente com outros tratamentos tradicionais, no tratamento do glioblastoma.[4] Inclusivamente publicou um estudo de caso de tratamento do glioblastoma de um doente através da dieta cetogénica, que apresentou resultados impressionantes. Se a dieta cetogénica pode prolongar a vida de um doente canceroso, quais os seus efeitos numa pessoa saudável?

Uma alimentação meramente cetogénica é aquela que obtém entre 80 a 90 por cento das calorias da gordura, e o resto dos hidratos de carbono e da proteína. Sem dúvida de que se trata de uma abordagem extrema, mas mais uma vez comprova que as cetonas são um combustível muito mais eficaz para o cérebro. Em 1921, quando Russell Wilder, da Clínica Mayo, desenvolveu a dieta cetogénica tratava-se especificamente da utilização da gordura. Nos anos 50, descobriram-se os triglicerídeos de cadeia média (TCM), que atuam no organismo como precursores do beta-HBA e podem ser adquiridos no óleo de coco.

O plano de deita apresentado no Capítulo 10 dá primazia aos princípios cetogénicos, reduzindo significativamente os hidratos de carbono ao ponto de o organismo ser obrigado a queimar a gordura ao mesmo tempo que aumenta a gordura alimentar e adiciona os nutrientes para aumentar a produção de beta-HBA. Vai limitar o consumo de hidratos de carbono em cerca de 30 a 40 gramas por dia, durante quatro semanas, a seguir poderá aumentá-los para 60 gramas. O nível de cetose que conseguir pode ser medido com um teste de tiras à cetona, que é usado normalmente pelos diabéticos e está disponível em qualquer farmácia. Basta uma gota ou duas de urina para obter a informação imediata acerca do nível de cetose que atingiu. Verifique os traços nos níveis mais baixos, entre os valores de 5 e 15. A maior parte dos testes de tiras à cetona, como o Ketostix, tem gráficos de cor, e o rosa claro indica, normalmente, a presença de vestígios ligeiros. Isto significa que o seu organismo está efetivamente a utilizar as cetonas para obter energia. Se seguir o meu plano, é normal que apresente algum nível de corpos cetogénicos na primeira semana do plano, e poderá fazer o teste nesta altura. Há pessoas que se sentem melhor com nível alto de cetose.

SETE SUPLEMENTOS QUE ESTIMULAM O CÉREBRO

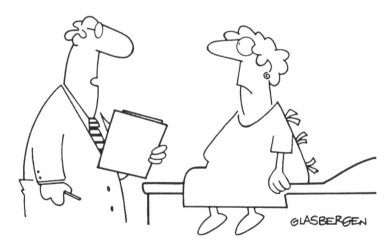

"A DIETA QUE LHE PRESCREVI HÁ VINTE ANOS, RICA EM HIDRATOS DE CARBONO, PROVOCOU-LHE DIABETES, TENSÃO ALTA E PROBLEMAS DE CORAÇÃO. DESCULPE LÁ."

Adoro *cartoons* que nos digam muito numa fração de segundos, apenas os necessários para absorvermos a imagem e a legenda. O que apresento aqui em cima chamou-me a atenção há alguns anos. Desejava imenso que a maior parte dos médicos tivesse tão bom senso quanto o cartoonista Randy Glasbergen. Com tudo o que a ciência desenvolveu desde que este *cartoon* foi publicado, em 2004, podemos juntar à legenda: "e abriu caminho para doenças cerebrais".

A realidade dolorosa do mundo médico é o facto de não obter conselhos úteis relativamente às doenças do cérebro, quando vai a uma consulta. Hoje em dia, as consultas são de quinze minutos (se tanto) e o médico que o vê pode estar ou não a par dos conhecimentos mais recentes no que respeita à preservação das faculdades mentais. O pior de tudo isto é que muitos dos médicos, hoje em dia, receberam formação há muito tempo e não têm conhecimentos sólidos quanto à nutrição e aos efeitos que esta tem na sua saúde. Não digo isto para desvalorizar o meu setor, estou apenas a salientar uma verdade que é, em grande parte, uma consequência da economia. Tenho esperança de que a próxima geração de médicos esteja melhor equipada para mudar o rumo das coisas, no sentido da prevenção, e não apenas do tratamento. Isto leva-me aos suplementos que recomendo (ver as dosagens exatas e indicações de toma diária para cada um deles na página 266).

DHA: como referi anteriormente, o ácido docosahexaenóico (DHA) é soberano no reino dos suplementos. O DHA é um ácido gordo ómega-3 que representa mais de 90 por cento das gorduras ómega-3 do cérebro. Cinquenta por cento do peso de uma membrana plasmática de um neurónio é composto por DHA. É também parte fundamental do tecido cardíaco. Poderia escrever um capítulo inteiro só sobre DHA, mas não é necessário entrar em mais pormenores. Basta dizer que o DHA é um dos fatores mais comprovados de proteção do cérebro.

> Pergunto muitas vezes aos médicos, nas minhas palestras, qual pensam ser a fonte natural mais rica de DHA que existe. Oiço todo o tipo de respostas – óleo de fígado de bacalhau, óleo de salmão, óleo de anchovas. Alguns referem mesmo o óleo de linhaça ou o abacate, mas estes não têm quantidades suficientes de DHA. A fonte mais rica de DHA que existe na natureza é o leite materno. É por isto que a amamentação é importante para a saúde neurológica e o desenvolvimento da criança a longo prazo.

Hoje em dia, existem muitos suplementos de DHA de boa qualidade, e mais de 500 produtos alimentares ricos em DHA. Não importa se compra DHA derivado de óleos ou algas. Deve optar pelas algas, se for um vegetariano rígido.

Resveratrol: a magia por detrás dos benefícios de beber um copo de vinho tinto por dia está relacionada com este composto natural que encontramos nas uvas, que não só desacelera o processo de envelhecimento como estimula a corrente sanguínea no cérebro e contribui para um coração saudável, mas também restringe as células adiposas, inibindo o seu desenvolvimento. Contudo, não obterá a quantidade suficiente de resveratrol num copo de vinho. Daí a necessidade de um suplemento para adquirir todos os seus benefícios.

Uma vez que esta molécula apelidada de miraculosa protege as células de uma série considerável de doenças, é frequentemente referida como a assistente dos sistemas imunitário e de defesa do organismo. Nos últimos dez anos, verificámos como é que isto acontece, muito graças ao trabalho desenvolvido pelo Dr. David Sinclair, de Harvard, que descobriu a capacidade que este suplemento tem de ativar certos genes, chamados sirtuínas, que têm efeitos na longevidade.[5] Em 2005, cientistas da Universidade de Northumbria, no Reino Unido, publicaram um estudo, no *American Journal of Clinical Nutrition*, que discutia precisamente o motivo de o resveratrol ser tão eficaz na otimização do funcionamento do cérebro.[6] Neste estudo explicaram o processo que desenvolveram: deram resveratrol a 24 estudantes e registaram aumentos significativos na corrente sanguínea do cérebro, ao mesmo tempo que realizavam tarefas mentais. E quanto maior era o grau de dificuldade das tarefas, maior era o efeito do resveratrol.

Não se sabe ainda se todos nós devemos tomar resveratrol antes de começar uma tarefa importante, tal como um teste ou uma entrevista. Mas para já sabemos que fazemos bem ao cérebro se lhe dermos uma pequena dose todos os dias. E repare que disse uma pequena dose. Apesar de a investigação indicar que são precisas grandes quantidades para obter efeitos (doses equivalentes a centenas de garrafas de vinho), há estudos mais recentes que demonstram claramente que doses mais pequenas (como 4,9 miligramas por dia) têm efeitos positivos.

Açafrão-da-Índia: a curcuma ou açafrão-da-índia (*Curcuma longa*) é da família do gengibre e tem sido objeto de investigação científica intensa, principalmente no que diz respeito às suas propriedades anti-inflamatórias e antioxidativas que vem do seu agente ativo curcumina. O açafrão-da-índia é o tempero que confere a cor amarela do caril e, como já referi, é utilizado há anos nas medicinas chinesa e indiana como um remédio natural para tratar uma série de doenças. Num relatório do *American Journal of Epidemiology* foi publicado um estudo em que os investigadores analisaram a associação entre o nível de consumo de caril e o funcionamento cognitivo em idosos asiáticos.[7] Aqueles que consumiam caril "ocasionalmente" e "muitas vezes" obtiveram valores muito mais altos nos testes destinados a medir o funcionamento cognitivo, do que aqueles que "nunca ou quase nunca" consumiam caril.

Uma das armas secretas da curcuma é a capacidade de ativar genes para produzir uma série de antioxidantes que protegem a nossa preciosa mitocôndria. Melhora também o metabolismo da glicose. Todas estas propriedades ajudam a reduzir o risco de contrair doenças cerebrais. A não ser que faça imensos pratos com caril em casa, dificilmente obterá curcuma regularmente apenas com a alimentação.

Probióticos: nos últimos anos, a investigação tem revelado que o consumo de alimentos ricos em probióticos – microrganismos vivos que suportam as bactérias dos nossos intestinos – podem influenciar o comportamento do cérebro e ajudar a aliviar o stresse, a ansiedade e a depressão.[8,9,10] Estas tribos de "bactérias benéficas" que vivem nos nossos intestinos e ajudam a digestão são intensificadas e alimentadas pelos probióticos. Desempenham um papel na produção, absorção e no transporte de neuroquímicos, tais como a serotonina, a dopamina e o fator de crescimento nervoso, fatores essenciais para a saúde do cérebro e para o funcionamento nervoso. Para compreender isto, é necessária uma pequena noção da ciência por detrás da comunicação entre a sua microflora, os intestinos e o cérebro.[11] É verdade que o intestino é o nosso "segundo cérebro".[12] Este é um campo ativo e fascinante da investigação que, nos últimos anos, tem testemunhado uma via de comunicação íntima entre o cérebro e o sistema digestivo.

Com esta associação de dois sentidos, o cérebro recebe informação acerca do que se passa nos intestinos, à medida que o sistema nervoso central envia informação aos intestinos para assegurar um funcionamento ideal.

Esta transmissão, que anda de um lado para o outro, permite-nos controlar o nosso comportamento alimentar e a nossa digestão e até ter um sono tranquilo durante a noite. Os intestinos enviam também sinais hormonais que transmitem ao cérebro sensações de saciedade, fome ou dor proveniente da inflamação intestinal. Em doenças e problemas de intestinos, tais como a doença celíaca descontrolada, a SII ou a doença de Crohn, os intestinos podem influenciar muito o nosso bem-estar – como nos sentimos, o nosso sono, o nosso nível de energia, a dor e até o nosso pensamento. Os investigadores estão agora a estudar o provável papel de determinadas espécies de bactérias intestinais na obesidade, nas perturbações inflamatórias e gastrointestinais, nas dores crónicas, no autismo e na depressão. Estão também a analisar o papel que estas bactérias têm ao nível das nossas emoções.[13]

Este é um sistema tão complexo e influente, que a saúde dos nossos intestinos pode ter um papel muito mais importante do que imaginávamos no nosso estado de saúde geral. A informação processada pelos intestinos e enviada para o cérebro está relacionada com a nossa perceção de bem-estar. E se temos a possibilidade de ajudar este sistema, consumindo o que é mais importante para os nossos intestinos – bactérias intestinais saudáveis – porque não? Apesar de imensos alimentos – como iogurtes e algumas bebidas – estarem agora equipados com probióticos, estes produtos podem também conter muito açúcar. O ideal é obter os probióticos em suplementos que ofereçam uma série de espécies (pelo menos dez), incluindo *Lactobacillus acidophilus* e bifidobacterium, e que contenham pelo menos 10 mil milhões de bactérias ativas em cada cápsula.

Óleo de coco: tal como já referi, o óleo de coco pode ajudar a prevenir e a tratar doenças neurodegenerativas. É um super combustível para o cérebro e reduz a inflamação. Pode beber uma colher de chá, ou consumi-lo na preparação das refeições. O óleo de coco resiste a temperaturas altas, por isso, pode utilizá-lo quando cozinha. Na secção das receitas, dou-lhe algumas ideias para utilizá-lo na cozinha.

Ácido alfa-lipóico: este ácido gordo encontra-se dentro de todas as células do organismo e é necessário para produzir a energia para as funções normais do corpo. Atravessa a barreira hemato--encefálica e atua como um antioxidante poderoso no cérebro, ao nível dos tecidos aquosos e adiposos. Os cientistas estudam-no agora como forma de tratamento do AVC e outras doenças cerebrais que resultam de danos dos radicais livres, tais como a demência.[14] Apesar de o corpo poder produzir quantidades adequadas deste ácido gordo, os nossos hábitos atuais e alimentações desadequadas exigem muitas vezes uma suplementação.

Vitamina D: não se deveria chamar "vitamina" à vitamina D, pois, na verdade, trata-se de uma hormona esteroide lipossolúvel. Apesar de a maior parte das pessoas a associar à saúde óssea e aos níveis de cálcio – daí a sua presença no leite – a vitamina D tem muitos outros efeitos no organismo, e especialmente no cérebro. Sabemos que existem recetores de vitamina D em todo o sistema nervoso central; sabemos também que a vitamina D ajuda a regular as enzimas do cérebro e o líquido cefalorraquidiano, ambos envolvidos na produção de neurotransmissores e que estimulam o crescimento neural. Tanto os estudos em animais como laboratoriais indicam que a vitamina D protege os neurónios dos efeitos de danificação dos radicais livres e reduz a inflamação. Eis alguns exemplos de estudos:[15]

> Há relatórios que demonstram uma redução de 25 por cento do risco de declínio cognitivo nos indivíduos que apresentam níveis mais elevados de vitamina D (as pessoas com insuficiência grave, num estudo em particular, demonstraram 60 por cento de mais probabilidades de sofrer declínio cognitivo, ao longo dos seis anos em que foram seguidos).[16]
> Um estudo realizado durante sete anos a 498 mulheres demonstrou que aquelas que faziam um consumo mais elevado de vitamina D tinham 77 por cento de redução do risco de desenvolver doença de Alzheimer.[17]
> Entre 1998 e 2006 foi analisado o estado mental de 858 adultos e verificou-se um declínio substancial do funcionamento mental dos que apresentavam insuficiência severa de vitamina D.[18]

> Há múltiplos estudos que demonstram a associação de níveis baixos de vitamina D e o risco de Parkinson, e o retrocesso de doentes com esclerose múltipla. (À parte: os estudos comprovam que cada aumento de 5 ng/mL nos níveis de vitamina D do sangue está associado a uma redução de 16 por cento nos retrocessos de esclerose múltipla.)[19]

> Há muito que a literatura médica revela que os níveis baixos de vitamina D contribuem para a depressão e até para fadiga crónica.[20] As glândulas suprarrenais precisam de uma quantidade adequada de vitamina D para a regulação da enzima necessária para a produção da dopamina, epinefrina e norepinefrina – hormonas cerebrais fundamentais que têm influência no estado de espírito, na gestão do stresse e na energia. As pessoas que sofrem de depressão ligeira ou grave têm observado mudanças e melhorias significativas apenas com a suplementação.

A correção de níveis insuficientes de vitamina D pode exigir muitos meses de suplementação, mas ao fazê-lo, melhorará significativamente toda a química do seu organismo – desde a saúde óssea à saúde cerebral – e até mesmo a sensibilidade à insulina. O meu plano alimentar indica também boas fontes naturais de vitamina D, que encontramos na natureza, tais como o peixe de água fria e os cogumelos.

MEDICINA GENÉTICA
Exercite os Seus Genes para Um Cérebro Melhor

Os cérebros cansados são como cavalos cansados; temos de os exercitar se quisermos que continuem a trabalhar.
JOHN ADAMS

Teste surpresa! O que pode fazer com que fique mais inteligente e menos suscetível a doenças do cérebro? (A) Resolver um quebra-cabeças complicado; (B) Caminhar. Se optou pela resposta A, não vou censurá-lo, mas vou aconselhá-lo a ir fazer uma caminhada primeiro (ao ritmo mais acelerado que possa), e só depois se sentar a resolver o quebra-cabeças. A resposta certa seria a B. O simples facto de movimentar o corpo trar-lhe-á mais benefícios para o cérebro do que resolver um enigma complexo, uma equação matemática, um livro de mistérios ou até do que o próprio ato de raciocinar.

O exercício é muito saudável para o corpo – principalmente para o cérebro. É um agente poderoso no mundo da epigenética. De modo muito simples, quando faz exercício está literalmente a exercitar a sua formação genética. O exercício aeróbico não só ativa os genes ligados à longevidade como o gene que codifica o BDNF, a "hormona de crescimento" do cérebro. Este tipo de exercício tem demonstrado reverter o declínio da memória nos idosos e aumentar o crescimento de células novas no núcleo de memória do cérebro.

Já há muito tempo que sabemos que o exercício faz bem ao cérebro, mas só nos últimos dez anos pudemos quantificar e qualificar a relação extraordinária entre a aptidão física e a aptidão mental.[1,2] Foi preciso o esforço coletivo de muitos investigadores curiosos, que trabalham em áreas diversas, incluindo neurocientistas, fisiologistas, engenheiros biológicos e biomédicos, psicólogos, antropólogos e especialistas de muitos outros campos da Medicina. Foi também necessário o avanço de muitas tecnologias para que pudéssemos analisar e compreender o funcionamento interno da própria matéria do cérebro, incluindo o dos neurónios. As conclusões mais recentes fazem com que seja inquestionável a clareza da associação entre o exercício e a saúde do cérebro, que não se trata apenas de mais uma relação. Nas palavras do escritor científico Gretchen Reynolds, para o *New York Times*, "é a relação"[3]. Segundo a ciência mais recente, o exercício "parece construir um cérebro que resiste à atrofia cerebral e aumenta a flexibilidade cognitiva". E isto, meus amigos, pode significar que não existe outra ferramenta melhor do que o exercício físico. Reparem nos dois gráficos abaixo, um mostra a diferença entre a percentagem do risco de contrair Alzheimer com base num certo nível de exercício, o outro mostra esta diferença com base em exercício intenso. Creio que são bastante reveladores:[4]

RISCO DE ALZHEIMER EM RELAÇÃO AO NÍVEL DE ATIVIDADE

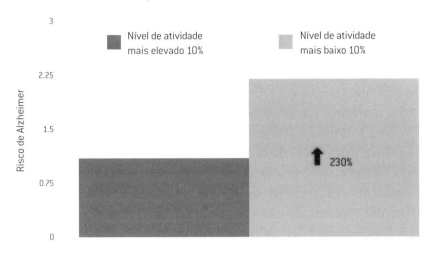

RISCO DE ALZHEIMER EM RELAÇÃO À INTENSIDADE DA ATIVIDADE

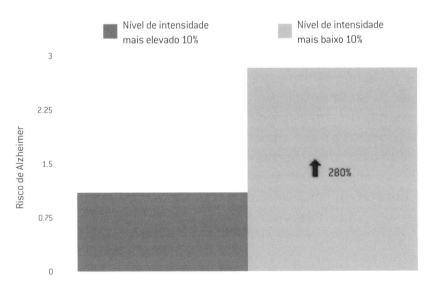

A MAGIA DO MOVIMENTO

Na qualidade de humanos, sempre fomos muito ativos, até recentemente. A tecnologia moderna deu-nos o privilégio de ter uma existência sedentária. Hoje em dia, praticamente tudo aquilo de que precisamos está disponível sem termos de fazer grande esforço, muitos menos sair da cama. Contudo, de uma perspetiva física, o nosso genoma, ao longo de milhões de anos, evoluiu para um estado de desafio constante por causa da procura pela comida. Na verdade, o nosso genoma conta com exercício frequente – *exige* exercício aeróbico regular para viver. E, infelizmente, poucos de nós o fazemos. Que o digam as doenças crónicas e as taxas elevadas de mortalidade.

A ideia de que o exercício faz de nós pessoas mais inteligentes tem despertado a curiosidade, não só dos investigadores tradicionais dos laboratórios biomédicos mas também dos antropologistas que têm procurado os traços de formação da humanidade ao longo de milénios. Em 2004, a revista *Nature* publicou um artigo dos biólogos evolucionistas Daniel E. Lieberman, da Universiadde de Harvard, e Dennis M. Bramble, da Universidade de Utah, que defendia que temos sobrevivido até agora em virtude da nossa capacidade atlética.[5] Os nossos antepassados das cavernas tiveram a capacidade de se sobrepor aos predadores e caçar presas para se alimentarem e sobreviverem – não só conseguiam as suas refeições como a energia para o acasalamento. E esses atletas resistentes transferiram-nos os seus genes. Esta é uma bela hipótese: estamos concebidos para ser atletas para que possamos sobreviver o tempo suficiente para a procriação. O que equivale a dizer que a seleção natural levou os humanos primatas a evoluir para seres extremamente ágeis – desenvolvendo pernas mais longas, dedos dos pés mais curtos e mais grossos e um sistema auditivo mais complexo para nos ajudar a manter o equilíbrio e a coordenação e, ao mesmo tempo, estar de pé e andar sobre duas pernas, e não em quatro patas.

Demorou muito tempo até que a ciência conseguisse explicar a razão pela qual o nosso cérebro aumentou tanto – podemos até dizer que desproporcionalmente, se compararmos o tamanho do nosso corpo com o de outros animais. Antigamente, os cientistas evolucionistas gostavam de falar acerca dos nossos comportamentos carnívoros e da nossa necessidade de interação social, ambas situações que exigem padrões de raciocínio complicados (para caçar e matar, e se envolver em relacionamentos com os outros). Contudo, hoje em dia a ciência tem um novo ingrediente para lhes juntar: a atividade física. Segundo a investigação mais recente, devemos o nosso cérebro tão desenvolvido à necessidade de pensar... e à necessidade de correr. Para chegar a esta conclusão, os antropólogos analisaram os padrões de tamanho e a capacidade de resistência de muitos animais, desde porquinhos-da-índia e ratos a lobos e ovelhas.[6] Verificaram que as espécies com a capacidade de resistência inata mais elevada tinham também cérebros maiores relativamente ao tamanho do corpo. Os investigadores foram então mais além na sua investigação, analisando ratos e ratazanas especificamente criados para serem maratonistas. Criaram uma série de animais de laboratório que sobressaíam na corrida, fazendo uma reprodução cruzada com os que se limitavam a correr nas rodas das gaiolas. Foi assim que a verdade começou a vir ao de cima: os níveis de BDNF e de outras substâncias que promovem o crescimento de tecidos começaram a aumentar. A BDNF contribui também para o crescimento do cérebro, razão pela qual se diz agora que a atividade física nos poderá ter ajudado a evoluir para seres mais inteligentes e perspicazes. David A. Raichlen, antropólogo da Universidade do Arizona e cientista de topo na área da evolução do cérebro humano, resumiu a teoria de modo brilhante na explicação que deu ao *New York Times*, tal como relata e parafraseia Gretchen Reynolds: "Os mais atléticos e ativos sobreviveram e, tal como os ratos de laboratório, adquiriram características fisiológicas que melhoraram a sua resistência, incluindo níveis elevados de BDNF. Estes atletas iniciantes acabaram por ter BDNF suficiente no organismo de modo que parte dele passou dos músculos para o cérebro, onde incentivou o crescimento de tecido cerebral."[7,8]

Com mais capacidade de pensar, raciocinar e planear, os humanos primatas puderam então formatar as suas competências para sobreviver, tais como caçar e matar as suas presas. Beneficiaram de uma resposta positiva: o facto de se movimentarem tornou-os mais inteligentes, e os seus cérebros mais atentos permitiram-lhes continuar a movimentar-se e de modo mais eficaz. Ao longo do tempo, os humanos começaram a fazer raciocínios mais complexos e inventaram coisas como a Matemática, os microscópios e os *MacBooks*.

Conclusão: se a atividade física nos ajudou a desenvolver o cérebro que temos hoje, então podemos afirmar que precisamos de exercício para manter esse cérebro (já para não falar que será necessário para continuarmos a evoluir para uma espécie ainda mais inteligente, mais rápida e mais astuta).

SEJA ÁGIL E VELOZ

A biologia de como o exercício pode ser tão benéfico para a saúde do cérebro vai muito além do argumento que defende que o exercício origina o fluxo sanguíneo no cérebro e, por isso, gera nutrientes para o crescimento e a preservação das células. Claro que o fluxo sanguíneo cerebral é bom. Mas isto já nós sabíamos. A investigação mais recente quanto à magia do movimento na proteção e preservação do funcionamento cerebral é formidável. Resume-se a cinco benefícios: controla a inflamação, aumenta a sensibilidade à insulina, contribui para um melhor controlo do açúcar no sangue, alarga o núcleo de memória e, como já referi, aumenta os níveis de BDNF.

A investigação mais convincente foi levada a cabo nos últimos dois anos.[9] Em 2011, o Dr. Justin S. Rhodes e a sua equipa do Beckman Institute for Advanced Science and Technology, da Universidade de Illinois, obtiveram conclusões utilizando quatro grupos de ratos com diferentes estilos de vida.[10] Um dos grupos vivia luxuosamente e tinha refeições fartas, com comida que os ratos gostam (frutos secos, frutas, queijos e águas com sabor), e imensos brinquedos para explorar, tais como espelhos, bolas e túneis. O segundo grupo de ratos tinha acesso às mesmas refeições e brinquedos, mas as gaiolas tinham rodinhas para exercícios. As gaiolas do terceiro grupo assemelhavam-se mais a um motel; não tinham nada de extraordinário e os ratos comiam a ração normal. O quarto grupo também não tinha acesso a brincadeiras e a comodidades, mas tinha rodinhas de exercício.

No início do estudo, os ratos foram sujeitos a uma série de testes cognitivos e foi-lhes injetada uma substância que permitia aos investigadores monitorizar as alterações na estrutura dos cérebros. Ao longo dos meses seguintes, os cientistas deixaram que os ratos fizessem o que entendiam nas suas gaiolas. Depois voltaram a testar as funções cognitivas e analisaram os tecidos cerebrais.

A variável que mais se destacou foi o facto de os ratos terem, ou não, a rodinha de exercício. Os brinquedos não fizeram diferença. Os animais que faziam exercício apresentavam os cérebros mais saudáveis e obtiveram melhores resultados nos testes cognitivos. Os que não corriam, mesmo que vivessem num mundo mais estimulante, não apresentaram desenvolvimento cognitivo. Os investigadores procuravam especificamente progressos a nível cognitivo, que resultavam no estímulo de raciocínios complexos e da capacidade de resolução de problemas. Apenas o exercício demonstrou ser importante para este estímulo.

Sabemos que o exercício estimula o surgimento de novas células cerebrais. Na verdade, os cientistas já avaliaram este efeito com a comparação entre ratos e ratazanas que corriam e os sedentários. Os que corriam tinham cerca de duas vezes

mais neurónios novos nos hipocampos do que os sedentários.
Há também outros estudos que analisaram os tipos de exercício mais eficazes. Em 2011, um grupo de homens e mulheres
com idade mais avançada foi dividido em dois grupos: um que
deveria fazer um plano de caminhas e outro com um regime de
alongamentos. Os do grupo das caminhadas obtiveram melhores resultados do que os que faziam alongamentos.[11] Ao fim de
um ano, foi esse grupo que revelou hipocampos maiores e níveis
mais elevados de BDFN na corrente sanguínea. Por sua vez, os
que fizeram o plano de alongamentos perderam volume cerebral por atrofia normal, e não obtiveram resultados tão favoráveis nos testes cognitivos. Veja os resultados:

ALTERAÇÕES NO TAMANHO DO HIPOCAMPO AO LONGO DE UM ANO, COMPARANDO EXERCÍCIO AERÓBICO E O PROGRAMA DE ALONGAMENTOS

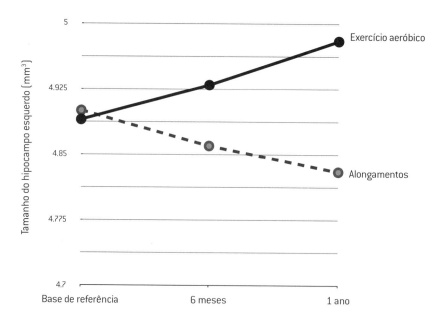

Seja qual for a atividade, temos provas suficientes que revelam perentoriamente que o exercício não precisa de ser exaustivo para ser benéfico para o cérebro.

CONSTRUA NOVAS REDES

Está provado que o exercício estimula o crescimento de novos neurónios no cérebro, mas o verdadeiro milagre é o facto de demonstrar também contribuir para a construção de novas redes no cérebro. Uma coisa é gerar novas células cerebrais, mas outra é organizar essas células numa rede que funcione em harmonia. Não ficamos mais "inteligentes" só porque geramos novas células cerebrais. Temos de ser capazes de interligar essas células nas redes neurais que já existem. Caso contrário, vão andar à deriva e acabam por morrer. Uma maneira de o fazer é aprendendo algo novo. Num estudo realizado, em 2007, verificou-se que os neurónios recém-nascidos nos ratos se integravam nas redes cerebrais desses animais se eles aprendessem a andar num labirinto de água.[12] Esta é uma tarefa que exige mais capacidade cognitiva do que aptidão física. Os investigadores perceberam que as novas células tinham capacidades limitadas; não serviam, por exemplo, para os ratos desenvolverem outras atividades cognitivas além de andar no labirinto. Para isso, os ratos teriam de exercer exercício físico, o que estimularia essas novas células a mais agilidade e flexibilidade cognitiva.

É aqui que encontramos o benefício secreto do exercício: faz com que os neurónios sejam ágeis e desenvolvam múltiplas tarefas. Não sabemos de que modo o exercício facilita a transformação a nível molecular, mas sabemos que o BDNF contribui para o fortalecimento das células e dos axónios, fortalecendo as ligações entre os neurónios e instigando a neurogénese. A neurogénese aumenta a capacidade que o cérebro tem de aprender coisas novas, que, por sua vez, fortalece essas novas células e contribui para a consolidação da rede neural. Lembre-se também de que os níveis mais elevados de BDNF estão associados à diminuição do apetite. Assim, para as pessoas que têm problemas em controlar o apetite este é mais um motivo para praticarem exercício.

Com a noção da relação entre o BDNF e o exercício, os investigadores têm vindo a analisar o efeito do exercício físico nas pessoas que correm o risco de sofrer, ou que já sofrem, de perturbações cerebrais. Num estudo recente, publicado no *Journal of the American Medical Association*, a Professora Nicola Lautenschlager, da Universidade Western Australia, descobriu que as pessoas idosas que praticaram exercício regular, ao longo de 24 semanas, tinham um aumento de 1,800 por cento nas avaliações de memória, capacidade linguística, atenção e outras funções cognitivas importantes, em comparação com um grupo de controlo.[13] O grupo que fazia exercício despendia de 142 minutos por semana para o efeito, o que equivale a 20 minutos por dia. Os investigadores atribuíram os seus progressos a melhorar o fluxo de sangue, o crescimento de novos vasos sanguíneos, crescimento de novas células cerebrais e melhor "plasticidade" do cérebro.

Num estudo semelhante, investigadores de Harvard identificaram uma forte associação entre o exercício e o funcionamento cognitivo em mulheres idosas, concluindo:

> Neste estudo prospetivo alargado, realizado a mulheres mais velhas, níveis mais elevados de exercício físico regular, a longo prazo, foram associados a níveis mais elevados de desempenho cognitivo e menos declínio cognitivo. Especificamente, os benefícios aparentes de mais atividade física correspondiam a menos três anos de idade e estavam associados a um risco de menos 20 por cento de disfunção cognitiva.[14]

Quando o corpo está a praticar exercício físico, existem diversos efeitos que se combinam. O exercício é um anti-inflamatório fortíssimo. Ao ativar as vias de Nrf2, que descrevi anteriormente, o exercício físico ativa os genes que eliminam a inflamação. E este facto é passível de ser avaliado em laboratório. Os cientistas já documentaram vezes sem conta que a proteína C-reativa

– um indicador de laboratório comum – apresenta níveis mais baixos nas pessoas que praticam exercício regularmente. O exercício aumenta também a sensibilidade à insulina. Ajuda a manter o equilíbrio de açúcar no sangue e a reduzir a glicação de proteínas. Os estudos realizados aos efeitos do exercício na hemoglobina A1C provam-no. Existe um estudo particularmente interessante em que os investigadores pediram a trinta participantes para que não fizessem alterações aos seus hábitos, e colocaram outros trinta num programa de exercício de três vezes por semana.[15] O grupo de controlo não realizou qualquer tipo de exercício físico. Ao fim de 16 semanas, a hemoglobina A1C do grupo que praticava exercício desceu 0,73, mas aumentou 0,28 no grupo que não fazia exercício. Contextualizando, se a sua hemoglobina A1C fosse 6,0, uma redução de 0,73 devido ao exercício representa uma redução de 12 por cento dos níveis de hemoglobina, o que rivaliza com os medicamentos para a diabetes.

NÃO É PRECISO MUITO PARA OBTER RESULTADOS

Muito bem, o exercício faz bem ao corpo e ao cérebro. Mas como? E que tipo de exercício? Será que as tarefas domésticas e as atividades diárias habituais como a jardinagem e ir levar o lixo contam?

Para responder a isto, vejamos o estudo do Projeto Memória e Envelhecimento, da Rush University – o estudo que levou aos gráficos que apresentei na página 233. Quando o Dr. Aron S. Buchman analisou os efeitos da atividade física diária sobre o risco de contrair doença de Alzheimer, descobriu diferenças dramáticas entre as pessoas relativamente sedentárias e aquelas que realizavam vários tipos de tarefas, incluindo tarefas tão simples como cozinhar, lavar a loiça, jogar cartas, empurrar uma cadeira de rodas e limpar. Buchman conseguiu monitorizar o nível de atividade das pessoas com um aparelho novo chamado actigráfico, que se coloca no braço para detetar e quantificar o movimento. A média de idades das pessoas que não sofriam de demência era 82 anos. Dos 716 participantes, 71 desenvolveram Alzheimer em estado avançado, ao longo de cerca de três anos e meio de acompanhamento.[16]

Os resultados do estudo revelaram que os indivíduos que integravam os 10 por cento com menor nível de atividade física diária tinham um risco aumentado de 230 por cento de desenvolver doença de Alzheimer, em comparação aos 10 por cento que tinham o nível de atividade física mais elevado. Quando os resultados foram avaliados em termos de intensidade da atividade física, as conclusões foram ainda mais convincentes. Comparando os indivíduos que integravam os 10 por cento com menor nível de atividade física aos 10 por cento que tinham o nível de atividade física mais elevado, o Dr. Buchman e a sua equipa concluíram que o risco de Alzheimer quase triplicava no primeiro grupo. O Dr. Buchman foi bem claro ao afirmar que não podemos desvalorizar o poder das atividades *low-cost*, facilmente acessíveis, sem efeitos secundários e que podem não envolver exercício físico propriamente dito. As pequenas tarefas diárias podem beneficiar e proteger o cérebro em qualquer idade.

ESCOLHA UM DESPORTO

É óbvio que não tem de pensar em subir o Evereste. Nem treinar para uma prova de resistência. Mas o exercício regular que põe o seu coração a bombar é imperativo. Apesar de um pequeno número de estudos ter revelado os benefícios cognitivos entre idosos que praticaram halterofilismo durante um ano, a maior parte dos estudos até à data, e todas as experiências com animais, envolve a corrida ou outras atividades aeróbicas como a natação, o ciclismo, a escalada ou a caminhada durante pelo menos cinco dias por semana e vinte minutos de cada vez.

Sei que o desporto não está no topo da lista de prioridades da maior parte das pessoas, mas espero que o que mostrei neste capítulo seja um incentivo para repensar o que deve fazer, se ainda não praticar exercício regularmente. Se já pratica, então aumente a intensidade e duração do seu exercício, ou então experimente novos tipos de exercício.

BOA NOITE, CÉREBRO

*Tire partido da Leptina para Governar
o Seu Reino Hormonal*

*Dê por terminado o seu dia antes de começar o próximo e erga
uma sólida barreira de sono entre os dois.*

RALPH WALDO EMERSON

Quando o Samuel, corretor da bolsa de 42 anos, veio à minha consulta num dia de novembro, ao fim da tarde, pediu-me para "otimizar a saúde" dele. Não foi a primeira vez que alguém me fez um pedido tão genérico e vago, mas percebi o que ele queria: queria que eu diagnosticasse o seu problema e que o ajudasse a ficar cheio de energia, com uma saúde que nunca tinha tido. Um pedido bastante exigente para qualquer médico satisfazer, mas houve alguma coisa na sua cara inchada que me disse logo qual era o problema dele. Comecei logo a estudar a sua história clínica e a perguntar de que se queixava. Tinha problemas de tiroide, para os quais tomava medicamentos. Disse que tinha uma vida bastante stressante, mas que achava que tinha um "bom" estado de saúde. Não tinha tido problemas de saúde que valesse a pena referir, mas curiosamente disse que o filho tinha sido intolerante a comidas sólidas durante a infância e que lhe tinham diagnosticado intolerância ao glúten. Falámos um pouco mais sobre o seu problema de tiroide e percebi que sofria de uma doença autoimune chamada tiroidite de Hashimoto, que é causada por uma ativação anormal do sistema imunitário, fazendo com que este ataque a glândula tiroide.

Pedi-lhe que fizesse os exames à intolerância ao glúten e estes apresentaram resultados positivos. Era, de facto, intolerante ao glúten. Apenas um dos vinte e quatro anticorpos estava dentro dos parâmetros normais. O Samuel tinha obrigatoriamente de fazer uma alimentação sem glúten.

A sua resposta à dieta que prescrevi foi fantástica o que, honestamente, eu já previa, dado o problema do filho e os resultados dos testes. Quatro meses após ter deixado de comer glúten, recebi uma carta dele que me fez sorrir. Admitia, por escrito, que a sua vida estava péssima na altura em que tinha marcado a consulta. Claro, tinha dito uma pequena mentira quando afirmou que a saúde dele era "boa". Estava longe disso. Eis o que escreveu:

Antes de me ter diagnosticado a intolerância ao glúten,
a minha saúde estava cada vez pior... Apesar de estar no início
dos quarenta, e de fazer exercício todos os dias, sentia-me
sem energia e tinha dificuldade em chegar ao fim do dia...
Cada vez tinha mais mau humor e disparava ao mais pequeno
problema... Comecei a estar deprimido e não conseguia afastar
os pensamentos negativos. Achei que estava a morrer... Hoje,
sinto-me uma nova pessoa. Sinto-me outra vez feliz e afortunado.
Consigo enfrentar o dia-a-dia. Durmo a noite toda e já não tenho
dores nas articulações. Já consigo pensar com clareza e realizar
todas as minhas tarefas. E o melhor de tudo é que a gordura
teimosa que tinha à volta da cintura desapareceu quase toda,
em duas semanas. Agradeço-lhe por me ter restituído a vida.

Apesar de o Samuel não ter mencionado os problemas de sono quando veio à consulta, pela primeira vez tive a sensação de que já não dormia descansado há muito tempo. Tinha um ar exausto e todas as marcas de falta de sono prolongada. Para muitos dos meus doentes, antes de serem tratados, a falta de sono é tão normal que se esquecem do que é ter uma noite de sono, até ao dia em que voltam a ter. O Samuel pode ter pensado que o facto de conseguir dormir à noite não passava de um efeito secundário do alívio que sentiu ao deixar o glúten. Mas era muito mais do que isso. Assim que começou a ter sonos reparadores todas as noites, começou a reparar o seu corpo exaustivamente – a nível hormonal, emocional, físico e até espiritual. Pondo de lado todos os problemas com o glúten e até o problema da tiroide. Posso afirmar que o facto de ter conseguido dormir bem e descansado regularmente teve um papel determinante para reverter os seus problemas e colocá-lo exatamente ao nível que pretendia: com uma ótima saúde.

A maior parte de nós despreza os benefícios do sono, mas esta é uma das mais-valias que temos na vida; é gratuita e essencial para o nosso bem-estar. É também, como verá, uma ferramenta fundamental para prevenir o declínio mental.

A CIÊNCIA DO REPOUSO

Nos últimos dez anos, a ciência do sono tem sido acarinhada pelos meios de comunicação. E por uma boa razão: neste momento, temos uma perspetiva científica do sono nunca antes encontrada. Quer os estudos laboratoriais quer os estudos clínicos têm demonstrado que quase todos os sistemas do corpo são afetados pela qualidade e quantidade de sono que conseguimos, principalmente o cérebro.[1] Eis os benefícios comprovados, entre outros: o sono pode determinar a quantidade do que comemos, o facto de engordarmos ou emagrecermos; a nossa capacidade de combater infeções; determinar o nosso nível de criatividade e a nossa perspicácia; a nossa capacidade de lidar com o stresse; a rapidez com que processamos informação e aprendemos coisas novas e a eficácia com que organizamos e guardamos memórias.[2] Um sono adequado, que para a maior parte de nós se traduz a sete

horas descansadas, influencia também os nossos genes. No início de 2013, alguns investigadores, em Inglaterra, perceberam
que uma semana de falta de sono altera o funcionamento de 711
genes, incluindo alguns dos que estão envolvidos no stresse, na
inflamação, na imunidade e no metabolismo.[3] Tudo o que afetar negativamente estas funções tão importantes do organismo
tem impacto no cérebro. Nós dependemos destes genes para a
produção constante de proteínas que permitem substituir ou
reparar tecidos danificados, e se eles deixam de funcionar ao
fim de uma semana de problemas de sono, então o poder do
sono tem muito que se lhe diga. Apesar de não nos apercebermos dos efeitos secundários da falta de sono a nível genético,
teremos com certeza outras manifestações: confusão, perda de
memória, problemas de concentração, pouca imunidade, obesidade, doenças cardiovasculares, diabetes e depressão. Todos
estes problemas estão especialmente ligados ao cérebro.

Percebeu-se também recentemente que poucos de nós conseguem o sono suficiente para satisfazer as verdadeiras necessidades do nosso organismo. Cerca de dez por cento dos americanos
sofrem de insónias crónicas e 25 por cento admitem não dormir
bem ocasionalmente.[4] E, para além do sono suficiente, os especialistas falam agora na *qualidade* do sono, no que diz respeito
à sua capacidade de restaurar o cérebro. É melhor ter seis horas
de sono de boa qualidade, ou oito perturbadas? Estas perguntas parecem de fácil resposta, e que se deve saber tudo o que há
para saber sobre uma coisa que todos nós fazemos numa grande
parte das nossas vidas. Mas a ciência continua ainda a tentar
desvendar o mistério do sono e por que razão afeta mulheres
e homens de maneira diferente. No momento preciso em que
estava a escrever este capítulo, surgiu um novo estudo sobre os
"surpreendentes efeitos do sono na fome". Ao que parece, as hormonas afetadas pela falta de sono são diferentes nos homens e
nas mulheres.[5] Embora o resultado seja o mesmo para os dois
sexos – tendência para comer em demasia – o que a desencadeia

não é o mesmo. Nos homens, a falta de sono em quantidade suficiente provoca níveis elevados de grelina, a hormona que estimula o apetite. Por seu lado, os níveis de grelina das mulheres não são influenciados pela falta de sono, mas sim os níveis de GLP-1 – uma hormona de supressão do apetite. Claro que esta diferença tão subtil parece insignificante já que o resultado geral é ter mais apetite de qualquer maneira, mas isto demonstra o pouco que sabemos acerca de toda a bioquímica do corpo humano e a sua resposta ao sono.

O que sabemos garantidamente acerca do sono é que com a idade tendemos a ter problemas. Isto acontece por vários motivos, muitos deles provenientes de problemas de saúde que afetam um sono descansado. Cerca de 40 por cento dos adultos com mais idade têm dificuldades em dormir devido a problemas crónicos, tais como a apneia e a insónia. Já dispomos de provas da relação que existe entre um sono perturbado e o declínio cognitivo. Kristine Yaffe é uma psiquiatra da Universidade da Califórnia, São Francisco, que analisa pessoas com maior risco de desenvolver défice cognitivo e demência. No seu consultório, apercebe-se de uma tendência comum nas queixas dos doentes: dificuldades em adormecer e em dormir. Dizem sentir-se cansados durante o dia e recorrer a sestas. Quando Yaffe realizou uma série de estudos a mais de 1 300 adultos, com mais de 75 anos, durante um período de cinco anos, apercebeu-se de que as pessoas que tinham problemas de sono, como distúrbio respiratório do sono ou apneia, tinham duas vezes mais probabilidades de desenvolver demência anos mais tarde. Os que tinham pausas no ritmo circadiano normal ou que acordavam durante a noite apresentavam também maior risco.[6]

Os ritmos circadianos são a essência do nosso bem-estar. Com cerca de seis semanas de idade, todos nós estabelecemos um padrão de atividades repetidas que estão associadas aos ciclos do dia e da noite e que perduram durante toda a vida. Tal como com o nascer e pôr-do-sol, estes ritmos acontecem mais ou menos a cada 24 horas. Temos muitos ritmos que coincidem com as 24 horas do dia solar, desde o nosso ciclo entre o deitar e o acordar aos padrões das nossas batidas biológicas – o aumento e decréscimo das hormonas, as flutuações da temperatura do corpo e o fluxo e refluxo de certas moléculas que sustentam a nossa saúde e proporcionam bem-estar. Quando o ritmo não está sincronizado com as vinte e quatro horas do dia solar, podemos sentir-nos doentes ou cansados, o que acontece, por exemplo, quando viajamos e mudamos de fuso horário e forçamos o corpo a adaptar-se a um novo ciclo.

Sei que a maior parte das pessoas não dá valor à importância da relação do ritmo inato do seu corpo e dos hábitos de sono que o comandam, a par com o cérebro. Os ciclos naturais diurnos e noturnos do nosso organismo dominam quase tudo em nós, se tivermos em conta que os padrões de secreção hormonal estão presos a este ciclo. Um exemplo muito bom é o que acontece com a temperatura do nosso corpo que, sendo consequência da dança de certas hormonas no corpo, aumenta durante o dia, desce um bocadinho à tarde (daí aquela inércia ao fim do dia), atinge o ponto máximo junto à noite e depois desce durante a noite. De manhã bem cedo, atinge o seu ponto mais baixo quando outro padrão começa a atingir o seu ponto máximo, quando os níveis de cortisol atingem o pico de manhã e descem ao longo do dia. As pessoas que trabalham por turnos, que têm sonos irregulares devido ao trabalho, têm maior risco de contrair doenças graves. Não é em vão que chamam a este tipo de trabalho o "emprego no cemitério".

Assim, da próxima vez que se sentir estranhamente cansado, mal disposto, com sede, com fome, com dificuldades em raciocinar, esquecido, ou até mesmo demasiado atento, agressivo ou excitado é bom que pense no sono que tem tido para perceber os motivos do seu desconforto. Basta dizer que precisamos que os nossos momentos acordados e a dormir obedeçam a um padrão regular e seguro para que possamos ter as nossas hormonas reguladas. Podia escrever aqui páginas a fio sobre todas as hormonas do nosso organismo, mas para os propósitos desta discussão e, em particular, da relação entre o sono e a saúde do cérebro, vamos concentrar-nos numa das hormonas mais negligenciadas e ignoradas: a leptina. Uma vez que esta hormona coordena essencialmente as respostas inflamatórias do nosso organismo e ajuda a determinar o nosso desejo de hidratos de carbono, não poderíamos deixá-la de lado ao discutir a saúde do cérebro. Esta é uma hormona fortemente influenciada pelo sono. Se conseguir controlar este mestre-de-cerimónias biológico, conseguirá governar o seu reino hormonal para bem do seu cérebro e do seu corpo.

QUANTO MAIS GORDO FOR, MAIS PEQUENO É O SEU CÉREBRO

Estávamos em 1994. Chegou-se a uma conclusão que surpreendeu a comunidade médica e mudou para sempre a nossa visão, não só do corpo humano e do sistema hormonal tão complexo como do sono e da sua importância na orquestração de todo este império. Numa altura em que julgávamos ter descoberto todas as hormonas e as suas funções, descobrimos uma nova hormona de cuja existência desconhecíamos.[7,8] Chama-se leptina e não é uma hormona como as outras. À semelhança da insulina, a leptina é uma das hormonas mais importantes e tem influência sobre todas as outras, controlando quase todas as funções do hipotálamo no cérebro. O hipotálamo é o sítio onde mora o nosso dinossauro interior. Esta velha estrutura, mais antiga que os humanos, encontra-se no meio da nossa cabeça e é responsável pelas atividades rítmicas do nosso corpo e por uma série de funções psicológicas, desde a fome ao sexo. Mas talvez esta descoberta tenha ocorrido demasiado tarde, porque a leptina foi identificada num sítio muito improvável: nas células adiposas.

Anteriormente referi que outrora pensávamos que as células adiposas não passavam de células de agregação carregadas de calorias desnecessárias para serem utilizadas em caso de necessidade. Mas agora sabemos que o tecido adiposo tem um papel tão importante na nossa fisiologia como outros órgãos "vitais", graças a hormonas residentes, como a leptina, que determina que vamos acabar com barriguinhas salientes e cérebros pequenos. Primeiro, uma pequena advertência: a função da leptina no organismo, tal como quase todas as outras hormonas, é extremamente complexa. Na verdade, todo o sistema hormonal é extraordinariamente complexo. Há quantidades indizíveis de inter-relações, e descrevê-las vai além do propósito deste livro. Vou simplificar e revelar apenas aquilo que precisa de saber para poder controlar as suas hormonas para benefício do seu cérebro.

Ao seu nível mais básico, a leptina é uma ferramenta de sobrevivência muito antiga. Está intimamente ligada à coordenação da nossa resposta metabólica, hormonal e comportamental perante a fome. Como tal, tem imenso poder sobre as nossas emoções e o nosso comportamento. A leptina é uma guardiã a vários níveis. Assim que perceber o comportamento desta hormona, vai saber como regular todo o seu sistema hormonal e, ao fazê-lo, vai poder controlar a sua saúde de formas inimagináveis.

Embora a leptina se encontre nas células adiposas, não significa que seja "má". Em excesso pode causar problemas, doenças degenerativas e uma vida mais curta. Mas os níveis saudáveis de leptina fazem o oposto – previnem a maior parte das doenças da idade e contribuem para a longevidade. Quanto mais sensibilidade tiver a esta hormona tão importante, mais saudável será. Quando falo em "sensibilidade", refiro-me ao modo como os recetores hormonais do organismo reconhecem e utilizem a leptina para realizar várias operações. Nora T. Gedgaudas, uma terapeuta nutricional aclamada, define a leptina muito sucintamente no seu livro, *Primal Body, Primal Mind* ["Corpo Primordial, Cérebro Primordial"]:

A leptina controla essencialmente o metabolismo dos mamíferos. A maior parte das pessoas pensa que esta é uma tarefa da tiroide, mas, na verdade, é a leptina que controla a tiroide, que regula o ritmo do metabolismo. A leptina supervisiona todo o armazenamento de energia. É a leptina que decide se temos fome e armazenamos mais gordura, ou se a queimamos. É a leptina que orquestra a nossa resposta inflamatória e controla o estímulo dos sistemas nervosos simpático e parassimpático. Se qualquer parte do seu sistema (hormonal) estiver descontrolada, incluindo as glândulas suprarrenais ou as hormonas sexuais, nada poderá ajudá-lo a resolver esses problemas se não controlar os seus níveis de leptina.[9]

Gedgaudas diz que a leptina é "a novidade do momento" e eu não poderia concordar mais com ela. Na próxima vez que pousar os talheres e se sair da mesa, pode agradecer à leptina. Quando o seu estômago fica cheio, as células adiposas libertam leptina, ordenando ao seu cérebro que pare de comer. É o seu travão. E isto explica a razão pela qual as pessoas que têm níveis baixos de leptina têm tendência a comer em demasia. Um estudo seminal, publicado em 2004, revelou que as pessoas com uma queda de 20 por cento nos níveis de leptina têm um aumento de 24 por cento na fome e no apetite, levando-as a consumir alimentos com elevado teor de calorias e hidratos de carbono, principalmente doces, salgados e amiláceos.[10] E o que é que provoca esta queda da leptina? A falta de sono.[11] Os estudos do sono têm sido suficientes para aprender muito mais sobre as hormonas. Estes estudos, por sua vez, informaram-nos sobre a importância do sono na regulação das nossas hormonas.

A leptina e a insulina têm muito em comum, apesar de tenderem a ser antagonistas. São ambas moléculas pró-inflamtórias. A leptina é uma citocina inflamatória, além de ter um papel importante no processo inflamatório do organismo. Controla a criação de outras moléculas inflamatórias nos tecidos adiposos de todo o corpo. Ajuda a explicar o motivo pelo qual as pessoas com excesso de peso e obesas são suscetíveis a problemas inflamatórios, incluindo os que aumentam substancialmente o risco de problemas cerebrais, problemas de saúde mental e doenças neurodegenerativas. Quer a leptina quer a insulina são os mandachuvas do organismo, por isso, o seu desequilíbrio pode fazer decair e descontrolar quase todos os sistemas do organismo, além daqueles que são diretamente controlados por estas hormonas. Para além disso, a leptina e a insulina são influenciadas negativamente por fatores semelhantes, e os seus grandes infratores são os hidratos de carbono. Quanto mais refinado e processado for o hidrato de carbono, mais os níveis de leptina e insulina se descontrolam. Anteriormente, expliquei de que forma o excesso de hidratos de carbono continuado, que requer mais produção de insulina e equilíbrio do açúcar no sangue, acaba por levar à resistência à insulina. O mesmo acontece com a leptina. Quando o organismo fica assoberbado e sobrecarregado com substâncias que implicam explosões contínuas dos níveis de leptina, os recetores de leptina começam a desligar-se e tornamo-nos resistentes à leptina. Deixam de receber a mensagem da leptina. Em termos muito simples, rendem-se e nós ficamos com um organismo vulnerável a doenças e disfunções. Por isso, mesmo que os níveis de leptina sejam elevados, não atuam – não dão sinal ao cérebro de que o estômago está cheio e de que podemos parar de comer. E se não for capaz de controlar o seu apetite, então corre muito mais riscos de engordar e ficar obeso, o que aumenta o risco de contrair problemas cerebrais. Os estudos demonstraram também que os níveis elevados de triglicerídeos, que indicam que há excesso de hidratos de carbono na alimentação, provocam também resistência à insulina.[12]

Não existe medicamento algum no mercado que possa equilibrar os níveis de leptina. Mas um sono melhor, bem como as escolhas alimentares, fazem a diferença.

Será Resistente à Leptina?

É uma questão que a todos nós temos de colocar. Infelizmente, existem milhões de americanos que se qualificam, de boa fé, como membros do clube dos resistentes à insulina. É praticamente certo, se fizer uma alimentação rica em hidratos de carbono e não dormir bem. O livro de Ron Rosedale e Carol Colman, *A Dieta de Rosedale,* onde falam aprofundadamente sobre a leptina em relação ao controlo de peso, também enumera os sinais, muitos dos quais são comuns à resistência à insulina:[13]

> ter excesso de peso
> ser incapaz de mudar a aparência, independentemente do exercício que se faça
> ser incapaz de manter ou perder peso
> ansiar constantemente por "comidas reconfortantes"
> cansaço depois das refeições
> sentir-se constantemente ansioso e stressado
> ter fome a toda a hora, incluindo a horas estranhas da noite
> ter tendência para ir petiscando depois das refeições
> ter trigicerídeos altos em jejum, acima dos 100 mg/dL – especialmente quando são iguais ou excedem os níveis de colesterol
> ter osteoporose
> ter problemas em adormecer ou em dormir
> tensão arterial elevada
> ansiar por açúcares ou estimulantes como a cafeína
> ter pneus na cintura

Não entre em pânico, se achar que é resistente à leptina. O plano que apresento no Capítulo 10 vai pô-lo em forma.

O REVÉS DA MOEDA: GRELINA

Uma outra hormona que está relacionada com o apetite, e que devo referir antes de avançar, é a grelina. O *yin* do *yang* da leptina. A grelina é segregada pelo estômago quando está vazio e aumenta o apetite. Envia uma mensagem ao cérebro dizendo-lhe que temos de comer. Como seria de esperar, se houver um desequilibro na dança entre a leptina e a grelina, gera-se uma confusão nos nossos desejos por comida, sensação de satisfação, capacidade de resistir às tentações da cozinha e causará problemas à cintura. Nos estudos ao sono, os níveis de grelina aumentaram nos homens que não dormiam o suficiente. Isto causava mais apetite e uma propensão para comer mais hidratos de carbono e alimentos com baixo teor de nutrientes que, depois de consumidos, facilmente se transformam em gordura. Quando as hormonas do apetite não se comportam adequadamente, o seu cérebro fica desconectado do seu estômago. Engana-o e leva-o a pensar que tem fome quando não tem, e estimula o desejo por alimentos aos quais é difícil resistir, perpetuando o ciclo vicioso da formação de gordura. Este ciclo alimenta, depois, outras reações que afetam o equilíbrio dos níveis de açúcar no sangue, as vias inflamatórias e, claro, o risco de perturbações cerebrais e doenças. É simples, se não conseguir controlar a fome e o apetite, desejo-lhe boa sorte para conseguir equilibrar a química do seu sangue, o seu metabolismo, a sua cintura e, a nível mais amplo, a perspetiva de danificar o seu cérebro.

Na terceira semana do meu plano, peço-lhe que se concentre numa rotina de sono tranquilo, para que possa começar a controlar as hormonas que ditam o destino do seu cérebro. E não terá de recorrer a ajuda para fazê-lo. O melhor sono para o cérebro é o que surge naturalmente.

PARTE 3

DIGA ADEUS AO CÉREBRO DE FARINHA

Parabéns! Aprendeu mais sobre os hábitos de um cérebro elevadamente eficaz do que a maior parte dos médicos. Se por esta altura ainda não começou a fazer algumas alterações aos seus hábitos, com tudo o que já leu, esta é a sua oportunidade. Nesta secção do livro irá seguir um plano de quatro semanas, durante o qual vai deixar de fazer a sua alimentação à base de hidratos de carbono e restabelecer o seu organismo. Nessa altura, sentir-se-á animado, energético e perspicaz. É também a altura em que o seu médico o felicitará por conseguir controlar tão bem o seu açúcar no sangue, os indicadores de inflamação e até os níveis de colesterol, quando lhe pedir análises. É o estado por que todos nós aspiramos – está bem mais perto de o alcançar do que pensa.

Fazer alterações aos nossos hábitos, mesmo que pequenas, poderá parecer assustador ao princípio. Questiona-se como pode evitar os seus hábitos. Será que se vai sentir carente, com fome? Será que consegue manter este estilo de vida para sempre? Será que consegue seguir o plano, dada a sua falta de tempo e todos os outros compromissos que já tem? E será que alguma vez estas orientações se tornam um mecanismo natural?

Este programa responde a todas estas perguntas. É uma estratégia simples e direta, bastante equilibrada e estruturada, adaptável às suas preferências pessoais e ao seu poder de escolha. Chegará ao fim do meu plano de quatro semanas com os conhecimentos e a inspiração para se manter saudável para o resto da vida. Quanto mais fiel for às minhas orientações, mais rapidamente obterá resultados. Lembre-se de que este plano tem imensos benefícios para além dos benefícios físicos óbvios. Uma saúde cerebral de excelência (e uma cintura mais pequena) pode ser o seu objetivo principal, mas as recompensas não se ficam por aqui. Terá modificações a todos os níveis da sua vida. Vai sentir-se mais confiante e ter mais autoestima. Vai sentir-se mais jovem e conseguir controlar mais a sua vida e o seu futuro. Será capaz de enfrentar momentos difíceis mais facilmente, de ter motivação para ser uma pessoa ativa e interagir com os outros e de se sentir mais realizado quer no trabalho quer em casa. Resumindo, será uma pessoa muito mais feliz e muito mais produtiva. E o seu sucesso vai atrair ainda mais sucesso. Quando a sua vida se tornar mais rica, mais preenchida e com mais energia por causa do seu empenho, nunca mais irá querer voltar aos seus velhos e maus hábitos. Sei que é capaz. Tem de o fazer, por si e pelas pessoas de quem gosta. As contrapartidas – e as potenciais consequências calamitosas, caso não siga os meus conselhos – são enormes.

UM NOVO ESTILO DE VIDA
O Plano de Quatro Semanas

Em casa sirvo a comida que se sei de onde vem.
MICHAEL POLLAN

"Agora é que a porca torce o rabo". Poderá já estar em pânico com a ideia de deixar de comer os tão estimados hidratos de carbono. Sei que para algumas pessoas, deixar de comer pão, massas, bolos e quase todo o tipo de sobremesas (entre outras coisas) vai ser difícil. A mudança é difícil. E mudar hábitos há muito instituídos ainda é mais difícil. Muitas vezes, perguntam-me logo sem rodeios: "Mas que raio vou eu comer?" Algumas pessoas preocupam-se com os sintomas de privação do açúcar, do trigo e com o desejo insaciável de hidratos de carbono. Antecipam desejos colossais, aos quais não serão capazes de resistir. Temem a reação do organismo a uma volta de 180 graus. E interrogam-se se será mesmo possível, já que a força de vontade não consta no vocabulário delas. Bem, meus amigos, deixem-me ser o primeiro a dizer que sim – tudo isto é possível. É preciso dar o primeiro passo e experienciar os efeitos. Dentro de poucos dias, ou de umas duas semanas, acredito que já tenha mais capacidade de raciocínio, que durma melhor e que tenha mais energia. Vai ter menos dores de cabeça, irá lidar melhor com o stresse e sentir-se mais feliz. Quem tem uma doença neurológica crónica, como a PHDA, ansiedade ou depressão, verá que os sintomas começam a atenuar e acabarão por desaparecer. Com o tempo, vai perder peso e as análises vão apresentar melhoras substanciais em muitos campos da sua bioquímica. Se conseguisse espreitar para dentro do seu cérebro, veria que estará a funcionar ao seu mais alto nível.

Deve ir ao médico antes de começar o plano, principalmente se tiver doenças como a diabetes, por exemplo. É muito importante se optar por fazer o jejum de um dia, que indico no plano. Ao longo do próximo mês, vai atingir quatro objetivos muito importantes:

1. Deixar de depender de hidratos de carbono para obter energia e passar a consumir diariamente suplementos que estimulam o seu cérebro.
2. Passar a fazer uma rotina de exercício, se é que ainda não faz.
3. Trabalhar uma rotina de sono descansada, sete dias por semana.
4. Estabelecer um novo ritmo e manter hábitos saudáveis.

Dividi o plano em quatro semanas, cada uma delas dirigida a cada um destes objetivos específicos. Alguns dias antes de começar o plano, deve consultar um médico e fazer algumas análises para ter uma noção do seu estado de saúde. Aproveite também nessa altura para reorganizar a sua cozinha, começar a tomar os suplementos e começar a deixar de comer hidratos de carbono. Depois, faça um dia de jejum, como ponto de partida.

Durante a semana 1, "Concentre-se na Comida", vai começar a seguir os menus que indico e a seguir a minhas recomendações alimentares.

Durante a semana 2, "Concentre-se no Exercício", vou incitá-lo a começar a fazer um programa de exercício regular e dar-lhe ideias para se mexer mais ao longo do dia.

Na semana 3, "Concentre-se no Sono", vou chamar a sua atenção para os seus hábitos de sono e dar-lhe algumas dicas para se assegurar de que consegue o melhor sono possível, todas as noites, incluindo ao fim de semana.

Durante a semana 4, "Junte Tudo", vou ajudá-lo a juntar todos os passos deste programa e dotá-lo de estratégias para instituir permanentemente estes novos hábitos. Não duvide da sua capacidade para ser bem-sucedido. Concebi este programa de modo a ser o mais prático possível.

PRELÚDIO À SEMANA 1: PREPARE-SE

Determine o Seu Estado

Antes de começar o seu plano de dieta, se possível, faça as análises que se seguem. Incluo os valores considerados saudáveis, sempre que for adequado.

ANÁLISE	VALORES IDEAIS
> Glicose do sangue em jejum	menos de 95 miligramas por decilitro (mg/dL)
> Insulina em jejum	abaixo dos 8 μIU/ml (o ideal é abaixo de 3)
> Hemoglobina A1C	4,8 a 5,4 por cento
> Frutosamina	188 a 223 μmol/L
> Homocisteína	8 μmol/L ou menos
> Vitamina D	80 ng/mL
> Proteina C-reativa	0,00 a 3,0 mg/L
> Intolerância ao glúten com a análise de *Cyrex array 3*	

A seguir ao plano de quatro semanas, deverá repetir estas análises. Não se esqueça de que estes parâmetros podem demorar meses a melhorar, principalmente os da hemoglobina A1C, que, por norma, só se devem medir a cada três ou quatro meses. No entanto, se seguir este plano desde o dia 1, decerto vai notar alterações positivas na glicose do sangue e nos níveis de insulina, no espaço de um mês, que irão motivá-lo a continuar.

A análise à frutosamina, que mede também a proteína glicada e revela o estado do controlo médio do açúcar no sangue, revela logo alterações ao fim de duas ou três semanas. Por isso, mesmo que não verifique logo mudanças significativas nos níveis de hemoglobina A1C, de certeza vai vê-las na frutosamina.

A homocisteína é um químico semelhante aos aminoácidos que hoje se considera muito tóxico para o cérebro; como referi acima, os níveis devem estar nos 8 micromoles por litro (μmol/L), ou menos. O nível de homocisteína nos 14 – muitos dos meus doentes apresentam níveis acima deste valor quando vêm à primeira consulta – foi associado, no *New England Journal of Medicine*, ao dobro do risco de Alzheimer (um valor "elevado" de homocisteína no sangue ronda todos os níveis acima de 10 μmol/L). Por norma, estes valores são facilmente controlados. Há muitos medicamentos para inibir as vitaminas B e aumentar a homocisteína (ver a lista em: www.drperlmutter.com), mas para corrigir os seus níveis basta tomar suplementos de vitamina B e ácido fólico. Normalmente peço aos meus doentes, com níveis desadequados de homocisteína, que tomem 50 miligramas de vitamina B6, 800 microgramas de ácido fólico e 500 miligramas de vitamina B12 por dia, e que voltem a repetir as análises cerca de três meses depois.

Não fique preocupado se os seus níveis de vitamina D forem abismalmente baixos. A maior parte dos americanos tem insuficiência deste nutriente tão importante. Uma vez que o organismo pode demorar algum tempo a consolidar os seus níveis de vitamina D com a suplementação, vai começar com 5 000 unidades internacionais (UI) de vitamina D uma vez por dia, e fazer análises dois meses depois. Se, nessa altura, o nível for de 50 nanogramas por mililitro (ng/mL), ou menos, vai tomar mais

5 000 UI por dia e repetir as análises dois meses depois. O que importa são os níveis no organismo, não a dosagem. O normal é entre 30 e 100 ng/mL, mas será melhor se tiver 31. O objetivo é conseguir cerca de 80 ng/mL. Isto reflete os valores médios daquilo que se diz ser o normal. Peça ao seu médico para ajustar a dosagem para chegar aos níveis de excelência. Assim que os atingir, uma dose diária de 2 000 UI é por norma suficiente para manter um nível saudável, mas peça a opinião do seu médico.

O nível ideal de proteína C-reativa – indicador de inflamação no organismo – é menos de 1,0 mg/L. O PCR pode demorar alguns meses a melhorar, mas vai verificar alterações positivas ao fim de um mês a seguir o plano.

Por fim, aconselho-o a fazer a análise *Cyrex array 3*, disponível nos laboratórios Cyrex (ver *link* em: www.drperlmutter.com). É a melhor análise disponível no mercado para verificar a intolerância ao glúten. Pelo que tenho apurado, as análises de rotina à "doença celíaca" não são suficientes para detetar a intolerância de todas as pessoas, por isso, não vale a pena fazê-las.

Comece a Tomar Suplementos

Vai começar a tomar suplementos para toda a vida. Poderá encontrar todos os suplementos, referidos na página 266 com a dosagem diária recomendada, em lojas de produtos naturais, na maior parte das farmácias e supermercados, bem como *on-line*. A lista das minhas marcas favoritas está no meu *website*. Os probióticos devem ser tomados em jejum, mas os outros suplementos podem ser tomados antes ou depois de comer. Os suplementos solúveis em água, como a curcuma e o resveratrol, são rapidamente metabolizados, por isso, é melhor tomá-los duas vezes por dia. A vitamina D e o DHA são óleos – basta tomá-los apenas uma vez por dia. Para mais pormenores sobre estes dois suplementos, leia novamente o Capítulo 7.

Se tiver dúvidas acerca da dosagem devido a problemas de saúde, peça ao seu médico para fazer a alterações necessárias.

As dosagens que indico são adequadas para adultos e crianças, mas deverá obter aconselhamento do pediatra para que as adapte ao peso do seu filho. Eu, por exemplo, costumo prescrever 100 miligramas de DHA para as crianças até aos 18 meses e, a partir daí, 200 miligramas por dia; no entanto, para as crianças com PHDA costumo prescrever dosagens mais altas – cerca de 400 miligramas por dia.

Ácido alfa-lipóico	600 mg por dia
Óleo de coco	uma colher de chá por dia (pode também tomá-lo na comida).
DHA	1 000 mg por dia (Nota: pode comprar o DHA que se vende com EPA. Opte por um suplemento de óleo de peixe ou DHA de algas marinhas.)
Probióticos	1 comprimido em jejum, até três vezes por dia. Escolha um probiótico que contenha, pelo menos, 10 mil milhões de espécies ativas de, pelo menos, dez estirpes diferentes, incluindo *Lactobacillus acidophilus* e bifidobactérias.
Resveratrol	100 mg duas vezes por dia
Curcuma	350 mg duas vezes por dia
Vitamina D	5 000 UI por dia

Reorganize a Sua Cozinha

Nos dias que antecedem o seu novo tipo de alimentação, deve fazer um inventário do que tem na cozinha e excluir tudo o que vai deixar de consumir. Comece por excluir o seguinte:

> Tudo o que contém glúten (veja a lista completa nas páginas 87 e 88), incluindo o pão integral, cereais integrais e outros tipos de pão, massas, bolos, pastelaria e cereais.
> Tudo o que for à base de hidratos de carbono processados, açúcar e amido: milho, inhame, batata, batata-doce, batatas fritas,

bolachas de água e sal, bolachas, bolos, *muffins*, massa de piza, dónutes, *snacks* doces, bombons, barritas energéticas, gelado / iogurte gelado / sorvete, compotas / geleias / conservas, *ketchup*, queijos de barrar processados, frutos secos, bebidas desportivas, refrigerantes, fritos, mel, agave, açúcar (branco e mascavado), xarope de milho e xarope de ácer.

> Todos alimentos embalados com o rótulo "sem gordura" ou "baixo teor de gordura" (a não ser que sejam mesmo "sem gordura" ou "baixo teor de gordura" e que façam parte do plano, como a água, a mostarda e o vinagre balsâmico).

> Margarina, gordura vegetal e todo o tipo de óleo alimentar (óleo de soja, milho, semente de algodão, canola, amendoim, cânhamo, semente de uva, girassol, farelo de arroz e gérmen de trigo) – mesmo que sejam biológicos.

> Soja não fermentada (ex.: tofu e leite de soja) e alimentos processados à base de soja (procure "proteína de soja isolada" na lista de ingredientes; evite o queijo de soja, os hambúrgueres de soja, cachorros de soja, douradinhos de soja, gelado de soja, iogurte de soja). Nota: apesar de alguns molhos de soja preparados naturalmente serem sem glúten, muitas marcas que são comercializadas contêm vestígios de glúten. Se tiver de usar soja nos seus cozinhados, utilize o molho de soja *tamari* que é 100 por cento à base de rebentos de soja e não tem trigo.

Tenha cuidado com os alimentos que contêm o rótulo "sem glúten". Alguns deles são bons porque não têm mesmo glúten. Mas outros têm o rótulo porque foram processados – o glúten foi substituído por outros ingredientes, como o amido de milho, a farinha de milho, o amido de arroz, o amido de batata ou de tapioca, todos eles altamente prejudiciais, pois elevam os níveis de açúcar no sangue. Há produtos que contêm vestígios de glúten. O termo "sem glúten", neste momento, não tem representação legal. A FDA já propôs uma definição que ainda não foi finalizada. Tenha mais cuidado ainda com os molhos sem glúten e com os produtos à base de farinha de milho (ex.: tacos, torti-lhas, cereais e o milho frito).

Reabasteça-se

Os produtos que se seguem podem ser consumidos à vontade (no que respeita aos produtos frescos, opte por produtos bioló-gicos. Compre ao produtor, sempre que possível. Pode também optar pelos ultracongelados, sem qualquer problema):

> **Gorduras saudáveis:** azeite extravirgem, óleo de sésamo, óleo de coco, gordura animal ou manteiga de animais de pasto, *ghee* (manteiga clarificada), leite e amêndoa, abacates, coco, azeitonas, frutos secos e manteigas de frutos secos, queijo (exceto queijo azul) e sementes (sementes de linhaça, de girassol, de abóbora, de sésamo e de chia).

> **Ervas, temperos e condimentos:** pode optar pelos produtos selvagens, desde que verifique os rótulos. Diga adeus ao *ketchup* e ao *chutney*, mas utilize mostarda, rábano, tapenada e molho picante de tomate, desde que não contenham glúten, trigo, soja ou açúcar. Não há praticamente nenhuma restrição quanto às ervas e aos temperos; no entanto, fique atento aos que foram embalados nas mesmas fábricas que processam o trigo e a soja.

> **Fruta com pouco açúcar:** abacate, pimentos, pepino, tomate, curgete, abóbora, beringela, limões e limas.

> **Proteína:** ovos; peixe selvagem (salmão, bacalhau negro, dourado, garoupa, arenque, truta, sardinhas); mariscos e moluscos (camarão, caranguejo, lagosta, mexilhão, amêijoa, ostra); carne de animais de pastoreio, carne de caça, aves e porco (carne de vaca, cordeiro, bisonte, frango, peru, pato, avestruz, vitela); carne de caça selvagem.

> **Vegetais**: verduras de folha e alfaces, couve-galega, espinafres, brócolos, couve-forrageira, acelgas, repolho, cebolas, cogumelos, couve-flor, couves-de-bruxelas, chucrute, alcachofra, rebentos alfalfa, feijão-verde, aipo, couve-chinesa, rabanetes, agrião, nabo, espargos, alho, alho francês, funcho, chalotas, cebolinha, gengibre, *jicama*, salsa, castanha de água.

Os alimentos que se seguem podem ser usados com moderação ("moderação" significa comer poucas quantidades, uma vez por dia, mas o ideal é duas vezes por semana):

> Cenouras e cherivias.
> Queijo fresco, iogurte e *quefir*: use moderadamente nos cozinhados ou como acompanhamento.
> Leite e natas de vaca: use moderadamente nos cozinhados, no café ou no leite.
> Leguminosas (feijão, lentilhas e ervilhas). Exceção: pode utilizar *hummus* (feito com grão-de-bico).
> Cereais sem glúten: amaranto, trigo mourisco, arroz (integral, branco, selvagem), milho-miúdo, quinoa, sorgo, milho painço. (Nota acerca da aveia: embora não contenha glúten naturalmente, é muitas vezes contaminada pelo glúten, porque é processada em moagens que também processam o trigo. Evite, a não ser que tenha a garantia de que não contém glúten.) Quando os cereais sem glúten são processados para consumo humano (ex.: moagens de aveia integral e preparação do arroz para embalar), a sua estrutura física altera-se, aumentando o risco de reações inflamatórias. Por este motivo, limita-se o seu consumo.
> Adoçantes: estévia natural e chocolate (opte por chocolate preto com, pelo menos, 70% de cacau).
> Fruta doce: os frutos vermelhos são os melhores. Tenha muito cuidado com frutos doces como os alperces, as mangas, o melão, a papaia, a meixa e o ananás.
> Vinho: um copo por dia, se quiser, preferencialmente tinto.

Em Defesa dos Ovos

Vejo-me obrigado a falar em defesa dos ovos, já que são um dos alimentos mais injustiçados, hoje em dia. Vou começar por referir dois dos factos mais importantes, mas que raramente são lembrados: (1) A ciência tem fracassado, vezes sem conta, ao associar as gorduras alimentares de origem animal (ou seja, gorduras saturadas) e o colesterol alimentar quer aos níveis de colesterol sérico quer ao risco de doença coronária; a ideia de que o colesterol que comemos vai diretamente para o colesterol do sangue é inequivocamente falsa; e (2) Quando os investigadores comparam os níveis de colesterol sérico ao consumo de ovos, verificam inúmeras vezes que os níveis de colesterol nas pessoas que consumem poucos ovos, ou nenhuns, são praticamente os mesmos das pessoas que comem muitos ovos. Lembre-se de que, ao contrário do que dizem, o colesterol alimentar reduz a produção de colesterol do organismo, e que mais de 80 por cento do colesterol do seu sangue que é medido nas análises é produzido no seu fígado.

Citando os autores de um artigo convincente ("Os Ovos e o Colesterol Alimentar – Desmistificar o Mito"), publicado por investigadores britânicos, na *newsletter* da Fundação Britância para a Nutrição: "A conceção corrente de que os ovos fazem mal ao colesterol e, por conseguinte, ao coração continua a existir e a influenciar as prescrições de alguns profissionais de saúde. O mito persiste apesar das evidências que demonstram que os efeitos dos alimentos ricos em colesterol são poucos e clinicamente insignificantes."[1] As mensagens erróneas, mas sólidas, acerca da restrição de ovos, que surgiram nos anos 70, nos Estados Unidos, perduram infelizmente há demasiado tempo. Existem imensos estudos que confirmam a importância dos ovos. São considerados muito provavelmente o alimento mais perfeito do mundo. A gema é a parte mais nutritiva.[2] Há inclusivamente um estudo, realizado por investigadores da Universidade de Connecticut, que demonstra que as pessoas que faziam uma alimentação pobre em hidratos de carbono e comiam ovos – diariamente – melhoraram a sua sensibilidade à insulina e outros parâmetros indicadores de risco cardiovascular.[3] Além do colesterol saudável, os ovos contêm todos os aminoácidos essenciais de que precisamos para sobreviver, vitaminas e minerais, além de antioxidantes que protegem os olhos – todos eles por um preço muito reduzido, de 70 calorias cada. Além disso, contêm bastante aprovisionamento de colina, que é muito importante para o funcionamento de um cérebro saudável e também para a gravidez. Estremeço quando vejo uma omelete de claras num menu. Se pelo menos as pessoas que antigamente defendiam que "os ovos são incríveis e comestíveis" falassem mais!

Verá que recomendo imensos ovos no meu plano. Não tenha receio. Podem ser a melhor maneira de começar o dia, e de dar impulso ao equilíbrio do açúcar no sangue. Além disso, há imensos pratos que se podem fazer com ovos. Podem ser mexidos, fritos, escalfados ou podem ser utilizados em pratos. Os ovos são um dos ingredientes mais versáteis. Basta cozer meia dúzia de ovos num domingo à noite e fica com pequeno-almoço e/ou lanche para durante a semana.

Jejum Opcional

O ideal é começar a semana 1 depois de ter feito um dia inteiro de jejum. O jejum é uma ótima maneira de se preparar e acelerar a mudança do seu organismo para começar a queimar gordura e adquirir combustível, produzindo bioquímicos que têm efeitos saudáveis fantásticos para o corpo e para a mente. Para muitas pessoas, é mais fácil fazer o jejum num domingo (sendo a última refeição o jantar de sábado) e começar o meu programa alimentar na segunda-feira de manhã.

O plano de jejum é simples: não comer e beber muita água durante vinte e quatro horas. Evitar também a cafeína. Se toma medicamentos, deve tomá-los (se tomar medicamentos para a diabetes, primeiro consulte o seu médico). Se a ideia de fazer jejum lhe parece demasiado difícil, deixe de comer hidratos de carbono alguns dias antes de iniciar o programa, enquanto reorganiza a sua cozinha. Quanto mais habituado a hidratos de carbono o seu organismo estiver, mais difícil será fazer o jejum. Prefiro que os meus doentes deixem o vício quando se trata de eliminar o glúten, por isso, faça os possíveis por excluir complamente todas as suas fontes, e cortar com outros hidratos de carbono. As pessoas em que o organismo não está habituado aos hidratos de carbono podem fazer um período de jejum maior, por vezes, durante alguns dias. Quando se babituar a este tipo de alimentação e quiser fazer jejuns para obter mais benefícios, pode optar por um período de jejum de 72 horas (desde que tenha consultado o seu médico, se tiver problemas de saúde). Sugiro que faça o jejum pelo menos quatro vezes por ano; faz muito bem ter o hábito de jejuar nas mudanças de época (ex.: última semana de setembro, dezembro, março e junho).

SEMANA 1: CONCENTRE-SE NA COMIDA

Agora que já reorganizou a sua cozinha, está na altura de se habituar a preparar refeições, segundo as novas orientações. No próximo capítulo, irá encontrar menus diários para a primeira semana que servirão de modelo para preparar as suas refeições nas três semanas seguintes do plano. Ao contrário de outras dietas, esta não exige que conte calorias, limite o consumo de gordura, ou se preocupe com a dimensão das porções. Acho que sabe distinguir um prato demasiado cheio, de uma dose normal. Nem sequer lhe vou pedir que se preocupe muito com a quantidade de gorduras saturadas e insaturadas que consome.

O bom desta dieta é o facto de poder ser "autoequilibrada" – não vai dar consigo a comer em demasia e vai sentir-se satisfeito durante várias horas até que sinta necessidade de comer outra vez. Quando o seu corpo depende essencialmente de hidratos de carbono, é comandado pelas voltas da montanha-russa da insulina e da glicose que provocam a fome quando o seu açúcar no sangue cai, e, depois, pela saciedade de curta duração. Uma alimentação com poucos hidratos de carbono e rica em gorduras terá o efeito oposto. Vai acabar com os desejos e impedir aqueles apagões mentais que ocorrem muitas vezes ao fim da tarde, quando se faz uma alimentação à base de hidratos de carbono. Vai permitir-lhe controlar automaticamente as calorias sem sequer ter de pensar nelas), queimar mais gordura e pôr fim aos hábitos alimentares inconscientes (ou seja, às 500 calorias que a maior parte das pessoas consome a mais por dia para compensar o caos que vai no seu açúcar no sangue) e, ainda, estimular o desempenho mental sem esforço. Diga adeus aos estados de mau humor, à moleza e ao cansaço que sente durante o dia. E diga olá a um *eu* completamente novo.

A única diferença entre este mês e os seguintes é o facto de querer consumir menos hidratos de carbono agora. É imperativo que reduza o seu consumo de hidratos de carbono para *30 a 40 gramas por dia durante quatro semanas*. Depois disso, poderá aumentar para 60 gramas por dia. Ao dizer isto, não significa que poderá voltar a comer massas e pão. O que vai fazer é simplesmente juntar mais ingredientes da lista dos que podem ser consumidos com "moderação", tais como fruta, cereais sem glúten e leguminosas. Como poderá saber as quantidades que consome? Utilize a tabela que encontra no meu *website* que tem os gramas de hidratos de carbono por dose. Se seguir as ideias de menu e as receitas deste livro, em breve saberá o que é uma refeição pobre em hidratos de carbono.

E o seu consumo de fibra? Há muitas pessoas que ficam preocupadas com a perda de fibra por reduzir o consumo de todos aqueles produtos à base de trigo e pão ricos em fibra. Estão erradas. Ao substituir aqueles hidratos de carbono provenientes do trigo por frutos secos e vegetais, a sua ingestão de fibra aumenta. Vai consumir as vitaminas e os nutrientes essenciais que provavelmente lhe faltavam com a alimentação que fazia anteriormente. Talvez seja útil ter um diário alimentar ao longo do plano. Nele, poderá anotar as receitas de que gosta e todos os alimentos que lhe parecem ainda causar problemas (ex.: se sentir dores de estômago ou de cabeça, cada vez que come sementes de sésamo). Algumas pessoas podem ser intolerantes a alguns dos alimentos incluídos neste plano. Por exemplo, cerca de 50 por cento das pessoas que são intolerantes ao glúten são também intolerantes aos laticínios. Curiosamente, os investigadores têm vindo a verificar que o café tende a fazer uma reação cruzada com o glúten. Se, depois de embarcar nesta dieta, ainda sentir qualquer coisa de estranho, pode fazer a análise dos laboratórios *Cyrex array 4*, que poderá ajudá-lo a identificar esses alimentos que, em si, reagem com o glúten. Esta análise identifica reações ao seguinte:

amaranto	milho-miúdo	espelta
milho mourisco	aveia	tapioca
chocolate	quinoa	milho painço
café	arroz	soro
laticínios	sésamo	levedura
ovos	sorgo	
cânhamo	soja	

Sugiro que evite comer fora durante as primeiras semanas do plano, para que se possa concentrar neste programa alimentar. Vai fazer com que se prepare para a próxima vez que decidir comer fora e saiba o que escolher quando o fizer (ver páginas 284 e 285). As primeiras três semanas vão também acabar com os desejos, por isso, irá sentir-se menos tentado, quando olhar para um menu cheio de hidratos de carbono.

Durante a semana 1, concentre-se em dominar os seus hábitos alimentares. Pode usar as minhas receitas, incluindo o meu plano de menu para sete dias, ou aventurar-se a fazer o seu, desde que não fuja às minhas orientações. Elaborei uma lista simples com ideias categorizadas por tipo de refeição (ex.: pequeno-almoço, almoço ou jantar e saladas), por isso, basta escolher. Cada refeição deve conter uma fonte de gordura saudável e de proteína. Pode comer a quantidade de vegetais que quiser, excetuando o milho, as batatas, as cenouras e os nabos. Se seguir o plano da primeira semana, não vai custar nada programar as suas refeições daí em diante.

SEMANA 2: CONCENTRE-SE NO EXERCÍCIO

Tenha como objetivo começar atividade física aeróbica de, pelo menos, vinte minutos por dia, se é que ainda não o faz. Aproveite esta semana para estabelecer uma rotina que lhe dê prazer e que aumente o seu ritmo cardíaco para pelo menos 50 por cento acima do seu estado de repouso. Lembre-se de que está a criar hábitos para perdurar o resto da sua vida e de que não deve esgotar-se logo ao início. Por outro lado, também não deverá acomodar-se e deixar de desafiar o seu organismo a fazer atividades que contribuem para a sua saúde e para a longevidade do seu cérebro.

Para obter os benefícios do exercício, tenha como objetivo uma suadela por dia e obrigar os seus pulmões e o seu coração a trabalhar mais. Lembre-se de que, além de todos os benefícios a nível cardiovascular e de peso que obtém com o exercício, os estudos revelam que as pessoas que fazem exercício físico com regularidade (praticam desporto ou fazem caminhadas várias vezes durante a semana) protegem o cérebro da atrofia. Reduzem também as hipóteses de ficarem obesas e diabéticas – grandes fatores de risco para as doenças cerebrais.

Se tem levado uma vida sedentária, então comece por uma caminhada de 20 minutos por dia e vá aumentando o tempo, à medida que se vai sentindo mais confortável com a sua rotina.

Pode também aumentar a intensidade do exercício se aumentar a velocidade das suas caminhadas e fizer subidas e descidas. Pode também levar um peso de 2 kg em cada mão e fazer bíceps, enquanto caminha.

Quem já tem um plano de exercício regular, pode aumentá-lo para 30 minutos por dia, pelo menos cinco dias por semana. Esta poderá ser também a semana em que experimenta algo novo, tal como frequentar aulas ou tirar o pó à velha bicicleta que tem na garagem. Hoje em dia, as possibilidades de fazer exercício vão muito além do ginásio, por isso, não há desculpas. Pode até ver vídeos na *Internet* e fazer exercício no conforto da sua casa. Não estou preocupado com o que escolhe, desde que faça exercício!

O exercício ideal deve incluir cardio, musculação e alongamentos. Mas se está no início, comece com cardio e depois vá juntando a musculação e os alongamentos. A musculação pode ser feita com o equipamento tradicional de ginásio, pesos ou mesmo só com o corpo, no caso de aulas como ioga e pilates. Este tipo de exercício implica também alongamentos, mas não é preciso frequentar uma aula para manter a sua flexibilidade. Pode fazer os exercícios em casa, até mesmo em frente à televisão.

Assim que estabelecer a sua rotina de exercício, pode estabelecer rotinas diárias com diferentes tipos de exercício. Por exemplo, às segundas, quartas e sextas pode fazer uma hora de bicicleta fixa; às terças e quintas pode fazer uma aula de ioga. Depois, no sábado pode fazer uma caminhada com amigos ou mandar umas braçadas numa piscina. No domingo, descansa. Sugiro que pegue na sua agenda e marque as suas atividades físicas.

Se houver algum dia em que não tem mesmo tempo para fazer exercício, pense em alternativas para se movimentar durante o dia. A investigação demonstra que se pode obter benefícios para a saúde semelhantes se fizermos três séries de dez minutos de exercício, em vez de meia hora seguida. Por isso, se tiver pouco tempo em determinado dia, divida a sua rotina em pequenas sessões. Pense em maneiras de fazer exercício com outras tarefas;

por exemplo, reúna-se com um colega de trabalho, enquanto caminha ou veja um pouco de televisão à noite, enquanto faz exercícios de alongamento no chão. Se possível, limite o tempo que passa sentado. Quando fala ao telefone, ponha um auricular e caminhe; use as escadas, em vez do elevador e estacione longe da sua porta. Quanto mais se mexer ao longo do dia, mais o seu cérebro tem a ganhar.

SEMANA 3: CONCENTRE-SE NO SONO

Além de continuar a sua nova dieta e os seus novos hábitos de exercício, utilize esta semana para se concentrar em repor o seu sono. Agora que já está a seguir o plano há duas semanas, o seu sono já deverá ter melhorado. Se dorme menos do que seis horas por noite, tem de começar a aumentá-las pelo menos para sete. Este é o mínimo dos mínimos se deseja ter níveis normais e saudáveis das hormonas que flutuam no seu organismo. Para se assegurar de que está a fazer tudo o que é possível para um sono com qualidade e descansado, eis algumas dicas para uma boa noite de sono:

1. **Mantenha hábitos de sono equilibrados.** Os especialistas em medicina do sono gostam de chamar a isto "higiene do sono" – aquilo que fazemos para garantir um sono reparador todas as noites. Vá para a cama e levante-se à mesma hora, sete dias por semana, 365 dias por ano. Mantenha uma rotina consistente ao deitar; esta pode incluir tempo para descansar, lavar os dentes, um banho quente, chás de ervas, tudo o que der sinal ao corpo de que é tempo de ir dormir. Fazemos isto com os nossos filhos, mas normalmente esquecemo-nos dos rituais para nós próprios. Estes rituais são essenciais para que preparemos um sono descansado.

2. Identifique o que lhe causa os problemas de sono. Pode ser um variadíssimo número de fatores, desde os medicamentos que tomamos à cafeína ao álcool e à nicotina. Quer a cafeína quer a nicotina são estimulantes. As pessoas que fumam devem adotar um plano para deixar de o fazer, pois o tabagismo aumenta o seu risco de contrair todo o tipo de doenças. Quanto à cafeína, esta deve ser evitada depois das 14h. O seu organismo terá assim tempo para processar a cafeína de modo a não afetar o sono. No entanto, algumas pessoas são mais sensíveis à cafeína e devem evitá-la depois das 12h, ou consumir bebidas com menos cafeína. Pergunte ao seu médico ou farmacêutico se algum dos medicamentos que toma tem impacto no sono. Existem muitos medicamentos de venda livre que contêm componentes que afetam o sono. Os comprimidos para as dores de cabeça, por exemplo, podem conter cafeína. O álcool, ao mesmo tempo que tem um efeito sedativo, quando consumido pode perturbar o sono na altura em que é processado pelo organismo; uma das enzimas que processa o álcool tem efeitos estimulantes. O álcool provoca também libertação de adrenalina e perturba a produção de serotonina – um químico cerebral importante que inicia o sono.

3. Jante à hora certa. Ninguém gosta de ir para a cama de estômago cheio ou vazio. Veja qual a hora melhor para jantar, deixando um intervalo de três horas entre o jantar e a hora de deitar. Tenha também em atenção os ingredientes dos alimentos que podem ser difíceis de digerir antes de ir para a cama. Cada pessoa tem o seu ritmo.

4. Não faça refeições irregulares. Faça refeições regulares. Deste modo, as suas hormonas do apetite estarão equilibradas. Se estiver muito tempo sem comer, vai desequilibrar as hormonas e ativar o sistema nervoso, que poderá afetar o sono mais tarde.

5. Experimente fazer um lanche antes de se deitar. A hipoglicemia noturna (níveis baixo de glicose à noite) pode causar insónias. Se o seu açúcar no sangue descer muito, há uma libertação de hormonas que estimulam o cérebro e nos mandam comer. Experimente comer qualquer coisa antes de se deitar para evitar este problema. Opte por alimentos elevados em triptófano, um aminoácido que ajuda naturalmente o sono. Os alimentos com elevado teor de triptófano são o peru, o queijo fresco, o frango, os ovos e os frutos secos (principalmente as amêndoas). Mas tenha cuidado com a dose. Uma mão cheia de frutos secos pode ser o suficiente. Não é para devorar uma omelete de três ovos com um peru antes de ir para a cama. Seja prudente.

6. Tenha cuidado com os estimulantes camuflados. Já sabe que o café o desperta, mas hoje em dia os produtos com cafeína estão por toda a parte. Se seguir o meu plano, não vai encontrá--los. Há também alguns compostos alimentares, como os corantes, aromatizantes e hidratos de carbono refinados, que podem *atuar* como estimulantes, por isso, evite-os também.

7. Monte o cenário. Decerto não é novidade que ter aparelhos no quarto que estimulam a visão é má ideia. Mas as pessoas continuam a quebrar esta regra tão básica. Faça do seu quarto um lugar tranquilo, como que um santuário, sem aparelhos eletrónicos estimulantes (ex.: televisões, computadores, telefones, etc.), sem luzes fortes e sem tralha. Opte por almofadas e lençóis confortáveis e luzes suaves. Cultive a predisposição para o sono (e, já agora, o sexo, que também prepara para o sono, mas isso é outra história).

8. Utilize comprimidos para dormir de forma prudente. Tomar comprimidos para dormir ocasionalmente não faz mal nenhum. Mas tomá-los por rotina pode tornar-se um problema. O objetivo é conseguir ter um sono descansado, regularmente, sem ajuda.

E com ajuda não me refiro a máscaras ou tampões para os ouvidos, aprovo ambos para ajudar ao sono; falo dos comprimidos de venda livre, que induzem o sono, que contêm anti-histamínicos sedativos como a difenidramina e doxilamina. Mesmo que se diga não serem viciantes, provocam dependência psicológica. É melhor tentar regular o seu sono de forma natural.

Algumas Considerações sobre Artigos de Higiene e Produtos de Beleza

Além de se concentrar no sono, durante a semana três, deve também tratar dos seus artigos de higiene. O glúten encontrou maneira de fazer parte de muitos produtos de higiene, e pode acabar por se infiltrar na pele – o nosso maior órgão. Por isso, verifique os componentes dos produtos de higiene e maquiagem que usa normalmente, incluindo champôs, amaciadores e outros produtos para o cabelo. Opte por produtos que não contêm glúten. A marca SophytoPRO (http://sophytopro.com) tem uma linha especial de produtos que não contêm ingredientes que não só não irritam a pele como não afetam o organismo nem o cérebro.

SEMANA 4: JUNTE TUDO

Neste momento, já deve estar na onda deste novo estilo de vida e a sentir-se muito melhor do que se sentia há três semanas. Já sabe a diferença entre os alimentos para um cérebro à base de cereais, e as opções mais saudáveis. O seu sono melhorou e já tem uma rotina de exercício regular. E agora?

Não entre em pânico se sente que ainda não acertou o passo. A maior parte de nós tem um ponto fraco ao qual é preciso dedicar mais atenção. Há pessoas que têm dificuldade em se deitar antes das 10h da noite todos os dias, ou que o seu calcanhar de Aquiles é fazer exercício ou evitar a comida de plástico que está na sala de estar do trabalho. Utiliza esta semana para encontrar o ritmo da sua nova rotina. Identifique as partes da sua vida em que considera ser mais difícil manter este plano, e veja o que consegue fazer para mudar. Eis algumas dicas que podem ajudá-lo:

> **Planeie a sua semana com antecedência.** É útil reservar alguns minutos ao fim de semana para planear a semana que se avizinha e pensar nos compromissos que tem. Veja quais os dias em que terá dificuldade em fazer exercício e veja se consegue arranjar alternativas. Estabeleça o tempo de sono e certifique-se de que vai para a cama todos os dias à mesma hora; seja rígido quanto a isto. Planifique a maior parte das refeições da semana, principalmente o almoço e o jantar. Por norma, temos uma rotina para o pequeno-almoço, mas tendemos a tomar decisões de última hora para o almoço, e também para o jantar quando chegamos a casa esfomeados. Veja quais os dias em que sabe que chegará tarde a casa e em que não vai ter paciência para cozinhar. Tenha sempre um plano de contingência. (No próximo capítulo, dou-lhe muitas ideias de refeições para levar para fora e para aqueles momentos em que precisa de comer qualquer coisa antes da refeição.)

> **Faça listas de compras.** Quer vá às compras todos os dias quer uma vez por semana, deve ter sempre uma lista. Esta lista evita que faça compras por impulso e ajuda-o a simplificar. Também ajuda a não perder tempo a pensar no que será melhor para comprar, cozinhar e comer. Quando entrar no supermercado, mantenha-se na zona dos produtos naturais e evite os corredores do meio, que estão cheios de produtos processados e embalados. E não vá às compras se estiver com fome; acabará por se tentar com produtos prejudiciais, açucarados e salgados. Lembre-se de que os frescos não duram mais do que três a cinco dias, a não ser que os congele. Se tiver uma família grande e um congelador

com muito espaço, pode optar por ir a um grossista uma vez por mês e comprar quantidades maiores de carne, aves e vegetais congelados.

> **Faça uma lista de "imperativos".** Se quer muito ir ao mercado abastecedor à quinta-feira, então marque na sua agenda e faça dessa intenção um imperativo. Se andar a sonhar com as aulas de ioga que começaram no bairro, marque na sua agenda e vá. Se criar objetivos imperativos vai conseguir deixar de arranjar desculpas para tudo, naqueles momentos em que está mais preguiçoso ou em baixo de forma. São também uma maneira excelente de contrariar os seus pontos fracos. Seja claro quanto às prioridades que estabelece no início da semana e mantenha-se fiel.

> **Use as tecnologias.** Servimo-nos da tecnologia todos os dias para facilitar as nossas vidas. Por que não recorrer às fontes da *Internet* e aplicações sofisticadas que nos ajudam a manter-nos fiéis aos nossos objetivos e concentrados? O mercado das aplicações de automonitorização, por exemplo, explodiu nos últimos anos. Existem aparelhos e aplicações para o telemóvel super inteligentes que nos dizem quantos passos damos por dia, se dormimos bem de noite e até se comemos muito depressa. Alguns são aplicações para o *smartphone*, outros só funcionam com um aparelho, como com o acelerómetro que regista os movimentos do corpo ao longo do dia. Garantidamente, estas ferramentas não servem para toda a gente, mas há programas simples que o ajudam a manter um estilo de vida saudável. Encontra algumas ideias no meu *website* (www.drperlmutter. com). Ali encontrará também uma lista de aplicações que o ajudam a maximizar a informação deste livro, tal como os livros de referência sobre os ingredientes de alguns alimentos, e ligações para serviços de saúde que o podem ajudar a monitorizar os seus hábitos. A agenda do Google, por exemplo,

pode ser utilizada como aplicação. Se acha que para si funciona, utilize-a.

> **Seja flexível, mas consistente.** Não desanime se fugir ao plano ocasionalmente. Todos nós somos humanos. Pode ter um dia mau e dar consigo a faltar ao ginásio, para sair com os amigos e jantar num restaurante em que praticamente toda a comida foge às regras. Ou talvez esteja de férias e seja impossível evitar certas extravagâncias. Desde que volte ao plano, não há problema. Não permita que um pequeno deslize o faça desistir para sempre. Para isto, lembre-se de que é importante ser consistente no seu dia-a-dia. Ser consistente não significa ser rígido. Significa fazer uma alimentação e praticar exercício de forma equilibrada, para que não se sinta em esforço e a fazer o que não deseja. A chave para o sucesso está em encontrar uma rotina própria, que o satisfaça. Vai perceber o que resulta ou não resulta para si. Depois, poderá adaptar este plano à sua vida, com base nas orientações gerais, e mantê-lo de forma consistente.

> **Descubra fatores de motivação.** É útil ter coisas que o motivem. Podem ser fatores como o desejo de conseguir correr a maratona de 10 mil metros ou planear uma viagem com os seus filhos adultos ao Quilimanjaro. As pessoas que decidem prestar atenção à saúde fazem-no por razões concretas, tais como: "quero ficar mais energético", "quero viver por mais tempo", "quero perder peso" ou "não quero morrer como a minha mãe". Não se desvie do panorama geral. As motivações não só o vão ajudar a manter um estilo de vida saudável mas também a voltar a entrar na linha, se for necessário. Por vezes, o progresso é melhor que a perfeição.

O dia-a-dia é diferente para todos, mas existem alguns padrões. A seguir, encontra um exemplo de um dia:

Acordar, passear o cão	6h30
Pequeno-almoço	7h00
Lanche	10h00
Almoço (que trouxe de casa)	12h30
Depois de almoço caminhar 20 minutos	13h00
Lanche	16h00
Ginásio	17h45
Jantar	19h00
Passear o cão	19h30
Dormir	10h30

Comer Fora

Lá para o fim da semana 4, trabalhe o objetivo de poder comer em qualquer sítio. Muitos de nós almoçamos ou jantamos fora mais do que uma vez por semana, principalmente quando estamos a trabalhar. É quase impossível planificar todas a refeições e lanches que fazemos, por isso, é preciso analisar outros menus. Veja se pode voltar a frequentar os seus restaurantes preferidos e escolher do menu que oferecem, sem deixar de seguir este plano. Se acha que é muito difícil fazê-lo, pode optar por experimentar restaurantes que vão ao encontro das suas necessidades. Não é difícil fazer com que os menus se adaptem ao que pretende, desde que faça as escolhas certas. O peixe assado com legumes cozidos a vapor, por exemplo, é uma boa escolha (não coma as batatas e esqueça o cesto do pão. Peça uma salada com azeite e vinagre para acompanhar). Evite os pratos demasiado elaborados que contêm muitos ingredientes. Se tiver dúvidas, pergunte como são confecionados.

Não deve comer fora muitas vezes, pois é impossível excluir todos os ingredientes prejudiciais. Faça por consumir o que prepara em casa, na maior parte dos dias da semana. Tenha alguns *snacks* sempre à mão para não ter de parar na estação de serviço ou na loja de conveniência, porque está esfomeado.

No próximo capítulo tem imensas ideias de *snacks* que pode trazer consigo, e que não se estragam facilmente. Assim que dominar este novo tipo de alimentação, veja de que modo poderá adaptar as suas velhas receitas às minhas orientações. Vai ficar surpreendido com os resultados das experiências na cozinha que poderá fazer, quando transformar um prato tipicamente cheio de glúten e ingredientes inflamatórios num prato igualmente delicioso e amigo do cérebro. Em vez de usar a farinha normal ou de trigo, experimente a farinha de coco; faça refeições com frutos secos como a amêndoa e as sementes de linhaça moídas; procure substituir o açúcar por estévia ou frutas inteiras; e em vez de cozinhar com óleos processados, use manteiga e azeite extravirgem.

Quando se sentir tentado (coma uma caixa de dónutes ou bolo de aniversário numa festa de um amigo), lembre-se de que vai ter de pagar pelo pecado. Aceite as consequências, se não conseguir dizer que não. Mas lembre-se de que um estilo de vida que se rege por um cérebro livre de cereais é, na minha modesta opinião, o tipo de vida mais gratificante e satisfatório que existe. Desfrute dele.

A ESCOLHA DELICADA

Tal como muitas outras coisas na vida, descobrir e adotar novos hábitos revelam-se uma escolha delicada. Assim que alterar a sua alimentação, os seus hábitos relativamente ao exercício e o modo como compra, cozinha ou escolhe os seus pratos, haverá momentos em que os velhos hábitos se manifestam. Não espero que nunca mais coma uma fatia de piza ou panquecas. Mas espero que fique consciente das verdadeiras necessidades do seu organismo, agora que já tem conhecimentos e que os aplique da melhor maneira possível.

Há muita gente que adotou o princípio da alimentação a 80/20: comer bem 80 por cento das vezes e deixar as extravagâncias para os restantes 20 por cento. Mas o que acontece é que muitos fazem precisamente ao contrário! É mais fácil deixar que um pecado ocasional se torne um hábito, por exemplo, ao comer uma taça de gelado várias vezes por semana. Não se esqueça de que há sempre uma desculpa para não nos cuidarmos. Temos festas e casamentos. Temos de trabalhar, o que nos deixa muito stressados e sem energia, tempo e paciência para fazer boa comida, para fazer exercício e até para dormir bem. A vida é assim, e temos de aceitar que tanto damos como pecamos. Mas veja se consegue seguir uma regra de 90/10. Siga estas orientações 90 por cento das vezes e reserve os 10 por cento para o acaso, que é inevitável na vida. Depois, volte ao início sempre que sentir que foi longe demais. Pode fazê-lo com um dia de jejum e voltando depois ao plano de quatro semanas, restringindo os hidratos de carbono a 30 a 40 gramas por dia. Este plano pode ser a base de um estilo de vida mais saudável, que será melhor para si – e para o seu cérebro.

A vida é feita de escolhas. *Faço assim, ou assado? Agora, ou depois? Visto a camisola vermelha, ou a verde? Como uma sandes, ou uma salada?* O objetivo deste livro é ajudá-lo a aprender a tomar melhores decisões, que lhe permitirão ter uma vida em pleno. Espero ter-lhe dado muitas ideias para que comece, pelo menos, a marcar a diferença na sua vida. Vejo o valor de se ter saúde – e um cérebro mais perspicaz – todos os dias no meu consultório. Vejo também o que as doenças súbitas e crónicas podem fazer, independentemente do sucesso das pessoas ou do quanto são amadas. Para muitos, a saúde pode não ser o aspeto mais importante da vida, mas sem ela, nada tem sentido. E quando se tem boa saúde, quase tudo o resto é possível.

TRAÇAR UM DESTINO SAUDÁVEL PARA O CÉREBRO COM A ALIMENTAÇÃO
Planos de Refeições e Receitas

A quantidade de ideias para refeições e receitas que apresento vai mostrar-lhe a enorme variedade de que dispõe com este tipo de alimentação. Verá que os vegetais, o peixe, a carne (também de aves), os frutos secos, os ovos e as verduras abundam. Mas pode fazer pratos mais simples, a partir dos temas que aqui são apresentados. Por exemplo: faça uma carne ou um peixe, com legumes e salada a acompanhar, para o almoço ou o jantar; coma ovos cozidos ao pequeno-almoço e uma mão-cheia de frutos secos ao lanche. Aqui, vai também encontrar algumas receitas de sobremesas (sim, é permitido!), bem como vários molhos de saladas.

Estas receitas não contêm informação nutricional. Como referi anteriormente, um dos meus objetivos com este livro é fazer com que nunca mais tenha de contar calorias ou gramas de proteínas e gordura (principalmente da gordura saturada). Quero ensinar-lhe o *que* deve comer, e não como deve comer (ou seja, as quantidades). Se seguir as minhas recomendações, a ingestão de gordura, hidratos de carbono e proteína surgirá naturalmente. Não vai comer em excesso, não vai sentir fome e estará a nutrir bem o seu organismo e o seu cérebro.

No *site* DrPerlmutter.com encontra recomendações relativamente às marcas específicas de produtos alimentares que seguem as linhas deste livro. Apesar de estar a banir o consumo de glúten, trigo e da maior parte do açúcar da sua alimentação, vai ficar surpreendido com a quantidade de alternativas à sua disposição. E com a facilidade com que controlará o seu apetite, os seus desejos, as doses e a ingestão calórica. As suas papilas gustativas também vão ficar satisfeitas ao conhecer novos sabores, podendo proporcionar-lhes uma nova apreciação dos alimentos.

Nos últimos dez anos, assistimos a uma mudança significativa nos alimentos de que dispomos. Se mora numa área urbana, por exemplo, tem a facilidade de comprar qualquer tipo de ingrediente, num raio de poucos quilómetros, quer seja nos supermercados que frequenta normalmente, que agora têm várias opções de alimentos biológicos, quer seja aventurando-se num mercado de produtores. Estabeleça uma relação com os vendedores. Eles podem dizer-lhe quais os produtos mais frescos e de onde provêm. Opte por produtos de época e predisponha-se a experimentar alimentos que nunca provou. Há dez anos era difícil encontrar bisonte ou bacalhau negro, por exemplo, mas, hoje em dia, as carnes e os peixes exóticos estão disponíveis em quase todo o lado. Não se esqueça, opte por produtos biológicos ou selvagens, sempre que possível. Se tiver dúvidas, pergunte ao vendedor.

Que Beber: o ideal é beber água purificada. Beba diariamente metade do seu peso corporal em mililitros de água purificada. Se pesar 70 kg, deverá beber 2,1 litros de água, cerca de dez copos (200 ml) de água por dia. Pode optar também por chá ou café (supondo que não tem problemas com o café), mas tenha cuidado com a cafeína ao fim do dia. A cada bebida com cafeína que consome, adicione entre 355 a 480 ml de água. O leite de amêndoa é também uma opção saudável. Ao jantar, pode beber um copo de vinho, preferencialmente tinto.

Fruta: opte por comer fruta inteira e, durante as primeiras quarto semanas, deixe a fruta para o lanche ou para a sobremesa. Experimente comê-la com natas frescas, sem açúcar, ou misture um pouco de leite de coco e uma pitada de estévia ou de cacau em pó sem açúcar.

A Regra do Azeite: pode usar azeite à vontade (extravirgem e biológico). Muitas vezes, pode substituir o azeite por óleo de coco ao cozinhar os alimentos. Por exemplo, o peixe frito e os vegetais salteados podem ser cozinhados no óleo de coco, bem como os ovos mexidos. Isto fará com que consuma a colher de chá diária de óleo de coco que recomendo na secção dos suplementos.

Para Levar: quando não tem tempo e não tem acesso a uma cozinha, o que acontece muitas vezes à hora de almoço, leve comida. Alimentos preparados – como frango assado ou grelhado, salmão escalfado, tiras de lombo grelhado ou carne de vaca assada – são ideais para ter no frigorífico e levar. Encha um recipiente com uma salada de folhas verdes e legumes crus cortados ou picados, juntando-lhe a sua proteína e o seu molho preferido quando for comer. Há muitos supermercados que têm, hoje em dia, comidas preparadas com a lista de ingredientes que contêm. Há muitos supermercados que têm "menus do dia": pode escolher frango assado ou salmão com dois acompanhamentos, como feijão-verde com especiarias ou salada de couve crua.

E não se esqueça das sobras. Muitas das receitas deste capítulo podem ser feitas ao fim de semana (em quantidades a dobrar) para servir durante a semana, quando estiver cheio de pressa. Basta levar a sua comida num recipiente apropriado, e comê-la fria ou aquecê-la no micro-ondas.

Eu ando sempre com abacates e latas de salmão vermelho. Os enlatados podem ser uma fonte excelente de nutrientes saudáveis e fáceis de transportar, desde que tenha cuidado com os que compra. O tomate em lata, por exemplo, pode ser uma ótima alternativa ao fresco. Basta ter em atenção a adição de determinados ingredientes, como o sódio e o açúcar. Quando comprar peixe enlatado, opte por peixe apanhado de forma sustentável, à cana ou corrico. Não consuma peixe que contenha elevado teor de mercúrio. Um *site* excelente para adicionar aos favoritos é o http://www.montereybayaquarium.org/cr/seafoodwatch.aspx. Este *site* dá-nos informação sobre a proveniência do peixe e qual o peixe que devemos evitar devido aos contaminantes e às toxinas.

Os Lanches: devido ao fator de saciedade elevado das refeições que sugiro (para não falar no controlo do açúcar que é tão delicado), creio que não terá vontades descontroladas de comer entre as refeições. Mas sei que irá gostar de saber que, segundo este plano, poderá fazer lanches ou comer no intervalo das refeições. Aqui ficam algumas ideias:

> Uma mão cheia de frutos secos crus (excluindo os amendoins, que são um legume, e não um fruto seco). Ou opte por uma mistura de frutos secos e azeitonas.
> Uns quadradinhos de chocolate (acima dos 70 por cento de cacau).
> Vegetais crus cortados (ex.: pimentos, brócolos, pepino, feijão-verde, rabanetes), que pode mergulhar em *hummus*, *guacamole*, queijo de cabra, *tapenade* ou manteiga de frutos secos.
> Queijo com bolachas sem trigo e baixa densidade de hidratos de carbono.
> Fatias frias de peru ou de frango no forno, mergulhadas em mostarda.
> Meio abacate salpicado com azeite, sal e pimenta.
> Dois ovos cozidos.
> Salada *Caprese*: um tomate às rodelas com queijo *mozzarella* fresco, um fio de azeite, manjericão, sal e pimenta.
> Camarão frio descascado com limão e funcho.
> Uma peça, ou dose, de fruta com pouco açúcar (ex.: toranja, laranja, maçã, frutos vermelhos, melão, pera, cerejas, uvas, quivi, ameixas, pêssegos e nectarinas).

EXEMPLO DE MENU PARA UMA SEMANA

Eis um exemplo de um plano para uma semana de refeições e um cérebro livre de cereais. Os pratos que têm receitas estão a negrito. As receitas encontram-se a partir da página 295. Nota: pode usar manteiga, azeite biológico extravirgem ou óleo de coco para fritar os alimentos. Evite os óleos processados e *sprays*, a não ser que o azeite em *spray* seja biológico.

SEGUNDA-FEIRA:

>> **Pequeno-almoço:** 2 ovos mexidos com 30 g de queijo *cheddar* e vegetais passados na frigideira, quantidade à escolha (ex.: cebola, cogumelos, espinafres, brócolos).

>> **Almoço:** Frango com Vinagrete de Mostarda (pág. 301) com verduras de folha, como acompanhamento, temperadas com vinagre balsâmico e azeite.

>> **Jantar:** 85 g de bife de lombo de vaca de pastoreio, frango biológico assado ou peixe selvagem com acompanhamento de salada e legumes salteados em manteiga e alho.

>> **Sobremesa:** meia chávena de frutos silvestres com uma pitada de natas frescas e sem açúcar.

TERÇA-FEIRA:

>> **Pequeno-almoço:** meio abacate com um fio de azeite e 2 ovos cozidos com molho de tomate picante.

>> **Almoço:** Frango em Limão (pág. 300) com Salada de Ervas do Jardim e Vinagrete Balsâmico (pág. 321).

>> **Jantar:** Salmão Rápido com Cogumelos (pág. 315) e a quantidade desejada de legumes assados.

>> **Sobremesa:** 2 trufas de chocolate (pág. 338).

QUARTA-FEIRA:

>> **Pequeno-almoço:** *Frittata* de Queijo *Gruyère* e Queijo de Cabra (pág. 295)

>> **Almoço:** Rúcula com Limão e Queijo Parmesão *Reggiano* (pág. 325) e 85 g de frango assado aos cubos.

>> **Jantar:** Peixe Assado em *Chardonnay* (pág. 302) com ½ chávena de arroz selvagem e a quantidade desejada de legumes cozidos.

>> **Sobremesa:** 1 maçã fatiada, polvilhada com estévia e canela.

QUINTA-FEIRA:

>> **Pequeno-almoço:** 3/4 fatias de salmão *Lox* (fumagem a frio) ou fumado, 30 g de queijo de cabra e uma dose de "Cereais" Rápidos Estaladiços (pág. 299).

>> **Almoço:** 1 ½ de Gaspacho de Iogurte com Curgete com Peito de Frango Marinado em Açafrão à Sea Salt (pág. 310)

>> **Jantar:** Bifes em Glacê Balsâmico (pág. 303) e Feijão-verde com Tempero de Alho (pág. 328)

>> **Sobremesa:** 2 a 3 quadrados de chocolate preto

SEXTA-FEIRA:

>> **Pequeno-almoço:** Omelete em Óleo de Coco (pág. 296)

>> **Almoço:** Salada Mista com Óleo de Noz Torrada (pág. 324) e 85 g de salmão grelhado

>> **Jantar:** Borrego à Grega com Limão (pág. 316) com feijão e brócolos em quantidade desejada.

>> **Sobremesa:** Mousse de Chocolate e Coco (pág. 339)

SÁBADO:

>> **Pequeno-almoço:** "Papas de Aveia" Sem Aveia (pág. 298)

>> **Almoço:** *Carpaccio* de Atum *Ahi* com Cebola Vermelha, Salsa e Pimenta Rosa à Sea Salt (pág. 305)

>> **Jantar:** Lombo de Vaca *Akaushi* com Couves-de-bruxelas à Sea Salt (pág. 306)

>> **Sobremesa:** ¾ de chávena de morangos mergulhados em 3 quadrados de chocolate derretidos.

DOMINGO:

>> **Pequeno-almoço:** *Huevos Rancheros* (pág. 297)

>> **Almoço:** Salada *Niçoise* (pág. 323)

>> **Jantar:** Sardinhas Assadas com Tomate, Rúcula e Queijo de Ovelha à Sea Salt (pág. 308)

>> **Sobremesa:** 2 quadrados de chocolate preto com 1 colher de sopa de manteiga de amendoim.

RECEITAS

Cumprir os pressupostos da dieta deste livro é mais fácil do que pensa. Apesar de este tipo de alimentação limitar o consumo de hidratos de carbono, principalmente do trigo e do açúcar, não lhe vão faltar ingredientes com que brincar na cozinha. Vai ter de ser criativo para seguir alguns dos seus pratos favoritos, mas assim que aprender a fazer certas substituições sem esforço, vai conseguir fazer os seus pratos, as suas receitas e seguir os seus velhos livros de culinária. Estas receitas vão dar-lhe uma noção geral de como aplicar as minhas linhas de orientação em quase todas as refeições, e ajudá-lo a dominar a arte da cozinha livre dos cereais que prejudicam o cérebro.

Como sei que a maior parte das pessoas tem agendas muito preenchidas e pouco tempo para cozinhar, escolhi pratos simples e relativamente fáceis de preparar e, acima de tudo, cheios de sabor e nutrientes. Apesar de o encorajar a seguir o meu plano de sete dias que apresento nas páginas 291-293, para que nem sequer tenha de se preocupar com o que vai comer na primeira semana do programa, pode depois fazer o seu próprio plano, escolhendo as receitas que mais lhe agradam. A maior parte dos ingredientes é fácil de encontrar. Sempre que possível, não se esqueça de optar por alimentos biológicos ou selvagens, e carnes de pastagem. Quando comprar azeite ou óleo de coco, opte pelo extravirgem. Apesar de todos os ingredientes que escolhi para as receitas serem sem glúten, verifique sempre os rótulos, principalmente se comprar alimentos processados (ex.: mostarda). Não pode controlar o que colocam nos alimentos, mas pode controlar o que utiliza nos seus pratos.

Pequeno-almoço

Frittata de queijo *gruyère* e queijo de cabra

Os ovos são um dos ingredientes mais versáteis. Podem ser servidos como refeição, ou adicionados a outros pratos. Compre ovos biológicos caseiros, sempre que possível. As *frittatas* são um prato rápido e fácil de preparar, e são ótimas para quando há muitas pessoas. Pode fazer de diferentes formas, se mudar o tipo de queijo, as verduras de folha ou os legumes. A seguir, encontra uma das minhas favoritas.

4 pessoas
> 1 colher de sopa de azeite
> 1 cebola média, picada (cerca de 1 chávena)
> $^1/_2$ colher de chá de sal
> $^1/_2$ colher de chá de pimenta
> 450 g de folhas de espinafre (lavadas e picadas)
> 1 colher de sopa de água
> 9 ovos grandes batidos
> 85 g de queijo de cabra (esfarelado)
> $^1/_4$ de chávena de queijo *Gruyère* ralado

Pré-aqueça o forno a 200°C.
Coloque uma frigideira antiaderente em lume médio, junte o óleo e deixe aquecer. Junte a cebola, o sal e a pimenta. Deixe cozinhar durante cerca de 3 a 4 minutos, mexendo de vez em quando, até que a cebola fique translúcida. Junte as folhas de espinafre e a água e deixe cozinhar até o espinafre ficar mole (1 a 2 minutos). Junte os ovos e polvilhe com o queijo de cabra e *Gruyère*. Deixe ao lume durante cerca de 2 minutos, até a mistura começar a colar na borda da frigideira. Coloque a frigideira no forno e deixe cozinhar 10 a 12 minutos. Retire do forno e sirva.

Omelete em óleo de coco

As omeletes fazem parte das receitas favoritas cá de casa. Experimente fazê-las com vegetais diferentes. Num dia faça-as com azeite, noutro com óleo de coco.

1 pessoa
> 1 cebola picada
> 1 tomate maduro aos cubos
> $1/2$ colher de chá de sal
> $1/2$ colher de chá de pimenta
> 2 ovos batidos
> 1 colher de sopa de óleo de coco
> $1/4$ abacate fatiado
> 2 colheres de sopa de molho picante de tomate

Junte a cebola, o tomate, o sal e a pimenta aos ovos batidos e misture. Numa frigideira, coloque o óleo de coco e deixe aquecer em lume médio. Junte a mistura dos ovos e deixe cozinhar até os ovos começarem a ficar firmes (cerca de 2 minutos). Vire a omelete com uma espátula e deixe cozinhar até que os ovos deixem de estar líquidos. Dobre a omelete ao meio e deixe que fique dourada. Coloque-a num prato e sirva com o abacate e o molho.

Huevos rancheros

Este prato tradicional mexicano foi alterado e, em vez de colocarmos os ovos em cima de tortilhas, colocamo-los numa base de verduras frescas.

2 pessoas
> 1 colher de sopa de manteiga ou azeite
> 4 ovos
> 4 chávenas de alface frisada
> 60 g de queijo *cheddar* ralado
> 4 colheres de sopa de molho picante de tomate
> 2 colheres de sopa de coentros frescos picados
> Sal e pimenta a gosto

Coloque manteiga ou azeite numa frigideira em lume médio. Quando estiver quente, parta os ovos para dentro da frigideira e deixe cozinhar durante 3 a 4 minutos, se quiser a gema mais líquida. Para uma gema mais firme, deixe cozinhar mais tempo. Sirva os ovos em base de alface frisada e junte o queijo, o molho e os coentros. Tempere com sal e pimenta.

"Papas de aveia" sem aveia

Esta receita foi adaptada do livro *The Paleo Diet Cookbook*, de Loren Cordain e Nell Stephenson. Se gosta de um pequeno-almoço rico, farto e quente, experimente estas papas.

2 pessoas
> ¼ chávena de nozes cruas sem sal
> ¼ de amêndoas cruas sem sal
> 2 colheres de sopa de sementes de linhaça moídas
> 1 colher de chá de pimenta-da-jamaica moída
> 3 ovos
> ¼ chávena de leite de amêndoa sem açúcar
> ½ banana esmagada
> 1 colher de sopa de manteiga de amêndoa
> 2 colheres de chá de sementes de abóbora (opcional)
> 1 mão cheia de frutos silvestres frescos

Junte as nozes, as amêndoas, as sementes de linhaça e a pimenta-da--jamaica num liquidificador e triture até obter um granulado (sem ser pó). Numa taça, bata os ovos e o leite de amêndoa até obter uma mistura espessa tipo creme. Triture a banana e a manteiga de amêndoa e junte--as ao creme, mexendo bem. Junte a mistura do granulado.

Aqueça tudo num tacho em lume brando, mexendo sempre, até que a mistura adquira a consistência desejada. Polvilhe com as sementes de abóbora, junte mais leite de amêndoa, se desejar, e sirva.

"Cereais" rápidos estaladiços

Está à procura de um cereal que vá ao encontro das orientações deste livro? Experimente esta receita. E se não apreciar nozes, poderá substituí-las pelo seu fruto seco preferido.

1 pessoa
> $^1/_4$ chávena de nozes partidas sem sal (ou outro fruto seco)
> $^1/_4$ chávena de flocos de coco
> 1 mão cheia de frutos silvestres frescos
> 2/3 chávena de leite gordo ou leite de amêndoas

Junte todos os ingredientes numa taça e desfrute.

Almoço ou jantar

Frango em limão

O frango pode ser usado em vários pratos. Eis uma receita fácil que poderá fazer para o jantar. Aproveite as sobras para o almoço do dia seguinte.

6 Pessoas
> 6 peitos de frango (sem pele e sem osso)
> 1 colher de sopa de folhas de alecrim fresco
> 2 dentes de alho picados
> 1 chalota picada
> Raspa e sumo de 1 limão
> $^1/_2$ chávena de azeite

Coloque o frango numa taça rasa onde possa ficar a marinar. Noutra taça, junte o alecrim, o alho, a chalota, a raspa e o sumo do limão. Junte o azeite devagar e vá mexendo. Deite a marinada sobre o frango, tape e coloque no frigorífico durante duas horas, ou durante a noite.

Pré-aqueça o forno a 180°C. Retire o frango da marinada e leve ao forno numa assadeira durante 25 minutos, ou até estar cozido. Sirva com uma salada ou com legumes cozidos a vapor.

Frango com vinagrete de mostarda

Esta receita é rápida e ótima para quando não se tem tempo, deste que tenha frango assado. Pode fazer o dobro da quantidade de molho para usá-lo em saladas durante a semana.

4 pessoas
> Frango biológico assado
> 350 g (3 sacos) de salada variada (à sua escolha)

Para o vinagrete de mostarda:
> 4 colheres de sopa de azeite
> 1 colher de sopa de vinagre de vinho tinto
> 2 colheres de sopa de vinho branco seco
> 1 colher de sopa de mostrada à antiga
> 1 colher de chá de mostarda de Dijon
> Sal e pimenta a gosto

Coloque todos os ingredientes do vinagrete numa taça e mexa. Tempere com sal e pimenta. Corte o frango e sirva com o vinagrete sobre as verduras.

Peixe assado em *chardonnay*

Nada poderia ser mais simples do que cozinhar o seu peixe favorito, juntando-lhe um molho rico e saboroso. Apesar de este molho ter sido pensado para juntar ao salmão, fica bem com qualquer peixe. Opte por peixe de pesca natural e tente comprar o mais fresco. Basta perguntar na peixaria qual é.

4 pessoas
> $^1/_2$ chávena de manteiga
> 1 chávena de *Chardonnay*
> 2 a 3 colheres de sopa de mostarda Dijon
> 3 colheres de sopa de alcaparras (lavadas e escorridas)
> Sumo de 1 limão
> 2 colheres de chá de endro fresco picado
> 4 filetes de salmão ou de peixe branco à escolha (com pele)

Pré-aqueça o forno a 220°C. Derreta a manteiga lentamente num tacho em lume médio, junte o *Chardonnay*, a mostarda, as alcaparras e o sumo de limão. Aumente o lume, durante cerca de 5 minutos, para retirar o álcool. Junte o endro. Coloque o peixe numa assadeira, com a parte da pele para baixo. Deite o molho sobre o peixe e deixe cozinhar durante 20 minutos, ou até ver que está pronto. Sirva de imediato com o Feijão-verde com Tempero de Alho (ver pág. 328).

Bifes em glacê balsâmico

Os bifes são também muito fáceis e rápidos de cozinhar. Só precisa de bifes de animal de pasto e de uma marinada suculenta.

2 pessoas
> 2 colheres de sopa de azeite
> 3 colheres de sopa de vinagre balsâmico
> $^1/_2$ colher de chá de sal
> $^1/_2$ colher de chá de pimenta
> 2 bifes de lombo (com cerca de 2,50 cm)
> 220 g (2 sacos) de salada

Junte o azeite, o vinagre e a pimenta numa taça. Coloque a marinada num saco de plástico com fecho, juntamente com os bifes. Deixe marinar durante 30 minutos. Prepare o grelhador e grelhe os bifes durante cerca de 1 minuto de cada lado, ou conforme a sua preferência. Vá pincelando os bifes com a marinada, à medida que vão grelhando. Pode também optar por grelhar os bifes no forno, passando-os primeiro em azeite numa frigideira, colocando-os depois no forno durante 2 minutos (ou mais, se gostar da carne bem passada). Sirva os bifes numa cama de verduras e com acompanhamento de legumes.

Entrecosto suculento

A receita que se segue foi adaptada da receita do Steve Clinton, entrecosto delicioso de vitela. Produtor de vinho e *chef*, o Steve adora criar pratos que acompanham muito bem os seus vinhos italianos *Palmina*.

6 pessoas
> 4 cebolas médias
> 3 cenouras descascadas
> 6 pés de aipo
> 3 dentes de alho
> 1 chávena de farinha de amêndoa
> 1 colher de chá de sal
> 1 colher de chá de pimenta
> 1 kg de entrecosto de vitela
> 6 colheres de sopa de azeite
> 3 colher de sopa de pasta de tomate
> 1 garrafa de vinho tinto italiano
> Raspa e sumo de 1 laranja Navelina
> 4 colheres de sopa de folhas de tomilho fresco
> $^1/_2$ chávena de salsa fresca picada

Pique a cebola grosseiramente, as cenouras, o aipo e reserve. Pique o alho e reserve. Numa taça grande, tempere a farinha de amêndoa com o sal e a pimenta. Depois, passe o entrecosto nesta mistura. Aqueça o azeite num tacho grande ou numa panela de barro em lume médio. Aloure o entrecosto e reserve. Coloque a cebola e o alho nesse tacho e deixe amolecer, cerca de 5 minutos. Volte a pôr o entrecosto no tacho. Junte o vinho, a raspa e o sumo de laranja. Tape e deixe levantar fervura, depois reduza e deixe cozinhar durante 2h30. Sirva polvilhado com salsa e com acompanhamento de "cuscuz" de couve-flor (ver pág. 329)

Carpaccio de atum *ahi* com cebola vermelha, salsa e pimenta rosa à sea salt

As sete receitas que se seguem foram criadas pelo meu grande amigo, *chef* Fabrizio Aielli, do restaurante Sea Salt, um dos meus restaurantes locais favoritos em Naples, na Florida, onde vou com frequência (www.seasaltnaples.com). O Fabrizio foi muito simpático por me deixar partilhar algumas das suas receitas. Recomendo que as experimente quando tiver visitas, e se quiser impressionar.

6 pessoas
> 680 g de bifes de atum *ahi*
> ½ cebola vermelha fatiada
> 1 molho de folhas de salsa picadas
> 1 colher de chá de pimenta rosa moída
> 4 colheres de sopa de azeite
> Sal a gosto
> 3 limões (cortados em metades)

Corte o atum em fatias de 6 mm; cada prato deve levar 3 a 5 fatias. Coloque a cebola, a salsa, a pimenta e o azeite sobre o atum e polvilhe com uma pitada de sal. Coloque uma metade do limão ao lado.

Lombo de vaca *akaushi* com couves-de-bruxelas à sea salt

Este prato agrada a todos os amantes de carne. Se tiver dificuldade em comprar carne de vaca *Akaushi* (*Akaushi* significa "vaca vermelha"), qualquer lombo com gordura serve. Esta carne é famosa pelas gorduras saudáveis e por ser muito apetitosa.

6 pessoas
> 6 chávenas de água
> 6 colheres de sopa de azeite
> 2 colheres de chá de sal; e mais sal e pimenta a gosto
> 1 kg de couves-de-bruxelas (aparadas e lavadas)
> 1 chávena de caldo de galinha
> 6 bifes de lombo de vaca *Akaushi* (com cerca de 180 g cada)
> 1 dente de alho picado
> Folhas picadas de 2 raminhos de alecrim

Para as couves-de-bruxelas:
Deixe ferver a água com 2 colheres de sopa de azeite e as duas colheres de chá de sal. Junte as couves-de-bruxelas e deixe cozinhar em lume médio alto durante 9 minutos, ou até ver que estão no ponto. Escorra. Numa frigideira, coloque 2 colheres de sopa de azeite, as couves-de--bruxelas cortadas ao meio, sal e pimenta a gosto. Deixe cozinhar em lume forte até alourar as couves-de-bruxelas. Junte o caldo de galinha e deixe cozinhar até evaporar.

<u>Para os bifes:</u>

Tempere os bifes com sal e pimenta. Coloque o azeite restante numa frigideira, em lume médio-alto, e passe os bifes até ficarem alourados de um lado (cerca de 2 minutos). Vire-os e junte o alho e o alecrim. Reduza o lume, para médio, e deixe cozinhar, virando os bifes, até ficarem do seu agrado (cerca de 3 a 6 minutos, dependendo da espessura).

Regue as couves-de-bruxelas com o molho dos bifes e sirva-as como acompanhamento.

Sardinhas assadas com tomate, rúcula e queijo de ovelha à sea salt

As sardinhas são ótimas para aumentar a sua ingestão de proteínas, ácidos-gordos ómega-3, vitamina B12 e outros nutrientes. Apesar de algumas pessoas gostarem de comer este pequeno peixe oleoso de água salgada diretamente da lata, aqui fica uma maneira fácil e rápida de as servir num prato cheio de sabor.

6 pessoas
> 18 sardinhas limpas
> 3 colheres de sopa de azeite
> Sal e pimenta a gosto
> 6 molhos de rúcula-bebé
> 4 tomates-maçã aos cubos
> Sumo de 3 limões
> 1 molho de salsa fresca picada
> 140 g de queijo de ovelha às lascas

Ligue o grelhador em potência média (se o seu grelhador tiver manípulo de potência, coloque-o a 180°C). Pincele as sardinhas com uma colher de chá de azeite e tempere com sal e pimenta. Deixe grelhar as sardinhas durante 4 minutos de cada lado. Pode também passá-las numa frigideira em lume médio-alto.

Numa taça, junte o tomate, a rúcula e o resto do azeite com sumo de limão, sal e pimenta. Divida em seis porções e coloque as sardinhas, a salsa e o queijo às lascas por cima.

Pargo vermelho de água salgada com aipo, azeitona preta, pepino, abacate e tomate *cherry* amarelo

Quando houver pargo vermelho no seu mercado, experimente esta receita. Demora menos de 20 minutos a preparar.

6 pessoas
> 2 colheres de sopa de azeite
> Sal e pimenta a gosto
> 6 filetes de pargo vermelho americano (com pele)
> 2 pés de aipo picados
> 1 chávena de azeitonas pretas sem caroço
> 1 pepino aos cubos
> 2 abacates aos cubos
> 2 chávenas de tomate *cherry* amarelo
> 1 colher de sopa de vinagre de vinho tinto
> Sumo de 2 limões

Coloque uma colher de sopa de azeite numa frigideira em lume médio-alto. Tempere os filetes com sal e pimenta e deixe alourar durante 6 minutos de cada lado. Numa taça, junte o aipo, as azeitonas, o pepino, o abacate e o tomate, vinagre de vinho tinto, o sumo de limão e o resto do azeite. Divida a salada por seis pratos e coloque o pargo por cima, com a parte da pele virada para cima.

Gaspacho de iogurte com curgete com peito de frango marinado em açafrão à sea salt

Não precisa de muito açafrão – uma especiaria extraída da flor de Crocus – para criar um prato delicioso e intenso. Este prato leva não só açafrão como curgete e coentros, o que faz dele um prato muito diferente.

6 pessoas
> 1 chávena de vinho branco
> 2 limões
> 1 pitada de açafrão
> 3 peitos de galinha (sem pele e osso)
> 6 curgetes
> 1 l de caldo de vegetais
> $1/2$ chávena de azeite
> Sumo de 1 lima
> 2 colheres de sopa de coentros picados (com os talos)
> Sal e pimento a gosto
> 1 pepino
> $1/2$ cebola Vidalia picada finamente
> 6 colheres de chá de iogurte grego natural

Junte o vinho, o sumo de 1 limão e o açafrão numa taça grande. Adicione os peitos de frango e deixe a marinar durante a noite.

Ligue o forno na opção de grelhador a temperatura média-alta (se o seu grelhador tiver manípulo de potência, coloque-o a 180°C). Coloque os peitos de frango a grelhar durante 6 minutos de cada lado, ou até estarem grelhados por dentro. Depois, corte em fatias de 6,5 milímetros (pode também optar por assar o frango no forno, deixando cozinhar durante o mesmo tempo de cada lado). Leve o frango a arrefecer ao frigorífico.

Numa misturadora, coloque a curgete, o caldo de galinha, o resto do sumo de limão, o sumo de lima e 1 colher de sopa de coentros. Triture até obter um puré. Junte sal e pimenta a gosto. Deite a sopa numa taça grande e junte o pepino, a cebola e o tomate. Deixe arrefecer 1 ou 2 horas. Quando estiver pronto a servir, divida a sopa em seis porções e coloque uma colher de chá de iogurte no cimo de cada uma delas. Junte fatias de frango a cada uma delas. Tempere com sal e pimenta e decore com os coentros restantes.

Minestrone líquida à sea salt

Quando se pensa em *minestrone*, pensamos em sopa de legumes. Esta versão substitui a massa ou o arroz por vegetais... e é mais saborosa.

4 a 6 pessoas
> 3 colheres de sopa de azeite
> 3 pés de aipo picados
> 1 cebola picada
> 2 chávenas de brócolos aos pedaços
> 2 chávenas de couve-flor partida
> 1 chávena de espargos aos pedaços
> 3 curgetes de tamanho médio aos pedaços
> 1 colher de chá de tomilho seco
> 450 g de raiz de aipo, descascada e aos cubos de 1,2 cm
> 3 chávenas de couve forrageira (sem talos)
> 3 chávenas de acelgas (sem talos)
> 2 folhas de louro
> $1/2$ colher de chá de salva seca
> 1 $1/2$ colher de chá de sal
> $1/2$ colher de chá de pimenta preta moída na hora
> 2 l de caldo de galinha caseiro
> 5 chávenas de espinafres (sem talos)
> 6 colheres de sopa de iogurte grego natural

Coloque o azeite num tacho grande em lume médio-alto. Junte o aipo, a cebola, os brócolos, a couve-flor, os espargos, a curgete e o tomilho. Cozinhe os vegetais até a cebola ficar translúcida. Junte o aipo, a couve, as acelgas, as folhas de louro, a salva seca, o sal e a pimenta preta e deixe cozinhar durante 4 minutos. Junte o caldo de galinha. Deixe levantar fervura e depois reduza para lume médio. Deixe cozinhar durante 25 a 30 minutos, ou até que os vegetais estejam cozidos. Reserve a sopa durante 10 minutos. Junte os espinafres e mexa. Retire as folhas de louro. Reduza a sopa a puré com o triturador.

Decore cada uma das doses com o iogurte grego.

Sopa de couve-roxa e tomate à sea salt

Tanto no pico do inverno como a meio do verão, esta é uma sopa simples e refrescante que leva ingredientes que temos sempre à mão. Serve perfeitamente como entrada e substitui uma salada.

6 pessoas
> ¹/₂ chávena de azeite
> 1 cebola Vidalia picada
> 2 pés de aipo picados
> 2 colheres de sopa de alho picado
> 2 latas (800 g) de polpa de tomate *San Marzano*
> 1 couve-roxa aos pedaços
> 10 folhas de manjericão
> 1 ¹/₂ l de caldo de galinha
> 1 ¹/₂ l de caldo de vegetais
> Sal e pimenta a gosto

Coloque metade do azeite numa panela grande em lume médio-alto e cozinhe a cebola, o aipo e o alho até ficarem alourados (cerca de 5 minutos). Junte a polpa de tomate, a couve-roxa, metade das folhas de manjericão, o caldo de galinha e o caldo de vegetais e deixe levantar fervura. Reduza o lume e deixe cozinhar até fervilhar durante 25 a 30 minutos. Junte o resto do azeite, tempere com sal e pimenta e deixe a sopa repousar durante 10 minutos. Triture a sopa e sirva.

Salmão rápido com cogumelos

Nada pode ser mais fácil do que fritar filetes de salmão frescos e juntar-lhes o sabor dos cogumelos, das ervas aromáticas, especiarias e uma mistura de azeite e óleo de sésamo. Esta receita demora apenas alguns minutos a preparar.

4 pessoas
> 4 colheres de sopa de azeite
> 3 dentes de alho esmagados
> 3 chalotas em fatias finas
> 1 colher de chá de gengibre seco ou fresco
> 4 filetes de salmão (sem pele)
> 1 colher de sopa de óleo de sésamo
> 2 chávenas de cogumelos frescos
> 1/2 chávena de coentros picados

Coloque 2 colheres de sopa de azeite numa frigideira em lume médio, juntando depois o alho, as chalotas e o gengibre. Deixe cozinhar até ficarem estaladiças (cerca de 1 minuto). Junte os filetes de salmão e deixe cozinhar (cerca de 3 minutos de cada lado). Retire os filetes e coloque de lado. Limpe a frigideira com papel de cozinha. Aqueça o resto do azeite e do óleo de sésamo em lume médio. Junte os cogumelos e deixe cozinhar durante cerca de 3 minutos, mexendo sempre. Deite os cogumelos sobre o salmão e ornamente com os coentros. Sirva com o acompanhamento de Vegetais da Época Assados (ver pág. 327)

Borrego à grega com limão

Sempre que as costeletas de borrego estiverem a preço acessível, compre algumas. Vão servir para fazer entradas deliciosas e elegantes que não demoram a preparar nem a cozinhar. Basta fazer uma marinada como esta.

4 pessoas

Para a marinada:

> 2 dentes de alho picados
> 2 colheres de sopa de azeite
> 1 colher de chá de orégãos secos
> Folhas de 2 raminhos de tomilho fresco
> 1 colher de sopa de sumo de limão
> Sal e pimenta a gosto

Para o borrego:

> 12 costeletas de borrego
> 1 limão aos quartos

Junte e mexa todos os ingredientes da marinada numa taça. Junte as costeletas de borrego à marinada, tape e coloque no frigorífico durante 1 hora. Aqueça o forno na função grelhador e deixe grelhar as costeletas durante 1 a 2 minutos de cada lado. (Pode também assar as costeletas, com o forno a 200°C, durante cerca de 10 minutos, ou até ficarem a seu gosto). Sirva o borrego com os quartos de limão, para que possa ser espremido, os vegetais e o "Cuscuz" de Couve-flor (ver pág. 329).

Frango assado rapidíssimo

Gosto de ter sempre frangos pequenos inteiros, no congelador, e de fazer esta receita sempre que tenho amigos para jantar, ou quando tenho muitas sobras para o almoço do dia seguinte. Se for o seu caso, retire o frango do congelador e deixe descongelar de um dia para o outro no frigorífico, ou durante algumas horas no lava-loiça.

6 pessoas
> 1 frango biológico de 1,5 kg – 2 kg
> 1 limão às fatias
> 5 dentes de alho sem casca
> 7 raminhos de tomilho fresco
> 4 colheres de sopa de azeite
> Sal e pimenta a gosto

Pré-aqueça o forno a 200°C. Com a tesoura de cozinha ou com a faca, corte o frango ao meio, pela espinha. Abra o frango e pressione com força o peito do frango para espalmá-lo. Coloque o frango com a parte da pele para cima numa assadeira. Junte as fatias de limão, os dentes de alho, o tomilho e 2 colheres de sopa de azeite numa taça. Pincele o frango com o resto do azeite e tempere com sal e pimenta. Deite as fatias de limão, o tomilho e o alho sobre o frango e deixe assar durante 45 a 55 minutos, até ficar bem cozinhado. Sirva com acompanhamento de verduras e o prato de Vegetais da Época Assados (ver pág. 327)
Nota: pode substituir o tomilho por orégãos ou estragão.

Peixe em endro e limão

Um pouco de funcho, limão e mostrada de Dijon são suficiente para fazer sobressair o melhor do peixe fresco. Pode fazer esta receita com qualquer tipo de peixe branco.

>> 4 pessoas

> Folhas picadas de 1 ramo de endro fresco

> 2 colher de sopa de mostarda de Dijon

> Sumo de 1 limão

> 1 colher de sopa de azeite

> Sal e pimenta a gosto

> 4 filetes de peixe branco, pode ser halibute ou bacalhau negro (450 g no total), com pele

Pré-aqueça o forno a 200°C. Triture todos os ingredientes, exceto o peixe, até obter um creme.

Coloque os filetes numa assadeira, com a pele para baixo, e regue com o molho de funcho. Deixe assar até estar bem cozinhado, durante cerca de 15 minutos.

Sirva com o "Cuscuz" de Couve-flor (ver pág. 329) e Espinafres Salteados em Alho (ver pág. 330)

Nota: o endro pode ser substituído por salsa. Pode também utilizar a Pasta de Funcho (ver pág. 335) ou o Pesto de Pecorino (ver pág. 336)

Sopa de brócolos com creme de caju

Quando o dia pede uma sopa quente ao almoço ou ao jantar, para acompanhar a entrada, eis uma receita que pode preparar com antecedência e guardar no frigorífico para aquecer quando lhe der jeito. Pode também servir de lanche, caso a sua tarde se prolongue e o jantar seja mais tarde.

4 a 6 pessoas
> 3 colheres de sopa de azeite
> 1 cebola grande picada
> 3 chalotas picadas
> 1 dente de alho picado
> 1 l de caldo de galinha biológica
> 6 chávenas de flores de brócolos picados
> Sal e pimenta a gosto
> 4 colheres de chá de folhas de tomilho fresco
> 1 chávena de leite de coco
> 1 mão cheia de sementes de abóbora para decorar

Para o creme de caju:
> $^3/_4$ de chávena de cajus crus sem sal
> $^3/_4$ de chávena de água
> Sal a gosto

Coloque o azeite numa panela de sopa grande, em lume médio. Junte a cebola, a chalota e o alho e deixe cozinhar até ficarem translúcidos, cerca de 4 minutos. Junte o caldo, os brócolos, o sal e a pimenta. Deixe levantar fervura e, depois, baixe o lume, deixando cozinhar durante cerca de 10 minutos, até os brócolos estarem cozidos.

Retire do lume e triture a sopa com o tomilho até ficar cremosa. Junte o leite de coco. Deixe cozinhar em lume médio.

Reduza os ingredientes do creme de caju, apure, sirva a sopa com um pouco do creme de caju por cima e, caso deseje, algumas sementes de abóbora.

Saladas

Salada de ervas do jardim com vinagrete balsâmico

Esta salada tornou-se um prato básico da minha alimentação. Pode ser servida como acompanhamento ou como entrada ao almoço ou ao jantar, se lhe juntar mais proteína (por exemplo: frango, peixe ou carne de vaca). Como faço esta salada mais do que uma vez durante a semana, por norma, tenho sempre molho feito, que guardo num recipiente hermético no frigorífico.

6 pessoas

Para a salada:

> 4 chávenas de verduras-bebé variadas

> 1 chávena de salsa italiana fresca

> $^{1}/_{2}$ de cebolinho picado

> $^{1}/_{2}$ chávena de ervas frescas variadas picadas

(ex.: agrião de jardim, coentros, estragão, salva ou hortelã)

> $^{1}/_{2}$ chávena de nozes cruas picadas

Para o vinagrete balsâmico:

(cerca de 1 chávena)

> $1/2$ chávena de vinagre balsâmico

> 2-3 dentes de alho picados

> $1/2$ chalota picada

> 1 colher de sopa de mostarda de Dijon

> 1 colher de sopa de alecrim (fresco ou seco)

> Sumo de 1 limão

> 1 colher de chá de sal

> 1 colher de chá de pimenta

> $1/2$ chávena de azeite

Junte os ingredientes da salada numa saladeira. Junte e mexa os ingredientes do vinagrete, exceto o azeite, deitando-o lentamente para emulsificar. Junte $1/2$ chávena do vinagrete balsâmico à salada, mexa e sirva.

Salada *niçoise*

Esta receita é baseada na salada tradicional de Nice, França, chamada *Niçoise*, só que não leva batata e podemos servi-la com qualquer tipo de peixe. Apesar de demorar um pouco mais a fazer, uma vez que se pode preparar os ovos e o peixe previamente, acaba por ser rápida e simples.

6 pessoas

Para a salada:

> 4 tomates maduros aos cubos
> 1 pimento verde (sem sementes e picado)
> 3 cebolinhos fatiados finamente
> 3 chávenas de rúcula ou vegetais variados
> 3 ovos cozidos às fatias
> 170 g de peixe cozinhado (ex.: *mahimahi*, salmão ou bacalhau negro)
> 12 filetes de anchovas (escorridos)
> $^1/_2$ de azeitonas pretas
> $^3/_4$ chávena de feijão-verde cozido (aparado)
> 10 folhas de manjericão
> 1 pepino pequeno (sem pele) aos cubos

Para o vinagrete:

> 1 colher de chá de mostarda de Dijon
> 2 colheres de chá de vinagre de vinho tinto
> 6 colheres de chá de azeite
> Sal e pimenta a gosto

Junte os ingredientes da salada numa saladeira. Numa taça pequena, junte os ingredientes do vinagrete. Deite o molho na salada, mexa e sirva.

Salada mista com óleo de noz torrada

Qualquer salada pode ser esta, basta usar este tempero, que realça o forte paladar das nozes. Apesar de sugerir queijo de cabra para esta salada, pode optar por qualquer outro tipo de queijo fácil de partir aos pedaços, como o feta ou parmesão.

2 pessoas

Para a salada:

> 1 ½ a 2 sacos de salada variada pré-lavada
(ex.: misto de saladas, misto de vegetais ou espinafres-bebé)
> 4 colheres de sopa de queijo de cabra aos pedaços
> ½ chávena de nozes torradas, sem sal e picadas
> 2 colheres de sopa de mirtilos ou mirtilos-vermelhos secos

Para o tempero:

> 2 colheres de sopa de óleo de noz
> 1 colher de vinagre balsâmico ou de vinho tinto
> ½ colher de chá de mostarda
> Sal e pimenta a gosto

Coloque as verduras numa saladeira e polvilhe com o queijo de cabra, as nozes e os frutos vermelhos secos. Numa taça, junte os ingredientes do tempero até ficarem bem misturados. Deite o molho sobre a salada, mexa e sirva.

Rúcula com limão e queijo parmesão *reggiano*

Esta salada tem ingredientes muito básicos, mas é muito saborosa graças à rúcula e ao seu sabor apimentado, ao picante do queijo e ao azeite tão rico. Gosto de a fazer para acompanhar qualquer prato de inspiração italiana.

2 pessoas
> 4 chávenas de rúcula-bebé
> ½ chávena de sementes de girassol cruas e sem sal
> 1 a 10 tiras de queijo parmesão *reggiano*
> Sumo de 1 limão
> 6 colheres de sopa de azeite
> Sal e pimenta a gosto

Junte a rúcula, as sementes de girassol, o queijo e o sumo de limão numa saladeira. Regue com azeite, mexa e tempere com sal e pimenta, a gosto, e sirva.

Salada de repolho com queijo feta, pimento assado, azeitona preta, alcachofra e tempero de leitelho à sea salt

Quando vou almoçar ao Sea Salt já sabem que costumo pedir esta salada. Serve de acompanhamento para qualquer entrada.

6 pessoas
> 2 molhos de repolho (sem talos e grosseiramente picados)
> 300 g de queijo feta (desfeito)
> 3 pimentos assados às fatias
> 1 chávena de azeitonas pretas (sem caroços e partidas ao meio)
> 12 alcachofras marinadas (partidas ao meio)
> 1 chávena de leitelho
> 1/2 chávena de azeite
> 1 colher de sopa de vinagre de vinho tinto
> Sal e pimenta a gosto

Junte o repolho, o queijo feta, os pimentos, as azeitonas e as alcacho-fras numa taça. Noutra taça, mexa o leitelho, o azeite e o vinagre de vinho tinto. Deite este tempero sobre a salada e tempere com sal e pimenta.

Acompanhamentos

Vegetais da época assados

4 a 6 pessoas

> 1 kg de vegetais da época (ex.: espargos, couves-de-bruxelas, pimentos, curgetes, beringelas, cebola)

> 1/3 chávena de azeite

> Sal e pimenta a gosto

> 1/3 chávena de ervas aromáticas frescas picadas (ex.: alecrim, orégãos, salsa, tomilho; opcional)

> Vinagre balsâmico envelhecido

Pré-aqueça o forno a 220°C. Corte qualquer um dos vegetais aos pedaços. Espalhe os vegetais numa assadeira forrada com papel de alumínio. Deite o azeite sobre os vegetais e mexa-os com as mãos para que fiquem bem envolvidos no azeite. Tempere com o sal, a pimenta e as ervas. Deixe os vegetais assarem durante 35 a 40 minutos, mexendo de 10 em 10 minutos, ou até estarem cozinhados e castanhos. Antes de servir, deite o vinagre balsâmico.

Feijão-verde com tempero de alho

Qualquer vegetal pode ser temperado com alho e ervas aromáticas.

4 a 6 pessoas

Para o tempero:

> 2 colheres de sopa de azeite
> 1 colher de sopa de sumo de limão
> 1 colher de chá de mostarda de Dijon
> 2 dentes de alho picados
> $^{1}/_{2}$ colher de chá de raspa de limão
> Sal e pimento a gosto
> 1 kg de feijão-verde aparado
> $^{1}/_{2}$ chávena de amêndoas cruas, sem sal e picadas
> 1 colher de sopa de tomilho fresco

Misture todos os ingredientes do tempero numa taça e reserve.

Coza o feijão-verde em água a ferver, com sal, durante 4 minutos, até ficar crocante e macio. Escorra.

Sirva o feijão-verde com as amêndoas e o tomilho com o tempero numa saladeira.

"Cuscuz" de couve-flor

Para substituir amiláceos, como a batata, o arroz ou o cuscuz tradicional, experimente fazer este prato à base de couve-flor.

2 pessoas
> 1 cabeça de couve-flor
> 2 colheres de sopa de azeite
> 2 dentes de alho bem picados
> $^1/_4$ chávena de pinhões torrados
> $^1/_2$ chávena de salsa fresca picada

Triture a couve-flor até ficar em pequenos grãos, ou rale-a com o ralador do queijo (com a parte dos furos maiores), até a reduzir ao caule (que deve deitar fora).

Aqueça o azeite numa frigideira grande em lume médio. Junte a couve-flor, o alho, os pinhões, a salsa e salteie, mexendo até a couve-flor começar a alourar.

Nota: para dar mais sabor, enquanto cozinha a couve-flor pode juntar azeitonas picadas, ou $^1/_4$ chávena de parmesão ralado.

Espinafres salteados em alho

Quase todos os vegetais salteados em alho e azeite são delicio-sos. Esta receita é com espinafres, mas pode experimentá-la com qualquer outro vegetal.

2 pessoas
> 4 colheres de sopa de azeite
> 2 sacos de espinafres-bebé pré-lavados
> 6 dentes de alho em fatias finas
> 1 limão
> 1 a 2 colheres de chá de pimentos vermelhos aos flocos
> Sal e pimento a gosto

Coloque o azeite numa frigideira grande em lume alto e deixe aquecer quase até começar a deitar fumo. Junte os espinafres e cozinhe durante 1 a 2 minutos. Os espinafres começam a murchar ligeiramente. Junte o alho e deixe cozinhar mais 1 minuto, mexendo sempre. Retire do lume. Esprema o limão em cima dos espinafres e junte os pedaços de pimento, o sal e a pimenta. Mexa bem e sirva.

Pastas

Guacamole

Vai encontrar muitas receitas de *guacamole* que seguem as linhas do *Grain Brain*, por isso, experimente-as. A receita que se segue foi adaptada da receita do Alton Brown, publicada no www.foodnetwork.com. Adoro o facto de ele utilizar especiarias para dar um sabor extra às receitas. Tal como acontece com todas as outras pastas desta secção, pode guardá-la no frigorífico, num recipiente hermético, durante uma semana. Pode usá-la ao lanche com verduras cruas aos pedaços, como pimentos, aipo, rabanetes, ou pode ainda juntá-la a qualquer prato que considere adequado para lhe dar mais sabor.

4 pessoas
> 2 abacates maduros sem caroço (variedade verde-escura)
> Sumo de 1 limão
> 1 colher de chá de sal
> $1/4$ colher de chá de cominhos moídos
> $1/4$ colher de chá de pimenta-caiena
> $1/2$ cebola vermelha pequena aos cubos
> $1/2$ de pimento *jalapeño* sem sementes e picado
> 2 tomates médios maduros aos cubos
> 1 colher de sopa de coentros frescos picados
> 1 dente de alho picado

Numa taça grande, esmague o abacate com o sumo de limão. Junte o sal, os cominhos e a pimenta-caiena. Junte depois a cebola, o *jalapeño*, o tomate, os coentros e o alho. Deixe ficar à temperatura ambiente durante 1 hora e sirva.

Pasta de abacate e *tahini*

Aqui está outra pasta que se encaixa entre o *guacamole* e o *hummus*. Experimente com vegetais crus ou cubos de frango cozinhados.

Quantidade: cerca de 1 ½ chávena
> 1 saco (120 g) de rúcula pré-lavada
> 1 colher de sopa de azeite
> 1 abacate maduro sem caroço (variedade verde-escura)
> 1/3 chávena de *tahini*
> Sumo de 1 limão
> ½ colher de chá de cominhos moídos
> 2 colheres de sopa de salsa fresca picada ou coentros

Cozinhe a rúcula em azeite, numa frigideira grande ou num tacho, em lume médio-alto, até ficar mole. Depois, triture a rúcula com os outros ingredientes, até obter um creme. Junte ¼ de chávena de água ou mais, até obter uma consistência média. Sirva de imediato ou guarde no frigorífico, até 2 dias.

Pasta de caju cremosa

Os cajus são muito saborosos. Além de poder servir esta receita como pasta para molhar verduras cruas, pode também usá-la para dar um toque a sopas ou pratos de frango.

Quantidade: 1 chávena
> ½ chávena de cajus crus e sem sal
> 2 colheres de chá de pasta de soja
> ¼ de chávena de sumo de limão espremido na hora
> ¼ colher de chá de noz-moscada moída
> 1 chávena de água
> Sal a gosto

Reduza os cajus a puré num triturador, juntamente com a pasta de soja, o sumo de limão, a noz-moscada e ½ chávena de água até obter um creme. Ainda com o triturador a trabalhar, vá juntando o resto da água lentamente até obter a textura das natas. Se desejar uma consistência mais líquida, junte mais água. Tempere com sal, a gosto. Guarde num recipiente hermético no frigorífico, até 4 dias.

Hummus

O *Hummus* é uma das pastas mais versáteis e pode ser usada de várias maneiras. É uma delícia para "molhar" vegetais ao lanche, e pode ser servido com imensos pratos de carne.

4 pessoas
> 1 lata de 450 g de grão-de-bico
> 4 colheres de sopa de sumo de limão (espremido na hora)
> 1 $\frac{1}{2}$ colher de sopa de *tahini*
> 2 dentes de alho
> 2 colheres de sopa de azeite (e mais algum para servir)
> $\frac{1}{2}$ colher de sal
> $\frac{1}{2}$ chávena de salsa fresca picada

Escorra o grão-de-bico, mas deixe $\frac{1}{4}$ de chávena do líquido da lata. Triture o grão-de-bico, o sumo de limão, o *tahini*, o alho, as 2 colheres de sopa de azeite e o sal. Junte o líquido da lata e triture até obter uma textura cremosa. Coloque o *hummus* numa taça e regue com um fio de azeite. Decore com a salsa e sirva.

Toppings

Sugiro aqui mais três *toppings* com que pode brincar na cozinha. Se os preparar com antecedência, guarde-os no frigorífico, em recipientes herméticos, até 1 semana.

Pasta de funcho

Quando estiver sem ideias para fazer peixe, experimente esta pasta em qualquer peixe que queira assar ou grelhar.

Quantidade: cerca de $1/2$ chávena

> 1 $1/2$ chávena de folhas de funcho fresco (cerca de 3 molhos)
> $1/2$ chávena de folhas de salsa fresca (cerca de 1 raminho)
> 2 dentes de alho
> 3 colheres de sopa de azeite
> 2 colheres de sopa de mostarda de Dijon
> 1 colher de sopa de sumo de limão
> Sal e pimenta a gosto

Triture todos os ingredientes até obter uma textura cremosa. Espalhe no peixe antes de o assar ou grelhar.

Pesto de pecorino

Eis outra pasta saborosa para usar com peixe.

Quantidade: cerca de ¹/₂ chávena

> 1/3 chávena de amêndoas cruas ou pinhões
> 2 dentes de alho
> 2 chávenas de folhas de manjericão fresco
> 1/3 de queijo *Pecorino* ralado
> Sal e pimenta a gosto
> 1/3 chávena de azeite

Triture todos os ingredientes, exceto o azeite que deve ser adicionado lentamente em fio; o *pesto* deve ficar suculento, cremoso com textura de pasta.

Sofrito

O *Sofrito* é um molho à base de tomate muito utilizado na cozinha latina. É incrivelmente versátil e pode ser servido com frango assado, guisados e ovos mexidos, bem como com peixe assado ou grelhado.

Quantidade: 3 a 4 chávenas
> 2 colheres de sopa de azeite
> 1 cebola média bem picada
> 1 pimento verde sem sementes e bem picado
> 2 dentes de alho picados
> 1 lata (800 g) de polpa de tomate
> Folhas picadas de um molho de coentros
> 1 colher de chá de paprica
> Sal e pimenta a gosto

Aqueça o óleo numa frigideira em lume médio. Salteie a cebola. Junte o pimento verde e deixe cozinhar durante 5 minutos, mexendo. Junte o alho e salteie durante mais 1 minuto. Junte a polpa de tomate, os coentros e a paprica e mexa bem. Continue a cozinhar durante mais 10 a 15 minutos. Tempere com sal e pimenta a gosto.

Sobremesas

Trufas de chocolate

São fantásticas para sobremesa, ou para servir na próxima festa que fizer. Se possível, opte por uma boa qualidade de chocolate. Experimente de diferentes sabores, conforme lhe apetecer.

30 a 40 trufas
> 1/2 chávena de natas batidas
> 1 colher de chá de aroma de amêndoa, laranja, baunilha ou avelã
> 225 g de chocolate de culinária (com pelo menos 70% de cacau) partido em pedaços pequenos
> Cacau em pó ou frutos secos partidos para servir de *topping*

Coloque as natas num tachinho e deixe levantar fervura. Junte o aroma que escolheu e, depois, deite a mistura sobre o chocolate numa taça à parte. Aguarde uns minutos até o chocolate derreter e obter uma textura cremosa. Deixe arrefecer e depois coloque no frigorífico durante 2 horas. Faça pequenas bolas de 2,5 cm com uma colher de chá, dando-lhes forma rapidamente com as mãos. Coloque as bolas num tabuleiro de ir ao forno forrado com papel vegetal. Deixe no frigorífico durante a noite.
Passe as bolas pelo cacau em pó, ou pelos frutos secos picados. Pode guardar as trufas num recipiente hermético, no frigorífico, até 1 semana.

Mousse de chocolate e coco

Anda à procura de uma receita rápida? Tenha sempre uma lata de leite de coco no frigorífico para poder usar quando lhe apetecer cometer um pequeno pecado.

2 pessoas
> 1 lata de leite de coco gordo
> 3 colheres de sopa de cacau em pó
> 1 a 2 colheres de chá de estévia (2 se desejar mais doce)
> Opção: Coco ralado, manteiga de amêndoa, canela

Coloque a lata de leite de coco, ainda por abrir, no frigorífico durante algumas horas ou de um dia para o outro.

Deite o leite, entretanto solidificado, numa taça e bata com a batedeira elétrica (não deve liquidificar). Junte o cacau em pó e a estévia e continue a bater até obter um creme fofo e leve. Decore com o coco ralado, com a manteiga de amêndoa ou com a canela e sirva.

EPÍLOGO
As Verdades Hipnotizantes

No século XVIII, um médico alemão que estudou em Viena abriu um consultório para prosseguir um dos seus interesses, especificamente no chamado magnetismo animal, que evoluiu para um método de tratamento por hipnotismo. Este método acabou por ser denominado *mesmerismo*, por causa do nome deste médico: Franz Anton Mesmer. O Dr. Mesmer afirmava que conseguia curar problemas do sistema nervoso com o magnetismo. Segundo ele, o equilíbrio adequado de um "fluido delicado" contribuía para a saúde do organismo. Este fluido delicado era também o responsável pelo calor, pela luz e pela gravidade, e flutuava pelo universo. O Dr. Mesmer criou o magnetismo animal ao estudar os polos magnéticos do corpo que, pensava ele, contribuíam para direcionar o tal fluido. Segundo a sua teoria, os pólos tinham de estar alinhados adequadamente para funcionar e manter a corrente certa, tranquila e harmoniosa do fluido. Se este fluido não estivesse equilibrado, as pessoas podiam desenvolver "problemas nervosos" e teriam de ser *mesmerizados* para realinhar os polos e reequilibrar o fluido.

O Dr. Mesmer não demorou muito tempo a conseguir publicidade e notoriedade. Conseguiu suscitar a curiosidade de muitas pessoas – com estudos, e sem estudos. A comunidade médica e científica tinha receio do Dr. Mesmer; o Governo receava a subversão das suas teorias entre um grupo que cada vez crescia mais. Em 1777, foi expulso de Viena e foi para Paris, onde recomeçou.

Em 1780, tinha já novos discípulos e abriu consultórios em Paris. Os seus seguidores *mesmerizavam* as pessoas, defendendo que conseguiam localizar os seus polos e controlar os seus fluidos. É possível imaginar uma cena de um cientista louco que braceja em defesa dos seus poderes, utilizando o poder do seu toque nas pessoas infelizes que sofriam de "perturbações nervosas", como se lhes retirasse os demónios. A popularidade do Dr. Mesmer tornou-se em parte um mistério, em parte uma moda. Estava na moda ser tratado pelo Dr. Mesmer ou pelos seus "mesmeristas". O aparato era elaborado e incluía tubos mesméricos, garrafas de água mesmerizada e barras de ferro que transportavam o tal fluido subtil. Estes tratamentos mesméricos eram efetuados em áreas isoladas, daí todo o mistério e a notoriedade que se instalaram.

O Dr. Mesmer também não conseguir ficar muito tempo em Paris. Deu-se início a investigações. Uma comissão governamental que incluía nomes como Antoine-Laurent Lavoisier e Benjamin Franklin inspecionaram a clínica privada do médico. Em 1785, Mesmer deixou Paris e foi para Londres, depois para a Áustria, Itália, Suiça e, por fim, para a Alemanha, para uma aldeia perto da sua terra natal onde morreu, em 1815. Procurou ser reconhecido pelas suas terapias em todos os lugares por onde tinha estado.

Hoje em dia, reconhece-se que Mesmer tratava, de facto, doenças psicossomáticas e que lucrava com a credibilidade que conquistava das pessoas. As suas teorias e práticas parecem ridículas, se olharmos para trás. Mas, na verdade, a história de Mesmer não é muito diferente de muitas que por aí andam. Não é assim tão ridículo, se pensarmos que as pessoas se deixam levar por produtos, tratamentos e curas que são publicitados de forma brilhante. Não há dia em que não se oiçam novidades relativas à saúde. Somos bombardeados por mensagens acerca da nossa saúde – más, boas e contraditórias. Somos literalmente mesmerizados por estas mensagens. Até o consumidor mais astuto, com estudos e mais cético se deixa mesmerizar. É difícil separar a verdade da ficção e saber diferenciar o que é saudável e prejudicial, quando a informação e as recomendações vêm de "especialistas".

Se tiver em conta alguns dos conselhos partilhados por estes chamados "especialistas", no século passado, verá rapidamente que as coisas nem sempre são o que parecem. É muito frequente assistir a reviravoltas quando se trata de validar um determinado facto, afirmação ou prática. As sangrias eram ainda comuns no final do século XIX. Dantes pensava-se que os ovos eram um desastre e a margarina um produto mágico, mas hoje em dia sabe-se que os ovos estão entre os alimentos mais nutritivos e que a margarina contém gorduras *trans* que podem levar à morte. Em meados do século XX, ainda havia médicos a fazer publicidade a marcas de tabaco, e, depois, ainda começaram a dizer que os leites para lactentes eram melhores do que o leite materno. E é difícil acreditar, mas há muito pouco tempo dizia-se que a alimentação não influenciava em nada as doenças. Sabemos que é precisamente ao contrário.

Quando imagino o mundo daqui a cinquenta anos, pergunto-me quais das afirmações fictícias que aceitamos hoje em dia já terão sido eliminadas da sociedade. Interrogo-me também se terei influenciado a perspetiva das pessoas em relação aos hidratos de carbono, gorduras e colesterol, dado o trabalho que tenho realizado. Hoje em dia existem, de facto, forças poderosas por detrás das nossas perspetivas. Basta entrar num supermercado e encontramos dezenas de razões para comer isto ou aquilo – muitas delas que perpetuam factos falsos e promessas falsas. Isto acontece especialmente com os produtos que têm o rótulo de integrais "saudáveis", baixo teor de gordura ou sem colesterol. Além de vos dizer que estes produtos contribuem para uma vida mais longa e mais energética, não sei como, os produtores alimentares ainda os associam a um menor risco de cancro, doença cardíaca, diabetes e obesidade. Mas a verdade é do seu conhecimento.

Estamos a viver momentos entusiasmantes na Medicina; temos finalmente à disposição a tecnologia que nos ajuda a diagnosticar, tratar e curar muitas das doenças que há alguns anos apenas nos encurtavam a vida. Contudo, vivemos numa era em que o número de pessoas que morrem por doenças crónicas é o dobro das que morrem por doenças infeciosas (incluindo o HIV, a SIDA, a tuberculose e a malária), acidentes natais e perinatais e várias insuficiências nutricionais.[1] É do conhecimento de todos que o nosso sistema de saúde precisa de ser melhorado. Os custos com a saúde são exorbitantes. Gastamos quase 20 por cento do nosso produto interno bruto em cuidados de saúde e os prémios dos seguros de saúde continuam a ser cada vez maiores para a média das famílias, custando mais de 15 mil dólares por ano. Apesar de estarmos no topo do *ranking* em gastos com os cuidados de saúde, estamos cotados em trigésimo sétimo em termos de desempenho do sistema de saúde, segundo a Organização Mundial de Saúde[2], e em vigésimo segundo em termos de esperança de vida entre os trinta países desenvolvidos.

O que poderá salvar o nosso sistema e as gerações futuras? Não podemos esperar que o nosso sistema de saúde tão complicado melhore sozinho, tal como não podemos esperar que isso aconteça tão depressa como gostaríamos. Também não podemos depender dos medicamentos para nos mantermos vivos e bem de saúde. Em muitos casos, tal como descrevi neste livro, os medicamentos empurram-nos para sítios que não são aqueles onde queremos estar. Temos de começar a fazer pequenas alterações aos nossos hábitos diários, individualmente, que nos trarão enormes benefícios para a nossa saúde, hoje e no futuro.

Embora haja pessoas que consideram que a vida se resume a um coração a bater (afinal de contas, é o que se valoriza nas primeiras semanas de vida), na verdade, é o cérebro que assume o papel principal. O coração não bateria sem o cérebro. E é o nosso cérebro que nos permite experienciar o mundo a todos os níveis, sentir prazer e dor, amar e aprender, tomar decisões e viver a vida do modo que vale a pena viver!

Até enfrentarmos uma doença que nos afete o funcionamento do cérebro, tendemos a pensar que as nossas faculdades mentais estão garantidas. Assumimos que o nosso cérebro vai connosco até onde nós formos. Mas, e se isso não acontecer? E se pudermos garantir o valor e o poder do nosso cérebro apenas com as recomendações nutritivas que descrevo? Todos nós valorizamos a liberdade de expressão, o direito à privacidade e o direito de voto, entre outras coisas. São fundamentais para a nossa vida. Mas, e então o direito a uma vida mais longa, livre de declínio cognitivo e doenças mentais? Pode consegui-lo a partir de agora. Espero que lute por isso.

AGRADECIMENTOS

Tal como qualquer pessoa que já tenha escrito um livro sabe, é preciso um exército de pessoas criativas, inteligentes e incansáveis para o efeito. E quando se pensa que o acabámos, é necessário outra tropa de pessoas igualmente brilhantes, para passar para o papel tudo o que um leitor, como você, pode absorver desde a primeira página.

Se tudo fosse como eu gostaria, enumerava aqui todas as pessoas que contribuíram para os meus raciocínios e me apoiaram ao longo da vida e da minha carreira. Mas isso significava nomear centenas de pessoas em muitas páginas, por isso, vou ser breve e incisivo. Estou em dívida para com os meus colegas investigadores que se têm esforçado por perceber os mistérios do cérebro e do organismo humano. Estou também eternamente agradecido aos meus doentes, com quem aprendo todos os dias e me proporcionam conhecimentos que não encontraria em nenhum outro lado. Este livro é tanto vosso como meu.

Agradeço à minha amiga e agente, Bonnie Solow. Foi o teu reconhecimento da importância desta mensagem que catalisou todo o processo. Mas, mais do que qualquer outra coisa, estou muito contente por este projeto nos ter tornado amigos. Agradeço a tua liderança graciosa e a atenção que dispensas ao pormenor. Sei que foste além do teu dever – auxiliaste-me, orientaste-me e fizeste com que este livro chegasse a todos.

Kristin Lober: embora os conteúdos deste livro representem a minha investigação e a minha experiência profissional, só com a tua veia artística foi possível veicular agora a nossa mensagem.

Agradeço à equipa incansável da Little, Brown que viu o sucesso deste livro logo na primeira reunião. Um obrigado especial à Tracy Behar, a minha editora, quem tem o dom especial e inigualável de se certificar de que a mensagem é clara, sucinta e prática. O génio editorial que possui fez deste livro, um livro muito melhor. O meu obrigado também ao Michael Pietsch, à Reagan Arthur, à Theresa Giacopasi, à Nicole Dewey, à Heather Fain, à Miriam Parker e à Gabrielle Gantz. Foi um prazer trabalhar com uma equipa tão dedicada e profissional.

A equipa da direção da Proton Enterprises fez e continua a fazer um trabalho incrível na gestão de todos os elementos envolvidos no *Grain Brain*. Agradeço ao James Murphy, ao John D'Orazio e ao Andrew Luer.

Todos os dias, a minha equipa incrivelmente dedicada, do Centro de Saúde Perlmutter, empenha-se de alma e coração, apoiando a minha missão de implementar os princípios que defendo neste livro. Nada seria possível sem eles. Um obrigado especial para a Karen Davis, Sandra Diaz, Nancy Griffith, Nancee Lynn Hanes, Fran Lankford, Stephanie McDonald, Joseph Miller, Lisa Notter, Kate Riley, Michaela Thomas, Jackie Wilcox e Kate Workman.

Agradeço à Digital Natives, a equipa informática que concebeu o meu *website* para acompanhar este livro.

A toda a equipa do Centro de Saúde Perlmutter, pela dedicação.

À minha mulher, Leize. Obrigado pelo tempo que disponibilizaste e pelo teu empenho na preparação cuidadosa das receitas. É impossível medir o quanto estou agradecido por fazeres parte da minha vida. Agradeço também à Dee Harris, DR, pela contribuição preciosa a nível nutricional.

Por fim, quero agradecer aos meus filhos, Austin e Reisha, que nunca deixaram de me encorajar e apoiar durante esta viagem.

CRÉDITO DAS ILUSTRAÇÕES

> **Pág. 77:** Reimpresso da revista *The Lancet Neurology*, Volume 9, Número 3, M. Hadjivassiliou, MD, *et al.*, Gluten sensitivity: from gut to brain, pp. 318-330, March 2010, com autorização da Elsevier.

> **Pág. 109:** De: Centers for Disease Control and Prevention; cdc.gov/diabetes/statistics/prev/national/figpersons.htm.

> **Pág. 118:** Adaptado de: "Statin use and risk of diabetes mellitus in postmenopausal women in the Women's Health Initiative." A. L. Culver, *et al.*, *Archives of Internal Medicine* 2012; 172(2):144-52.

> **Pág. 145:** Adaptado de: "Risk factors for progression of brain atrophy in aging. Six--year followu"*et al.*, *Neurology* 64: 1704-11; May 24, 2005.

> **Pág. 186:** "America's State of Mind," relatório da Express Scripts, 2011. Reimpresso com autorização.

> **Pág. 223:** © Randy Glasbergen. glasbergen.com
Reimpresso com autorização.

> **Pág. 233:** Adaptado de: "Total daily physical activity and the risk of AD and cognitive decline in older adults." A. S. Buchman, P. A. Boyle, L. Yu, *et al. Neurology* 2012; 78; 1323.

> **Pág. 233:** Adaptado de: "Total daily physical activity and the risk of AD and cognitive decline in older adults." A. S. Buchman, P. A. Boyle, L. Yu, *et al. Neurology* 2012; 78; 1323.

> **Pág. 238:** Adaptado de: "Exercise training increases size of hippocampus and improves memory." Erikson, K. I., *et al. Proceedings of the National Academy of Sciences U.S.A.* 2011 February 15; 108(7):3017-22.

NOTAS

INTRODUÇÃO

> 1. MetLife Foundation, "What America Thinks: MetLife Foundation Alzheimer's Survey," estudo realizado pela Harris Interactive, Fevereiro 2011: https://www.metlife.com/assets/cao/foundation/alzheimers-2011.pdf (visitado em 13-2-2013).

> 2. Annie L. Culver, *et al.*, "Statin Use and Risk of Diabetes Mellitus in Postmenopausal Women in the Women's Health Initiative", *Archives of Internal Medicine* 172, n.° 2 (2012): 144-52.

> 3. Åsa Blomström, *et al.*, "Maternal Antibodies to Dietary Antigens and Risk for Nonaffective Psychosis in Offspring", *American Journal of Psychiatry* 169 (2012): 625-32.

CAPÍTULO 1

> 1. Eric Steen, *et al.*, "Impaired Insulin and Insulin- like Growth Factor Expression and Signaling Mechanisms in Alzheimer's Disease: Is This Type 3 Diabetes?" *Journal of Alzheimer's Disease* 7, n.° 1 (2005): 63-80.

> 2. R. O. Roberts, *et al.*, "Relative Intake of Macronutrients Impacts Risk of Mild Cognitive Impairment or Dementia", *Journal of Alzheimer's Disease* 32, n.° 2 (2012): 329-39.

> 3. http://www.doctoroz.com/videos/alzheimers-diabetes-brain

> 4. Mark Bittman, "Is Alzheimer's Type 3 Diabetes?" *New York Times,* 25-9-2012; Contém uma boa explicação da diabetes tipo 3. http://opinionator.blogs.nytimes.com/2012/09/25/bittman-is-alzheimers- type-3-diabetes/ (visitado em 15-10-2012)

> 5. http://www.diabetes.webmd.com (visitado em 13-5-2013)

> 6. http://aiafoundation.org/patients- families/ facts- figures/.

> 7. http://www.rhodeislandhospital.org/wtn/Page.asp?PageID =WTN 000249

> 8. Bittman, "Is Alzheimer's Type 3 Diabetes?" (ver capítulo 1, nota 4).

> 9. http://www.cdc.gov/mmwr/preview/mmwrhtml/mm6145a4.htm (consultado em 13-5- 2013).

> 10. http://www.framinghamheartstudy.org

> 11. Penelope K. Elias, *et al.*, "Serum Cholesterol and Cognitive Performance in the Framingham Heart Study", *Psychosomatic Medicine* 67, n.° 1 (2005): 24-30.

> 12. Nicolas Cherbuin, *et al.*, "Higher Normal Fasting Plasma Glucose Is Associated with Hippocampal Atrophy: The PATH Study", *Neurology* 79, n.° 10 (Janeiro/Fevereiro 2012): 1019-26. doi: 10.1212/WN L.0b013e31826846de.

> 13. http://www.sciencedaily.com/releases/2012/09/120904095856.htm (consultado em Maio 13, 2013).

> 14. Walter F. Stewart, *et al.*, "Risk of Alzheimer's Disease and Duration of NSAID Use", *Neurology* 48, n.º 3 (Março 1997): 626-32.
> 15. Angelika D. Wahner, *et al.*, "Nonsteroidal Anti-inflammatory Drugs May Protect Against Parkinson's Disease", *Neurology* 69, n.º 19 (6-11-2007): 1836-42.
> 16. Jose Miguel Rubio-Perez, *et al.*, "A Review: Inflammatory Process in Alzheimer's Disease, Role of Cytokines", *Scientific World Journal* (1-4-2012). doi: 10.1100/2012/756357.
> 17. William Davis, *Wheat Belly* (New York: Rodale Books, 2011).

CAPÍTULO 2

> 1. Keith O'Brien, "Should We All Go Gluten- free?" *New York Times,* 25-Nov-2011; http://www.nytimes.com/2011/11/27/magazine/ Should-We-All-Go-Gluten-Free. html?pagewanted=all&_r=0 (consultado em 10/09/2012).
> 2. Chris Chase, "Is Novak Djokovic's New, Gluten-free Diet Behind His Win Streak?" *Yahoo! Sports,* 17-5-2011; http://sports.yahoo.com/tennis/blog/busted_racquet/post/ is-novak-djokovics-new-gluten-free-diet-behind-his-win-streak?urn=ten,wp706 (visitado em 10/09/2012).
> 3. http://www.healthspringholistic.com – um excelente artigo sobre o que é o glúten e sobre os efeitos que tem no organismo.
> 4. http://healthspringholistic.com
> 5. David Perlmutter, MD, "Gluten Sensitivity and the Impact on the Brain": http://www.huffingtonpost.com/dr-david-perlmutter-md/gluten-impacts-the- -brain_b_785901.html, 21-11-2010.
> 6. David Perlmutter, MD, e Alberto Villoldo, PhD, *Power Up Your Brain: The Neuroscience of Enlightenment* (New York: Hay House, 2011).
> 7. O Dr. Alessio Fasano, do Boston's Center for Celiac Research and Treatments, Massachusetts General Hospital, tem muita informação sobre a intolerância ao glúten e como se manifesta nas pessoas, por vezes imitando outras doenças. Pode visitar o *site* e aceder às publicações deste médico em http://www.celiaccenter.org/.
> 8. Marios Hadjivassiliou, *et al.*, "Does Cryptic Gluten Sensitivity Play a Part in Neurological Illness?" *Lancet* 347, n.º 8998 (10/02/1996): 369-71.
> 9. Marios Hadjivassiliou, *et al.*, "Gluten Sensitivity as a Neurological Illness", *Journal of Neurology, Neurosurgery, and Psychiatry* 72, n.º 5 (Maio 2002): 560-63.
> 10. Bernadette Kalman e Thomas H. Brannagan III, "Neurological Manifestations of Gluten Sensitivity," in *Neuroimmunology in Clinical Practice* (Wiley-Blackwell, 2007). Uma excelente apresentação sobre a doença celíaca.
> 11. Marios Hadjivassiliou, *et al.*, "Gluten Sensitivity: From Gut to Brain", *Lancet Neurology* 9, n.º 3 (Março 2010): 318-30.
> 12. T. William, *et al.*, "Cognitive Impairment and Celiac Disease", *Archives of Neurology* 63, n.º 10 (Outubro 2006): 1440-46. Ver também: Mayo Clinic "Mayo Clinic Discovers Potential Link Between Celiac Disease and Cognitive Decline", *ScienceDaily,* 12-10-2006; http://www.sciencedaily.com/releases/2006/10/061010022602.htm (consultado em 11/03/2013).
> 13. Hadjivassiliou, *et al.*, "Gluten Sensitivity: From Gut to Brain (ver capítulo 2, nota 11).
> 14. http://www.yourmedicaldetective.com/public/148.cfm (Aqui pode ver os trabalhos e publicações do Dr. Vojdani)

> 15. Rodney P. Ford, "The Gluten Syndrome: A Neurological Disease", *Medical Hypotheses* 73, n.º 3 (Setembro 2009): 438-40.
> 16. Gianna Ferretti, *et al.*, "Celiac Disease, Inflammation and Oxidative Damage: A Nutrigenetic Approach", *Nutrients* 4, n.º 4 (Abril 2012): 243-257.
> 17. *Ibid.*
> 18. http://www.healthspringholistic.com
> 19. Christine Zioudrou, *et al.*, "Opioid Peptides Derived from Food Proteins (the Exorphins)", *Journal of Biological Chemistry* 254, n.º 7 (10-04-1979): 2446-49.
> 20. Davis, *Sem Trigo, Sem Barriga* (ver capítulo 1, nota 17).
> 21. http://www.healthspringholistic.com

CAPÍTULO 3

> 1. Craig Weller, http://www.barefootfts.com
> 2. Roberts, *et al.*, "Relative Intake of Macronutrients Impacts Risk of Mild Cognitive Impairment or Dementia" (ver capítulo 1, nota 2).
> 3. M. Mulder, *et al.*, "Reduced Levels of Cholesterol, Phospholipids, and Fatty Acids in Cerebrospinal Fluid of Alzheimer Disease Patients Are Not Related to Apolipoprotein E4", *Alzheimer Disease and Associated Disorders* 12, n.º 3 (Setembro 1998): 198-203.
> 4. P. Barberger-Gateau, *et al.*, "Dietary Patterns and Risk of Dementia: The Three--city cohort Study", *Neurology* 69, n.º 20 (13/11/2007): 1921-30.
> 5. P. M. Kris-Etherton, *et al.*, "Polyunsaturated Fatty Acids in the Food Chain in the United States", *American Journal of Clinical Nutrition* 71, n.º 1 (Janeiro 2000): S179-S188. Ver também: http://chriskresser.com/how-too-much-omega-6-and-not--enough-omega-3-is-making-us-sick
> 6. Rebecca West, *et al.*, "Better Memory Functioning Associated with Higher Total and Low-density Lipoprotein Cholesterol Levels in Very Elderly Subjects Without the Apolipoprotein e4 Allele", *American Journal of Geriatric Psychiatry* 16, n.º 9 (Setembro 2008): 781-85.
> 7. L. M. de Lau, *et al.*, "Serum Cholesterol Levels and the Risk of Parkinson's Disease", *American Journal of Epidemiology* 164, n.º 10 (11/08/2006): 998-1002.
> 8. X. Huang, *et al.*, "Low LDL Cholesterol and Increased Risk of Parkinson's Disease: Prospective Results from Honolulu-Asia Aging Study", *Movement Disorders* 23, n.º 7 (15/05/2008): 1013-18.
> 9. H. M. Krumholz, *et al.*, "Lack of Association Between Cholesterol and Coronary Heart Disease Mortality and Morbidity and All-cause Mortality in Persons Older Than 70 Years", *JAMA* 272, n.º 17 (02/11/1994): 1335-40.
> 10. H. Petousis-Harris, "Saturated Fat Has Been Unfairly Demonised: Yes," *Primary Health Care* 3, n.º 4 (01/12/2011): 317-19.
> 11. http://www.survivediabetes.com/lowfat.html
> 12. A. W. Weverling-Rijnsburger, *et al.*, "Total Cholesterol and Risk of Mortality in the Oldest Old", *Lancet* 350, n.º 9085 (18/10/1997): 1119-23.
> 13. L. Dupuis, *et al.*, "Dyslipidemia Is a Protective Factor in Amyotrophic Lateral Sclerosis", *Neurology* 70, n.º 13 (25/03/2008): 1004-09.
> 14. P. W. Siri-Tarino, *et al.*, "Meta-analysis of Prospective Cohort Studies Evaluating the Association of Saturated Fat with Cardiovascular Disease", *American Journal of Clinical Nutrition* 91, n.º 3 (Março 2010): 535-46.

> 15. Michael I. Gurr, *et al.*, *Lipid Biochemistry: An Introduction*, Fifth Edition (New York: Wiley-Blackwell, 2010).

> 16. A. Astrup, *et al.*, "The Role of Reducing Intakes of Saturated Fat in the Prevention of Cardiovascular Disease: Where Does the Evidence Stand in 2010?" *American Journal of Clinical Nutrition* 93, n.º 4 (Abril 2011): 684-88.

> 17. Para uma visão mais completa dos nossos hábitos alimentares ao longo do século passado, veja a entrada do Dr. Donald W. Miller Jr. no *site* de Lew Rockwell: http://www.lewrockwell.com/miller/miller33.1.html (consultado em 13/05/2013).

> 18. http://www.choosemyplate.gov/

> 19. http://www.lewrockwell.com/miller/miller33.1.html

> 20. International Atherosclerosis Project, "General Findings of the International Atherosclerosis Project", *Laboratory Investigation* 18, n.º 5 (Maio 1968): 498-502.

> 21. http://www.cdc.gov/diabetes/pubs/pdf/DiabetesReportCard.pdf

> 22. R. Stocker e J. F. Keaney Jr., "Role of Oxidative Modifications in Atherosclerosis", *Physiology Review* 84, n.º 4 (Outubro 2004): 1381-1478.

> 23. Y. Kiyohara, "The Cohort Study of Dementia: The Hisayama Study", *Rinsho Shinkeigaku* 51, n.º 11 (Novembro 2011): 906-09. Este artigo é em japonês. Ver também os comentários de Ann Harding sobre este estudo para a CNN Health em: http://www.cnn.com/2011/09/19/health/diabetes-doubles-alzheimers.

> 24. D. Jacobs, *et al.*, "Report of the Conference on Low Blood Cholesterol: Mortality Associations", *Circulation* 86, n.º 3 (Setembro 1992): 1046-60.

> 25. Duane Graveline, Lipitor, Thief of Memory: Statin Drugs and the Misguided War on Cholesterol (Duane Graveline, MD, 2006).

> 26. Culver, *et al.*, "Statin Use and Risk of Diabetes Mellitus in Postmenopausal Women in the Women's Health Initiative" (ver introdução, nota 2).

> 27. http://people.csail.mit.edu/seneff/alzheimers_statins.html

> 28. Iowa State University, "Cholesterol-reducing Drugs May Lessen Brain Function, Says Researcher", *ScienceDaily* (26 Fevereiro, 2009), http://www.sciencedaily.com/releases/2009/02/090223221430.htm (consultado em 13/03/2012).

> 29. Center for Advancing Health, "Statins Do Not Help Prevent Alzheimer's Disease, Review Finds", *ScienceDaily* (16/04/2009), http://www.sciencedaily.com/releases/2009/04/090415171324.htm (consultado em 13/03/2013). Ver também: B. McGuinness, *et al.*, "Statins for the Prevention of Dementia", *Cochrane Database of Systematic Reviews* 2 (2009).

> 30. *Ibid.*

> 31. Stephanie Seneff, "APOE- 4: The Clue to Why Low Fat Diet and Statins May Cause Alzheimer's" (15/12/2009), http://people.csail.mit.edu/seneff/alzheimers_statins.html.

> 32. *Ibid.*

> 33. *Ibid.*

> 34. A National Library of Medicine (http://www.nlm.nih.gov/) contém investigação revista por especialistas sobre mais de 300 efeitos secundários associados ao uso de estatinas. Para um sumário de estudos mais exaustivos, pode consultar o *site:* http://www.greenmedinfo.com/toxic-ingredient/statin-drugs (consultado em 13/05/2013).

> 35. G. Charach, *et al.*, "Baseline Low-density Lipoprotein Cholesterol Levels and Outcome in Patients with Heart Failure", *American Journal of Cardiology* 105, n.º 1 (01/01/ 2010): 100-04.

> 36. K. Rizvi, *et al.*, "Do Lipid-lowering Drugs Cause Erectile Dysfunction? A Systematic Review", *Journal of Family Practice* 19, n.º 1 (Fevereiro 2002): 95-98.

> 37. G. Corona, *et al.*, "The Effect of Statin Therapy on Testosterone Levels in Subjects Consulting for Erectile Dysfunction", pt. 1, *Journal of Sexual Medicine* 7, n.º 4 (Abril 2010): 1547-56.

> 38. C. J. Malkin, *et al.*, "Low Serum Testosterone and Increased Mortality in Men with Coronary Heart Disease", *Heart* 96, n.º 22 (Novembro 2010): 1821-25.

CAPÍTULO 4

> 1. R. H. Lustig, *et al.*, "Public Health: The Toxic Truth About Sugar", *Nature* 482, n.º 7383 (01/02/ 2012): 27-29.

> 2. Gary Taubes, "Good Calories, Bad Calories: Challenging the Conventional Wisdom on Diet, Weight Control, and Disease" (New York: Knopf, 2007).

> 3. Gary Taubes, "Is Sugar Toxic?", *New York Times*, 13/04/2011. Disponível *online* em: http://www.nytimes.com/2011/04/17/magazine/mag-17Sugar-t. html?pagewanted=all&_r=0.

> 4. R. H. Lustig, "Sugar: The Bitter Truth": http://www.youtube.com/ watch?v=dBnniua6-oM (2009).

> 5. Gary Taubes, Why We Get Fat: And What to Do About It (New York: Knopf, 2010).

> 6. *Ibid.*, 134.

> 7. K. Yaffe, *et al.*, "Diabetes, Glucose Control, and 9-year Cognitive Decline Among Older Adults Without Dementia", *Archives of Neurology* 69, n.º 9 (Setembro 2012): 1170-75.

> 8. R . O. Roberts, *et al.*, "Association of Duration and Severity of Diabetes Mellitus with Mild Cognitive Impairment", *Archives of Neurology* 65, n.º 8 (Agosto 2008): 1066-73.

> 9. Amy Dockser Marcus, "Mad-cow Disease Mayo Hold Clues to Other Neurological Disorders", *Wall Street Journal*, Dezembro 3, 2012: http://online.wsj.com/article/SB1 0001424127887324020804578151291509136144.html

> 10. J. Stöhr, *et al.*, "Purified and Synthetic Alzheimer's Amyloid Beta (Aβ) Prions", *Proceedings of the National Academy of Sciences* 109, n.º 27 (03/07/ 2012): 11025-30.

> 11. L. C. Maillard, "Action of Amino Acids on Sugars: Formation of Melanoidins in a Methodical Way", *Comptes Rendus Chimie* 154 (1912): 66-68.

> 12. P. Gkogkolou and M. Böhm, "Advanced Glycation End Products: Key Players in Skin Aging?", *Dermato-Endocrinology* 4, n.º 3 (01/06/2012): 259-70.

> 13. Q. Zhang, *et al.*, "A Perspective on the Maillard Reaction and the Analysis of Protein Glycation by Mass Spectrometry: Probing the Pathogenesis of Chronic Disease", *Journal of Proteome Research* 8, n.º 2 (Fevereiro 2009): 754-69.

> 14. Sonia Gandhi e Audrey Abramov, "Mechanism of Oxidative Stress in Neurodegeneration", *Oxidative Medicine and Cellular Longevity* (2012).

> 15. C. Enzinger, *et al.*, "Risk Factors for Progression of Brain Atrophy in Aging: Six--year Follow-up of Normal Subjects", *Neurology* 64, n.º 10 (24/05/2005): 1704-11.

> 16. M. Hamer, *et al.*, "Haemoglobin A1c, Fasting Glucose and Future Risk of Elevated Depressive Symptoms over 2 Years of Follow-up in the English Longitudinal Study of Ageing", *Psychological Medicine* 41, n.º 9 (Setembro 2011): 1889-96.

> 17. C. Geroldi, *et al.*, "Insulin Resistance in Cognitive Impairment: The InCHIANTI Study", *Archives of Neurology* 62, n.º 7 (2005): 1067-72.

> 18. M. Adamczak e A. Wiecek, "The Adipose Tissue as an Endocrine Organ", *Seminars in Nephrology* 33, n.º 1 (Janeiro 2013): 2-13.

> 19. E. L. de Hollander, *et al.*, "The Association Between Waist Circumference and Risk of Mortality Considering Body Mass Index in 65- to-74-year-olds: A Meta--analysis of 29 Cohorts Involving More Than 58,000 Elderly Persons", *International Journal of Epidemiology* 41, n.º 3 (Junho 2012): 805-17.

> 20. F. Item and D. Konrad, "Visceral Fat and Metabolic Inflammation: The Portal Theory Revisited", pt. 2, *Obesity Reviews* 13 (Dezembro 2012): S30-S39.

> 21. C. Geroldi, *et al.*, "Insulin Resistance in Cognitive Impairment" (see chap. 4, n. 17).

> 22. C. A. Raji, *et al.*, "Brain Structure and Obesity", *Human Brain Mapping* 31, n.º 3 (Março 2010): 353-64.

> 23. R. A. Whitmer, *et al.*, "Central Obesity and Increased Risk of Dementia More Than Three Decades Later", *Neurology* 71, n.º 14 (30/09/2008): 1057-64.

> 24. http://www.internalmedicinenews.com/single-view/weight-loss-through--dieting- increases-insulin-sensitivity/dd3b525509b3dad9b123535c7eb745b5.html

> 25. C. B. Ebbeling, *et al.*, "Effects of Dietary Composition on Energy Expenditure DuringWeight-loss Maintenance", *JAMA* 307, n.º 24 (27/06/ 2012): 2627-34.

> 26. R. Estruch, *et al.*, "Primary Prevention of Cardiovascular Disease with a Mediterranean Diet", *New England Journal of Medicine* (25/02/2013) http://www.nejm.org/doi/full/10.1056/NE JMoa1200303#t=article

CAPÍTULO 5

> 1. Nicholas Wade, "Heart Muscle Renewed over Lifetime, Study Finds", *New York Times*, 02/04/2009: http://www.nytimes.com/2009/04/03/science/03heart.html

> 2. Santiago Ramón y Cajal, *Cajal's Degeneration and Regeneration of the Nervous System* (History of Neuroscience) (New York: Oxford University Press, 1991).

> 3. Charles C. Gross, "Neurogenesis in the Adult Brain: Death of a Dogma", *Nature Reviews Neuroscience* 1, n.º 1 (Outubro 2000): 67-73. Consulte este artigo de opinião para compreender a neurogénese em mamíferos.

> 4. P. S. Eriksson, *et al.*, "Neurogenesis in the Adult Human Hippocampus", *Nature Medicine* 4, n.º 11 (Novembro 1998): 1313-17.

> 5. David Perlmutter, MD e Alberto Villoldo, PhD, *Power Up Your Brain: The Neuroscience of Enlightenment* (New York: Hay House, 2011).

> 6. Norman Doidge, *The Brain That Changes Itself: Stories of Personal Triumph from the Frontiers of Brain Science* (New York: Viking, 2007).

> 7. J. Lee, *et al.*, "Decreased Levels of BDN F Protein in Alzheimer Temporal Cortex Are Independent of BDNF Polymorphisms", *Experimental Neurology* 194, n.º 1 (Julho 2005): 91-96.

> 8. Perlmutter, *Power Up Your Brain* (ver Capítulo 2, nota 6).

> 9. A. V. Witte, *et al.*, "Caloric Restriction Improves Memory in Elderly Humans", *Proceedings of the National Academy of Sciences* 106, n.º 4 (27/01/2009): 1255-60.

> 10. M. P. Mattson, *et al.*, "Prophylactic Activation of Neuroprotective Stress Response Pathways by Dietary and Behavioral Manipulations", *NeuroRx* 1, n.° 1 (Janeiro 2004): 111-16.

> 11. H. C. Hendrie, *et al.*, "Incidence of Dementia and Alzheimer Disease in 2 Communities: Yoruba Residing in Ibadan, Nigeria, and African Americans Residing in Indianapolis, Indiana", *JAMA* 285, n.° 6 (14/02/2001): 739-47.

> 12. http://calorielab.com/news/2005/11/24/americans-eat-523-more-daily-calories--than-in-1970/

> 13. http://www.forbes.com/sites/bethhoffman/2012/07/30/the-olympics-of--overeating-which-country-eats-the-most/

> 14. No que se refere ao consumo médio de açúcar, os números variam consoante as fontes. Curiosamente, o Ministério de Agricultura dos EUA, que tem as estatísticas da nossa gulodice, alterou os números em 2012 depois de ter implementado uma nova metodologia que retirou 10 kg à sua estimativa, chegando aos 35 kg. (http://www.nytimes.com/2012/10/27/business/us-cuts-estimate-of-sugar-intake-of-typical--american.html?pagewanted=all) Mas fazer a estimativa do consumo de açúcar é difícil e há quem defenda que os números anuais acima dos 45 kg são mais realistas.

> 15. A. V. Araya, *et al.*, "Evaluation of the Effect of Caloric Restriction on Serum BDN F in Overweight and Obese Subjects: Preliminary Evidences", *Endocrine* 33, n.° 3 (Junho 2008): 300-04.

> 16. R. Molteni, *et al.*, "A High-fat, Refined Sugar Diet Reduces Hippocampal Brain--derived Neurotrophic Factor, Neuronal Plasticity, and Learning," *Neuroscience* 112, n.° 4 (2002): 803-14.

> 17. Srivastava e M. C. Haigis, "Role of Sirtuins and Calorie Restriction in Neuroprotection: Implications in Alzheimer's and Parkinson's Diseases", *Current Pharmaceutical Design* 17, n.° 31 (2011): 3418-33.

> 18. Y. Nakajo, *et al.*, "Genetic Increase in Brain-derived Neurotrophic Factor Levels Enhances Learning and Memory", Brain *Research* 1241 (19/11/ 2008):103-09.

> 19. C. E. Stafstrom e J. M. Rho, "The Ketogenic Diet as a Treatment Paradigm for Diverse Neurological Disorders", *Frontiers in Pharmacology* 3 (2012): 59.

> 20. http://www.news-medical.net/health/History-of-the-Ketogenic-Diet.aspx (um histórico da dieta cetogénica.)

> 21. M. Gasior, *et al.*, "Neuroprotective and Disease-modifying Effects of the Ketogenic Diet", *Behavioral Pharmacology* 17 n.° 5 e 6 (Setembro 2006): 431-39. Ver também: Z. Zhao, *et al.*, "A Ketogenic Diet as a Potential Novel Therapeutic Intervention in Amyotrophic Lateral Sclerosis", *BMC Neuroscience* 7 (03/04/ 2006): 29.

> 22. T. B. Vanitallie, *et al.*, "Treatment of Parkinson Disease with Diet-induced Hyperketonemia: A Feasibility Study", *Neurology* 64, n.° 4 (22/02/2005): 728-30.

> 23. M. A. Reger, *et al.*, "Effects of Beta-hydroxybutyrate on Cognition in Memory--impaired Adults", *Neurobiology of Aging* 25, n.° 3 (Março 2004): 311-14.

> 24. Mary Newport, "What If There Was a Cure for Alzheimer's Disease and No One Knew?" www.coconutketones.com/whatifcure.pdf (22/07/ 2008).

> 25. I. Van der Auwera, *et al.*, "A Ketogenic Diet Reduces Amyloid Beta 40 and 42 in a Mouse Model of Alzheimer's Disease", *Nutrition & Metabolism* 2 (17/10/2005): 28.

> 26. D. R. Ziegler, *et al.*, "Ketogenic Diet Increases Glutathione Peroxidase Activity in Rat Hippocampus", *Neurochemical Research* 28, n.° 12 (Dezembro 2003): 1793-97.

> 27. K. W. Barañano e A. L. Hartman, "The Ketogenic Diet: Uses in Epilepsy and Other Neurologic Illnesses", *Current Treatment Options in Neurology* 10, n.º 6 (Novembro 2008): 410-19.

> 28. Taubes, *Why We Get Fat: And What to Do About It*, p. 178 (ver Capítulo 4, nota 5).

> 29. G. L. Xiong e P. M. Doraiswamy, "Does Meditation Enhance Cognition and Brain Plasticity?" *Annals of the New York Academy of Sciences* 1172 (Agosto 2009): 63-69. Ver também: E. Dakwar e F. R. Levin, "The Emerging Role of Meditation in Addressing Psychiatric Illness, with a Focus on Substance Use Disorders", *Harvard Review of Psychiatry* 17, n.º 4 (2009): 254-67.

> 30. K. Yurko-Mauro, *et al.*, "Beneficial Effects of Docosahexaenoic Acid on Cognition in Age-related Cognitive Decline", *Alzheimer's and Dementia* 6, n.º 6 (Novembro 2010): 456-64.

> 31. M. C. Morris, *et al.*, "Consumption of Fish and n-3 Fatty Acids and Risk of Incident Alzheimer Disease", *Archives of Neurology* 60, n.º 7 (Julho 2003): 940-46.

> 32. E. J. Schaefer, *et al.*, "Plasma Phosphatidylcholine Docosahexaenoic Acid Content and Risk of Dementia and Alzheimer Disease: The Framingham Heart Study", *Archives of Neurology* 63, n.º 11 (Novembro 2006): 1545-50.

> 33. Mattson, *et al.*, "Prophylactic Activation of Neuroprotective Stress Response Pathways by Dietary and Behavioral Manipulations" (ver Capítulo 5, nota 10). Ver também: M. P. Mattson, *et al.*, "Modification of Brain Aging and Neurodegenerative Disorders by Genes, Diet, and Behavior", *Physiological Reviews* 82, n.º 3 (Julho 2002): 637-72.

> 34. Parte deste material foi adaptado do livro *Power Up Your Brain: The Neuroscience of Enlightenment* (New York: Hay House, 2011) e de um artigo do Dr. David Perlmutter, intitulado "Free Radicals: How They Speed the Aging Process", publicado no *Huffington Post* (25/01/2011).

> 35. D. Harman, "Aging: A Theory Based on Free Radical and Radiation Chemistry", *Journal of Gerontology* 11, n.º 3 (Julho 1956): 298-300.

> 36. D. Harman, "Free Radical Theory of Aging: Dietary Implications", *American Journal of Clinical Nutrition* 25, n.º 8 (Agosto 1972): 839-43.

> 37. W. R. Markesbery e M. A. Lovell, "Damage to Lipids, Proteins, DNA, and RNA in Mild Cognitive Impairment", Archives *of Neurology* 64, n.º 7 (Julho 2007): 954-56.

> 38. L. Gao, *et al.*, "Novel n-3 Fatty Acid Oxidation Products Activate Nrf2 by Destabilizing the Association Between Keap1 and Cullin3", *Journal of Biological Chemistry* 282, n.º 4 (26/01/ 2007): 2529-37.

> 39. U. Boettler, *et al.*, "Coffee Constituents as Modulators of Nrf2 Nuclear Translocation and ARE (EpRE)-dependent Gene Expression", *Journal of Nutritional Biochemistry* 22, n.º 5 (Maio 2011): 426-40.

> 40. http://www.nia.nih.gov

CAPÍTULO 6

> 1. http://www.cdc.gov/ncbddd/adhd/data.html

> 2. http://www.cdc.gov/nchs/slaits/nsch.htm

> 3. Alan Schwarz e Sarah Cohen, "A.D.H.D. Seen in 11% of U.S. Children as Diagnoses Rise", *New York Times*, (31/03/2013) http://www.nytimes.com/2013/04/01/health/more--diagnoses-of-hyperactivity-causing-concern.html?_r=0 (consultado em 01/04/2013)

> **4.** *Ibid.*

> **5.** Express Scripts, "America's State of Mind" (publicado originalmente por Medco Health Solutions, Inc.), http://www.toxicpsychiatry.com/storage/Psych%20 Drug%20Us%20 Epidemic%20Medco%20rpt%20Nov%202011.pdf (consultado em 20/03/2013).

> **6.** N. Zelnik, *et al.*, "Range of Neurologic Disorders in Patients with Celiac Disease", *Pediatrics* 113, n.° 6 (Junho 2004): 1672-76. Ver também: M. Percy e E. Propst, "Celiac Disease: Its Many Faces and Relevance to Developmental Disabilities", *Journal on Developmental Disabilities* 14, n.° 2 (2008).

> **7.** L. Corvaglia, *et al.*, "Depression in Adult Untreated Celiac Subjects: Diagnosis by the Pediatrician", *American Journal of Gastroenterology* 94, n.° 3 (Março 1999): 839-43.

> **8.** James M. Greenblatt, MD, "Is Gluten Making You Depressed? The Link between Celiac Disease and Depression", *The Breakthrough Depression Solution* (blog), *Psychology Today*, (24/05/ 2011) http://www.psychologytoday.com/blog/the-break- through- depression-solution/201105/is-gluten-making-you-depressed

> **9.** American Academy of Pediatrics, "Gastrointestinal Problems Common in Children with Autism", *ScienceDaily*, http://www.sciencedaily.com/ releases/2010/05/100502080234.htm (consultado em 20/03/2013) Ver também: L. W. Wang, et al., "The Prevalence of Gastrointestinal Problems in Children Across the United States with Autism Spectrum Disorders from Families with Multiple Affected Members", *Journal of Developmental and Behavioral Pediatrics* 32, n.° 5 (Junho 2011): 351-60.

> **10.** T. L. Lowe, *et al.*, "Stimulant Medications Precipitate Tourette's Syndrome", *JAMA* 247, n.° 12 (26/03/1982): 1729-31.

> **11.** M. A. Verkasalo, *et al.*, "Undiagnosed Silent Coeliac Disease: A Risk for Underachievement?" *Scandinavian Journal of Gastroenterology* 40, n.° 12 (Dezembro 2005): 1407-12.

> **12.** S. Amiri, *et al.*, "Pregnancy-related Maternal Risk Factors of Attention-deficit Hyperactivity Disorder: A Case-control Study", *ISRN Pediatrics* (2012) doi: 10.5402/2012/458064.

> **13.** A. K. Akobeng, *et al.*, "Effect of Breast Feeding on Risk of Coeliac Disease: A Systematic Review and Meta-analysis of Observational Studies", *Archives of Disease in Childhood* 91, n.° 1 (Janeiro 2006): 39-43.

> **14.** S. J. Blumberg, *et al.*, "Changes in Prevalence of Parent- reported Autism Spectrum Disorder in School-aged U.S. Children: 2007 to 2011-2012", National *Health Statistics Report* N.° 65 (20/03/ 2013) http://www.cdc.gov/nchs/data/nhsr/ nhsr065.pdf.

> **15.** S. J. Genuis, *et al.*, "Celiac Disease Presenting as Autism", *Journal of Child Neurology* 25, n.° 1 (Janeiro 2013): 114-19.

> **16.** P. Whiteley, *et al.*, "A Gluten-free Diet as an Intervention for Autism and Associated Spectrum Disorders: Preliminary Findings", *Autism* 3, n.° 1 (Março 1999): 45-65.

> **17.** K. L. Reichelt e A. M. Knivsberg, "Can the Pathophysiology of Autism Be Explained by the Nature of the Discovered Urine Peptides?" *Nutritional Neuroscience* 6, n.° 1 (Fevereiro 2003): 19-28. Ver também: A. E. Kalaydjian, *et al.*, "The Gluten

Connection: The Association Between Schizophrenia and Celiac Disease" *Acta Psychiatrica Scandinavia* 113, n.º 2 (Fevereiro 2006): 82-90.

> 18. C. M. Pennesi e L. C. Klein, "Effectiveness of the Gluten-free, Casein-free Diet for Children Diagnosed with Autism Spectrum Disorder: Based on Parental Report" *Nutritional Neuroscience* 15, n.º 2 (Março 2012): 85-91. Ver também: *Science-Daily* http://www.sciencedaily.com/releases/2012/02/120229105128.htm (consultado em 26/03/2013)

> 19. C. J. L. Murray e A. D. Lopez, "The Global Burden of Disease: A Comprehensive Assessment of Mortality and Disability from Diseases, Injuries and Risk Factors in 1990 and Projected to 2020", World Health Organization, Genebra, Suíça (1996). Ver também: http://www.cdc.gov/mentalhealth/basics.htm

> 20. J. W. Smoller, *et al.*, "Antidepressant Use and Risk of Incident Cardiovascular Morbidity and Mortality Among Postmenopausal Women in the Women's Health Initiative Study" *Archives of Internal Medicine* 169, n.º 22 (14/12/2009): 2128-39.

> 21. J. C. Fournier, *et al.*, "Antidepressant Drug Effects and Depression Severity: A Patient-level Meta- analysis" *JAMA* 303, n.º 1 (06/01/2010): 47-53.

> 22. J. Y. Shin, *et al.*, "Are Cholesterol and Depression Inversely Related? A Meta--analysis of the Association Between Two Cardiac Risk Factors" *Annals of Behavioral Medicine* 36, n.º 1 (Agosto 2008): 33-43.

> 23. http://www.naturalnews.com/032125_statins_memory_loss.html

> 24. James Greenblatt, MD, "Low Cholesterol and Its Psychological Effects: Low Cholesterol Is Linked to Depression, Suicide, and Violence" *The Breakthrough Depression Solution* (blog), *Psychology Today*, (10/06/2011) http://www.psychologyto-day.com/blog/the-breakthrough-depression-solution/201106/low-cholesterol-and-its-psychological-effects

> 25. R. E. Morgan, *et al.*, "Plasma Cholesterol and Depressive Symptoms in Older Men" *Lancet* 341, n.º 8837 (09/01/1993): 75-79.

> 26. M. Horsten, *et al.*, "Depressive Symptoms, Social Support, and Lipid Profile in Healthy Middle-aged Women", *Psychosomatic Medicine* 59, n.º 5 (Setembro/Outubro 1997): 521-28.

> 27. P. H. Steegmans, *et al.*, "Higher Prevalence of Depressive Symptoms in Middle-aged Men with Low Serum Cholesterol Levels", *Psychosomatic Medicine* 62, n.º 2 (Março/Abril 2000): 205-11.

> 28. M. M. Perez-Rodriguez, *et al.*, "Low Serum Cholesterol May Be Associated with Suicide Attempt History", *Journal of Clinical Psychiatry* 69, n.º 12 (Dezembro 2008): 1920-27.

> 29. J. A. Boscarino, *et al.*, "Low Serum Cholesterol and External-cause Mortality: Potential Implications for Research and Surveillance", *Journal of Psychiatric Research* 43, n.º 9 (Junho 2009): 848-54.

> 30. Sarah T. Melton, "Are Cholesterol Levels Linked to Bipolar Disorder?", Medscape Today News, Ask the Pharmacists (16/05/2011) http://www.medscape .com/view-article/741999 (consultado em 13/05/2013).

> 31. C. Hallert and J. Aström, "Psychic Disturbances in Adult Coeliac Disease", *Scandinavian Journal of Gastroenterology* 17, n.º 1 (Janeiro 1982): 21-24.

> 32. C. Ciacci, *et al.*, "Depressive Symptoms in Adult Coeliac Disease", *Scandinavian Journal of Gastroenterology* 33, n.º 3 (Março 1998): 247-50.

> 33. James M. Greenblatt, MD, "Is Gluten Making You Depressed? The Link Between Celiac Disease and Depression", The Breakthrough Depression Solution (blog), *Psychology Today*, http://www.psychologytoday.com/blog/the-breakthrough--depression-solution/201105/is-gluten-making-you-depressed (24/05/2011).

> 34. J. F. Ludvigsson, *et al.*, "Coeliac Disease and Risk of Mood Disorders – A General Population-based Cohort Study", *Journal of Affective Disorders* 99, n.°s 1-3 (Abril 2007): 117-26.

> 35. J. F. Ludvigsson, *et al.*, "Increased Suicide Risk in Coeliac Disease – A Swedish Nationwide Cohort Study", *Digest of Liver Disorders* 43, n.° (Agosto 2011): 616-22.

> 36. M. G. Carta, *et al.*, "Recurrent Brief Depression in Celiac Disease", *Journal of Psychosomatic Research* 55, n.° 6 (Dezembro 2003): 573-74.

> 37. C. Briani, *et al.*, "Neurological Complications of Celiac Disease and Autoimmune Mechanisms: A Prospective Study", *Journal of Neuroimmunology* 195, n.°s 1-2 (Março 2008): 171-75.

> 38. Greenblatt, "Is Gluten Making You Depressed?" (ver Capítulo 6, nota 8).

> 39. http://www.scientificamerican.com/article.cfm?id=gut-second-brain

> 40. M. Siwek, *et al.*, "Zinc Supplementation Augments Efficacy of Imipramine in Treatment Resistant Patients: A Double Blind, Placebo-controlled Study", *Journal of Affective Disorders* 118, n.°s 1-3 (Novembro 2009): 187-95.

> 41. Greenblatt, *Is Gluten Making You Depressed?* (ver Capítulo 6, nota 8).

> 42. Karlsson, *et al.*, "Maternal Antibodies to Dietary Antigens and Risk for Nonaffective Psychosis in Offspring", *American Journal of Psychiatry* 169, n.° 6 (Junho 2012): 625-32.

> 43. Grace Rattue, "Schizophrenia Risk in Kids Associated with Mothers' Gluten Antibodies", *Medical News Today*, 2012. http://www.medicalnewstoday.com/articles/245484.php (consultado em 30/03/2013)

> 44. B. D. Kraft e E. C. Westman, "Schizophrenia, Gluten, and Low-carbohydrate, Ketogenic Diets: A Case Report and Review of the Literature", *Nutrition & Metabolism* (London) 6 (26/02/2009): 10.

> 45. http://www.webmd.com/migraines-headaches/default.htm (consultado em 134/05/2013).

> 46. A. K. Dimitrova, *et al.*, "Prevalence of Migraine in Patients with Celiac Disease and Inflammatory Bowel Disease", *Headache* 53, n.° 2 (Fevereiro 2013): 344-55.

> 47. M. Hadjivassiliou e R. Grünewald, "The Neurology of Gluten Sensitivity: Science vs. Conviction", *Practical Neurology* 4 (2004): 124-26.

> 48. http://www.celiaccenter.org/

> 49. S. M. Wolf, *et al.*, "Pediatric Migraine Management", *Pain Medicine News* (Setembro/Outubro 2003): 1-6.

> 50. E. Lionetti, *et al.* "Headache in Pediatric Patients with Celiac Disease and Its Prevalence as a Diagnostic Clue", *Journal of Pediatric Gastroenterology and Nutrition* 49, n.° 2 (Agosto 2009): 202-07.

> 51. D. Ferraro e G. Di Trapani, "Topiramate in the Prevention of Pediatric Migraine: Literature Review", *Journal of Headache Pain* 9, n.° 3 (Junho 2008): 147-50.

> 52. E. Bakola, *et al.*, "Anticonvulsant Drugs for Pediatric Migraine Prevention: An Evidence-based Review", *European Journal of Pain* 13, n.° 9 (Outubro 2009): 893-901.

> 53. B. L. Peterlin, *et al.*, "Obesity and Migraine: The Effect of Age, Gender, and Adipose Tissue Distribution", *Headache* 50, n.° 1 (Janeiro 2010): 52-62.

> 54. M. E. Bigal, *et al.*, "Obesity, Migraine, and Chronic Migraine: Possible Mechanisms of Interaction", *Neurology* 68, n.° 27 (22 maio 2007): 1851-61.

> 55. M. E. Bigal e R. B. Lipton, "Obesity Is a Risk Factor for Transformed Migraine but Not Chronic Tension-type Headache", *Neurology* 67, n.° 2 (25/07/2006): 252-57.

> 56. L. Robberstad, *et al.*, "An Unfavorable Lifestyle and Recurrent Headaches Among Adolescents: The HUNT Study, *Neurology* 75, n.° 8 (24/08/2010): 712-17.

CAPÍTULO 7

> 1. Perlmutter, *Power Up Your Brain* (ver Capítulo 5, nota 5). Ver também artigo em: http://healyourlife.com (25/04/ 2011), do Dr. Perlmutter e Dr. Villoldo, chamado "Size Does Matter!"

> 2. G. F. Cahill e R. L. Veech Jr., "Ketoacids? Good Medicine?" *Transactions of the American Clinical and Climatological Association* 114 (2003): 149-61.

> 3. M. P. Mattson e R. Wan, "Beneficial Effects of Intermittent Fasting and Caloric Restriction on the Cardiovascular and Cerebrovascular Systems", *Journal of Nutritional Biochemistry* 16, n.° 3 (Março 2005): 129-37.

> 4. G. Zuccoli, *et al.*, "Metabolic Management of Glioblastoma Multiforme Using Standard Therapy Together with a Restricted Ketogenic Diet: Case Report", *Nutrition & Metabolism* (London) 7 (22/04/2010): 33.

> 5. J. A. Baur e D. A. Sinclair, "Therapeutic Potential of Resveratrol: The In Vivo Evidence", *Nature Reviews Drug Discovery* 5, n.° 6 (Junho 2006): 493-506.

> 6. D. O. Kennedy, *et al.*, "Effects of Resveratrol on Cerebral Blood Flow Variables and Cognitive Performance in Humans: A Double-blind, Placebo-controlled, Crossover Investigation", *American Journal of Clinical Nutrition* 91, n.° 6 (Junho 2010): 1590-97.

> 7. T. P. Ng, *et al.*, "Curry Consumption and Cognitive Function in the Elderly", *American Journal of Epidemiology* 164, n.° 9 (01/11/2006): 898-906.

> 8. K. Tillisch, *et al.*, "Consumption of Fermented Milk Product with Probiotic Modulates Brain Activity", *Gastroenterology* pii: S0016-5085(13)00292-8. doi: 10.1053/j.gastro.2013.02.043 (01/03/2013).

> 9. J. A. Bravo, *et al.*, "Ingestion of *Lactobacillus* Strain Regulates Emotional Behavior and Central GABA Receptor Expression in a Mouse Via the Vagus Nerve", *Proceedings of the National Academy of Sciences* 108, n.° 138 (20/09/2011): 16050-55.

> 10. A. C. Bested, *et al.*, "Intestinal Microbiota, Probiotics and Mental Health: From Metchnikoff to Modern Advances: Part I–Autointoxication Revisited", *Gut Pathogens* 5, n.° 1 (18/03/2013): 5. Ver também: Partes II e III do mesmo relatório.

> 11. J. F. Cryan e S. M. O'Mahony, "The Microbiome-Gut-Brain Axis: From Bowel to Behavior", *Neurogastroenterology and Motility* 23, n.° 3 (Março 2011): 187-92.

> 12. Michael Gershon, MD, *The Second Brain: The Scientific Basis of Gut Instinct and a Groundbreaking New Understanding of Nervous Disorders of the Stomach and Intestines* (New York: Harper, 1998).

> 13. Para mais informações sobre a ligação entre cérebro e intestinos, ver o trabalho do Dr. Emeran Mayer, MD, diretor do Center for Neurobiology of Stress (Universidade da Califórnia). Pode ver um artigo sobre o Dr. Emeran no *The Globe*

and Mail: "The Gut has a MInd of its Own" (31/12/2002), de Chantal Ouimet, em http://www.ibs.med.ucla.edu/Articles/ PatientArticle001.htm.

> 14. L. Packer, *et al.*, "Neuroprotection by the Metabolic Antioxidant Alpha-lipoic Acid", *Free Radical Biology & Medicine* 22, n.°s 1-2 (1997): 359-78.

> 15. Para saber tudo sobre a vitamina D, incluindo discussões aprofundadas sobre estudos, consulte o livro de referência do Dr. Michael Holick – The *Vitamin D Solution: A 3-Step Strategy to Cure Our Most Common Health Problems* (New York: Hudson Street Press, 2010).

> 16. http://blogs.scientificamerican.com/observations/2010/07/13/vitamin-d-deficiency-linked-to-parkinsons-disease-cognitive-decline/

> 17. C. Annweiler, *et al.*, "Higher Vitamin D Dietary Intake Is Associated with Lower Risk of Alzheimer's Disease: A 7-year Follow-up", *Journals of Gerontology Series A: Biological Sciences and Medical Sciences* 67, n.° 11 (Novembro 2012): 1205-11.

> 18. D. J. Llewellyn, *et al.*, "Vitamin D and Risk of Cognitive Decline in Elderly Persons", *Archives of Internal Medicine*170, n.° 13 (12 julho 2012): 1135-41.

> 19. S. Simpson Jr., *et al.*, "Higher 25-hydroxyvitamin D Is Associated with Lower Relapse Risk in Multiple Sclerosis", *Annals of Neurology* 68, n.° 2 (Agosto 2010): 193-203. Ver também: C. Pierrot-Deseilligny, *et al.*, "Relationship Between 25-O H-D Serum Level and Relapse Rate in Multiple Sclerosis Patients Before and After Vitamin D Supplementation", *Therapeutic Advances in Neurological Disorders* 5, n.° 4 (Julho 2012): 187-98.

> 20. R. E. Anglin, *et al.*, "Vitamin D Deficiency and Depression in Adults: Systematic Review and Meta-analysis", *British Journal of Psychiatry* 202 (Fevereiro 2013): 100-07.

CAPÍTULO 8

> 1. C. W. Cotman, *et al.*, "Exercise Builds Brain Health: Key Roles of Growth Factor Cascades and Inflammation", *Trends in Neuroscience* 30, n.° 9 (Setembro 2007): 464--72. Ver também: University of Edinburgh, "Exercise the Body to Keep the Brain Healthy, Study Suggests", *ScienceDaily* (22/10/2012) http://www.sciencedaily.com/ releases/2012/10/121022162647.htm (consultado em 21/03/2013).

> 2. L. F. Defina, *et al.*, "The Association Between Midlife Cardiorespiratory Fitness Levels and Later-life Dementia: A Cohort Study", *Annals of Internal Medicine* 158, n.° 3 (05/02/2013): 162-68.

> 3. Gretchen Reynolds, "How Exercise Could Lead to a Better Brain", *New York Times Magazine* (18/04/2012): http://www.nytimes.com/2012/04/22/magazine/ how-exercise-could-lead-to-a-better-brain.html?pagewanted=all&_r=0

> 4. A. S. Buchman, *et al.*, "Total Daily Physical Activity and the Risk of AD and Cognitive Decline in Older Adults", *Neurology* 78, n.° 17 (24/04/2012): 1323-29.

> 5. D. M. Bramble e D. E. Lieberman, "Endurance Running and the Evolution of *Homo*", *Nature* 432, n.° 7015 (18/11/2004): 345-52.

> 6. D. A. Raichlen e A. D. Gordon, "Relationship Between Exercise Capacity and Brain Size in Mammals", *PLOS One* 6, n.° 6 (2011).

> 7. Gretchen Reynolds, "Exercise and the Ever-Smarter Human Brain", *New York Times* (26/12/2012). http://well.blogs.nytimes.com/2012/12/26/exercise-and-the--ever-smarter-human-brain/

> 8. D. A. Raichlen e J. D. Polk, "Linking Brains and Brawn: Exercise and the Evolution of Human Neurobiology", *Proceedings of the Royal Society B: Biological Sciences* 280, n.° 1750 (07/01/2013): 2012-50.

> 9. Reynolds, "How Exercise Could Lead to a Better Brain" (ver Capítulo 8, nota 3).

> 10. P. J. Clark, *et al.*, "Genetic Influences on Exercise-induced Adult Hippocampal Neurogenesis Across 12 Divergent Mouse Strains", *Genes, Brain and Behavior* 10, n.° 3 (Abril 2011): 345-53. Ver também: R. A. Kohman, *et al.*, "Voluntary Wheel Running Reverses Age-induced Changes in Hippocampal Gene Expression," *PLOS One* 6, n.° 8 (2011): e22654.

> 11. K. I. Erickson, *et al.*, "Exercise Training Increases Size of Hippocampus and Improves Memory", *Proceedings of the National Academy of Sciences* 108, n.° 7 (15/02/2011): 3017-22.

> 12. N. Kee, *et al.*, "Preferential Incorporation of Adult-generated Granule Cells into Spatial Memory Networks in the Dentate Gyrus", *Nature Neuroscience* 10, n.° 3 (Março 2007): 355-62. Ver também: C. W. Wu, *et al.*, "Treadmill Exercise Counteracts the Suppressive Effects of Peripheral Lipopolysaccharide on Hippocampal Neurogenesis and Learning and Memory", *Journal of Neurochemistry* 103, n.° 6 (Dezembro 2007): 2471-81.

> 13. N. T. Lautenschlager, *et al.*, "Effect of Physical Activity on Cognitive Function in Older Adults at Risk for Alzheimer Disease: A Randomized Trial", *JAMA* 300, n.° 9 (03/09/2008): 1027-37.

> 14. J. Weuve, *et al.*, "Physical Activity, Including Walking, and Cognitive Function in Older Women", *JAMA* 292, n.° 12 (22/09/2004): 1454-61.

> 15. A. Yavari, *et al.*, "The Effect of Aerobic Exercise on Glycosylated Hemoglobin Values in Type 2 Diabetes Patients", *Journal of Sports Medicine and Physical Fitness* 50, n.° 4 (Dezembro 2010): 501-05.

> 16. Buchman, *et al.*, "Total Daily Physical Activity and the Risk of AD and Cognitive Decline in Older Adults" (ver Capítulo 8, nota 4). Ver também: Rush University Medical Center, "Daily Physical Activity May Reduce Alzheimer's Disease Risk at Any Age", *ScienceDaily* (18/04/2012): http://www.sciencedaily.com/releases/2012/04/120418203530.htm (consultado em 21/03/2013)

CAPÍTULO 9

> 1. Para uma visão geral da relação entre o sono e a saúde, consultar: http://www.ninds.nih.gov/disorders/brain_basics/understanding_sleep.htm. Ver também o trabalho do Dr. Michael Breus, especialista reconhecido em medicina do sono:http://www.thesleepdoctor.com/

> 2. Benedict Carey, "Aging in Brain Found to Hurt Sleep Needed for Memory", *New York Times* (27/01/2013): www.nytimes.com/2013/01/28/health/brain-aging--linked-to-sleep-related-memory-decline.html (consultado em 13/05/2013). Ver também: B. A. Mander, *et al.*, "Prefrontal Atrophy, Disrupted NREM Slow Waves and Impaired Hippocampal-dependent Memory in Aging", *Nature Neuroscience* 16, n.° 3 (Março 2013): 357-64

> 3. C. S. Möller-Levet, *et al.*, "Effects of Insufficient Sleep on Circadian Rhythmicity and Expression Amplitude of the Human Blood Transcriptome", *Proceedings of the National Academy of Sciences* 110, n.° 12 (19/03/2013): E 1132-41.

> 4. Para dados sobre o sono e estatísticas de sono, ver o *site* da National Sleep Foundation: http://www.nationalsleepfoundation.org

> 5. Ann Luktis, "Sleep's Surprising Effects on Hunger", *Wall Street Journal,* Health (17/12/2012): http://online.wsj.com/article/SB10001424127887324296604578175 681814776920.html

> 6. T. Blackwell, *et al.*, "Associations Between Sleep Architecture and Sleep- -disordered Breathing and Cognition in Older Community-dwelling Men: The Osteoporotic Fractures in Men Sleep Study", *Journal of the American Geriatric Society* 59, n.° 12 (Dezembro 2011): 2217-25. Ver também: K. Yaffe, *et al.*, "Sleep-disordered Breathing, Hypoxia, and Risk of Mild Cognitive Impairment and Dementia in Older Women", *JAMA* 306, n.° 6 (10/08/2011): 613-19. Ver também: A. P. Spira, *et al.*, "Sleep-disordered Breathing and Cognition in Older Women", *Journal of the American Geriatric Society* 56, n.° 1 (Janeiro 2008): 45-50.

> 7. Y. Zhang, *et al.*, "Positional Cloning of the Mouse Obese Gene and Its Human Homologue", *Nature* 372, n.° 6505 (1 dezembro 1994): 425-32.

> 8. E. D. Green, *et al.*, "The Human Obese (OB) Gene: RNA Expression Pattern and Mapping on the Physical, Cytogenetic, and Genetic Maps of Chromosome 7", *Genome Research* 5, n.° 1 (Agosto 1995): 5-12.

> 9. Nora T. Gedgaudas, *Primal Body, Primal Mind: Beyond the Paleo Diet for Total Health and a Longer Life* (Rochester, Vermont: Healing Arts Press, 2011).

> 10. K. Spiegel, *et al.*, "Brief Communication: Sleep Curtailment in Healthy Young Men Is Associated with Decreased Leptin Levels, Elevated Ghrelin Levels, and Increased Hunger and Appetite", *Annals of Internal Medicine* 141, n.° 11 (07/12/2004): 846-50.

> 11. S. Taheri, *et al.*, "Short Sleep Duration Is Associated with Reduced Leptin, Elevated Ghrelin, and Increased Body Mass Index", *PLOS Medicine* 1, n.° 3 (Dezembro 2004): e62.

> 12. W. A. Banks, *et al.*, "Triglycerides Induce Leptin Resistance at the Blood-Brain Barrier", *Diabetes* 53, n.° 5 (Maio 2004): 1253-60.

> 13. Ron Rosedale e Carol Colman, T*he Rosedale Diet* (New York: William Morrow, 2004).

CAPÍTULO 10

> 1. J. Gray e B. Griffin, "Eggs and Dietary Cholesterol– Dispelling the Myth", *Nutrition Bulletin* 34, n.° 1 (Março 2009): 66-70.

> 2. Para mais informação e acesso a estudos realizados sobre ovos ver: http://www. incredibleegg.org e ler artigo de Janet Raloff: "Reevaluating Eggs' Cholesterol Risks", na *Science News*: http://www.sciencenews.org/view/ generic/id/7301/description/ Reevaluating_Eggs_Cholesterol_Risks (02/05/2006).

> 3. C. N. Blesso, *et al.*, "Whole Egg Consumption Improves Lipoprotein Profiles and Insulin Sensitivity to a Greater Extent Than Yolk-free Egg Substitute in Individuals with Metabolic Syndrome", *Metabolism* 62, n.° 3 (Março 2013): 400-10.

EPÍLOGO

> 1. The World Health Organization: http://www.who.int/chp/chronic_disease_ report/media/Factsheet1.pdf

> 2. *Ibid.*

ÍNDICE REMISSIVO

Revisão: **Vanessa Murteira Mateus**
Design: **subbus:dESiGNERS**
Adaptação da capa: **Ideias com Peso**
Fotografia da capa: **Markus Brunner / Getty Images**
Composição: **Hélia Sá Pires**
Impressão e acabamento: **MULTITIPO – Artes Gráficas, Lda.**